Peter C. Gøtzsche

GUTE MEDIZIN

SCHLECHTE MEDIZIN

Wie Sie sinnvolle
Therapien von unnötigen
und schädlichen
unterscheiden lernen

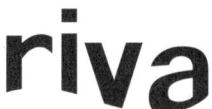

Bibliografische Information der Deutschen Nationalbibliothek:
Die Deutsche Nationalbibliothek verzeichnet diese Publikation in der Deutschen
Nationalbibliografie; detaillierte bibliografische Daten sind im Internet über http://d-nb.de
abrufbar.

Für Fragen und Anregungen:
info@rivaverlag.de

1. Auflage 2018
© 2018 by riva Verlag, ein Imprint der Münchner Verlagsgruppe GmbH
Nymphenburger Straße 86
D-80636 München
Tel.: 089 651285-0
Fax: 089 652096

© 2018 by Peter C. Gøtzsche. All rights reserved.

Alle Rechte, insbesondere das Recht der Vervielfältigung und Verbreitung sowie der Übersetzung, vorbehalten. Kein Teil des Werkes darf in irgendeiner Form (durch Fotokopie, Mikrofilm oder ein anderes Verfahren) ohne schriftliche Genehmigung des Verlages reproduziert oder unter Verwendung elektronischer Systeme gespeichert, verarbeitet, vervielfältigt oder verbreitet werden.

Übersetzung: Martin Rometsch
Redaktion: Kerstin Brömer
Umschlaggestaltung: Marc-Torben Fischer
Umschlagabbildung: koya979/shutterstock.com
Kapitelabbildung: Blackspring/shutterstock.com
Satz: Satzwerk Huber, Germering
Druck: GGP Media GmbH, Pößneck
Printed in Germany

ISBN Print 978-3-7423-0440-7
ISBN E-Book (PDF) 978-3-7453-0194-6
ISBN E-Book (EPUB, Mobi) 978-3-7453-0195-3

Weitere Informationen zum Verlag finden Sie unter
www.rivaverlag.de
Beachten Sie auch unsere weiteren Verlage unter
www.m-vg.de

Inhalt

Sie lesen dieses Buch auf eigene Gefahr 7

1. Einführung 9
   Das utilitaristische Denken im Gesundheitswesen 18
   Die öffentliche Gesundheit entspricht nicht Ihrer
   Gesundheit 20

2. Wie stelle ich Fragen und wo finde ich die Antworten? 23
   Rückenschmerzen 24
   Klinische Leitlinien 32
   Die Prostatakrebs-Vorsorgeuntersuchung 35
   Hausstaubmilben und Asthma 36
   Die Bewertung der Befunde nach
   ihrer Reliabilität 41
   Interessenskonflikte 45
   Die Therapie der Hepatitis C 46
   Es ist schwierig, kritische Kommentare zu veröffentlichen 52
   Steroid-Inhalatoren für Raucherlungen 54

3. Informationsquellen 61
   Medikamentennamen 61
   Das PICO-Modell 62
   Google google.com 64
   Wikipedia wikipedia.org 65
   Cochrane Library cochranelibrary.org 66
   PubMed ncbi.nlm.nih.gov/pubmed 69
   Medizinische Lehrbücher 73

4. Ist der Test notwendig und ist die Diagnose korrekt? 75
   Arztbesuche 77
   Zu viel Vertrauen in die Diagnose 79
   Brustschmerzen bei körperlicher Belastung 82
   Thermometer und Krankenhausinfektionen 95
   Untersuchungen mit Urinteststreifen 97

5. Infektionen 99
Impfstoffe im Allgemeinen. 101
Japanische Enzephalitis 105
HPV-Impfstoffe 108
Die öffentliche Gesundheit und die individuelle Gesundheit 112
Grippeähnliche Krankheiten 120
Vitamin C bei Erkältung. 124
Hustenmittel und Fiebertabletten. 129
Meningitis und Meningokokken-Sepsis. 133
Malaria. 139

6. Mehr über das Herz und die Blutgefäße. 145
Der Cholesterin-Krieg. 145
Bluthochdruck. 150
Schlaganfall und Durchblutungsstörung des Gehirns
(Transitorische ischämische Attacke, TIA) 150

7. Mehr über Vorsorgeuntersuchungen 157
Schilddrüsenkrebs 159
Mammografie-Screening 160
Anzahl der notwendigen Behandlungen, um einer Person zu
nützen oder zu schaden. 167
Gesundheitschecks 169
Vorsorgeuntersuchungen auf andere Krankheiten 176

8. Seelische Schmerzen 179
Studien zu Psychopharmaka sind grob fehlerhaft. 184
Kalter Entzug in der Placebo-Gruppe 185
Fehlendes Verblinden. 186
Irrelevante klinische Ergebnisse 188
Psychopharmaka – wie lautet das Fazit? 191
Neuroleptika 192
Lithium 193
Mittel gegen Depressionen 194
Tabletten gegen das sogenannte ADHS 195
Antiepileptika 196
Psychotherapie 197
Zensur 201
Doppelmord in den Niederlanden unter dem Einfluss
von Paroxetin 205

9. **Körperliche Schmerzen** ... 211
   NSAID ... 211
   Antiepileptika ... 213
   Opiate ... 215
   Glucosamin ... 218

10. **Krebstherapie** ... 221

11. **Der Verdauungstrakt** ... 231
    Ein übersehener Darmverschluss ... 231
    Übermäßiges Essen – eine neue Epidemie ... 241
    Was sollen wir essen? ... 249
    Sport ... 250
    Verlässlicher Rat zu unserer Ernährung ... 251
    Kaffee ... 255
    Schlankheitspillen ... 256

12. **Andere Beschwerden** ... 259
    Schlafapnoe: Vom Menschen zum Patienten
    und zurück ... 259
    Nicht-Krankheiten ... 263
    Alter ... 264
    Antidementiva ... 265
    Vielleicht können Sie ohne Medikamente auskommen ... 267

13. **Die Alternativmedizin ist nicht die Lösung** ... 271
    Manipulation der Wirbelsäule ... 278
    Massage ... 282
    Reflexzonentherapie ... 283
    Akupunktur ... 283
    Heilen mit oder ohne Hilfe von Göttern ... 286
    Fürbittgebete ... 287
    Kraniosakraltherapie ... 293
    Homöopathie ... 293

14. **Patienten, nicht Patente: Ein neues Paradigma
    für die Arzneimittelentwicklung** ... 299
    Mythen über Patente und wirksame medizinische
    Innovation ... 300
    Mythen über die Arzneimittelüberwachung ... 301

Arzneimittelforschung und -entwicklung als öffentliche
Aufgabe 302
Patente, Patentgesetze und Handelsabkommen................ 304
Abkopplung, Preise und Preispolitik........................ 305
Öffentliche Aufklärung und Ermittlung der Patienten-
bedürfnisse 305
Notwendige Veränderungen bei den Arzneimittelbehörden...... 306
Bessere klinische Studien 307
Attraktive Jobs im neuen System............................ 308
Eine bessere Zukunft 309
Soll ich an einer randomisierten Studie teilnehmen?............ 309
»Menschliches Versuchskaninchen« bittet um Tierstudien....... 312

15. Schwangerschaft und Entbindung 315
Ein abschließendes Wort über die Cochrane Collaboration 316

16. Nachwort 319

Danksagung 321
Über den Autor.. 321
Bücher von Peter C. Gøtzsche............................... 322
Literaturnachweise 323
Register 348

Sie lesen dieses Buch auf eigene Gefahr

Dieses Buch soll Ihnen dabei helfen, die vielen verwirrenden und oft widersprüchlichen Informationen zu Diagnosen und Therapien richtig einzuordnen. Dabei sollen die Informationen in diesem Buch nicht den Besuch bei einem qualifizierten Heilberufler ersetzen; sie sind vielmehr dazu gedacht, Ihnen eine bessere Grundlage für die Diskussion mit medizinischem Fachpersonal über Ihre Probleme zu verschaffen. Die Ratschläge, die ich erteile, geben meine persönliche Auffassung wieder; andere Mediziner mögen andere Auffassungen haben. Da meine Ratschläge also kein Ersatz für ein Gespräch mit einem Arzt oder einem anderen Heilberufler sind, bin ich nicht verantwortlich für Ihre Entscheidungen und deren Folgen.

Die Fußnoten im Text sind Verweise zu entsprechender Literatur in den Literaturnachweisen und daher nicht fortlaufend, sondern titelspezifisch zugeordnet.

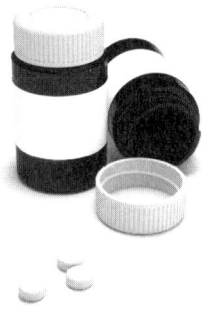

1. Einführung

Frag keinen Friseur, ob du einen Haarschnitt brauchst. Die meisten Leute kennen diese oder ähnliche Redensarten. Trotzdem nehmen wir es hin, dass unsere Ärzte uns allerlei diagnostischen Tests und Therapien unterziehen, von denen sie möglicherweise finanziell profitieren. Das Gesundheitswesen wimmelt von wirtschaftlichen Interessenskonflikten, und selbst wenn Ihr Arzt nicht unmittelbar profitiert, gibt es viele andere Gründe, weshalb Sie wachsam sein sollten. Ärzte wenden oft in gutem Glauben Therapien an, die unwirksam sind, und weil es keine Therapie gibt, die nicht manchen Patienten schadet, fügen Ärzte vielen Menschen Schaden zu.

Deshalb müssen Sie sich selbst informieren, um sich vor Schäden zu schützen. Diese Schäden werden meist von Medikamenten verursacht, aber beispielsweise auch von Infektionen, Operationen, chinesischen Kräutern, Elektroschocks, einem diagnostischen Test oder der Einlieferung in ein Krankenhaus, das ein gefährlicher Ort ist, weil dort viele Fehler begangen werden.

Dieses Buch soll Ihnen als Wegweiser dienen, mit dessen Hilfe Sie die zuverlässigsten Informationen über diagnostische Verfahren und Therapien im Gesundheitswesen finden. Es ist ein Buch für jedermann, auch für Ärzte und andere medizinische Fachkräfte, die bisweilen ebenso verwirrt sind wie Patienten, wenn sie im Internet nach Antworten auf ihre drängendsten Fragen suchen.

Ich kann nicht über alles schreiben, darum konzentriere ich mich auf einige häufige Krankheiten sowie auf einige leicht heilbare Krankheiten, die tödlich enden können, wenn sie übersehen werden. Außerdem widme ich mich Medikamenten, die zahlreichen Menschen unnötigerweise das Leben kosten, denn viele Betroffene brauchen sie gar nicht.

Letztlich ist dieses Buch kein Leitfaden über bestimmte Krankheiten; es soll Ihnen vielmehr das Vertrauen vermitteln, dass Sie die Antworten auf Ihre Fragen selbst finden können. Dann können Sie mit Ihrem Arzt und anderen medizinischen Fachkräften mitreden und einige der diagnostischen Verfahren und Therapien, die man Ihnen vorschlägt, ablehnen, etwa wenn Sie zu dem Schluss kommen, dass diese unwirksam, zu gefährlich oder beides sind.

Man lernt Schach, Fußball oder Tennis nicht, indem man nur Bücher darüber liest. Man muss üben. Wenn Sie die vielen Beispiele in diesem Buch durcharbeiten, indem Sie ins Internet gehen und sich vielleicht auch etwas andere Fragen stellen, werden Sie allmählich sicherer. Sie werden erkennen, dass es oft überraschend einfach ist, die Antworten zu finden, die Sie brauchen. Machen Sie sich Notizen am Rand und verwenden Sie einen Textmarker, damit Sie das, was Sie suchen, schnell finden, wenn Sie Ihr Wissen auffrischen müssen.

Wenn Sie dieses Buch gelesen haben, schauen Sie sich bitte Ihre Notizen noch einmal an und lesen Sie erneut, was Sie markiert haben. Es tut mir leid, wie ein Schullehrer zu klingen, aber ich habe ein wenig Erfahrung im Bildungsbereich, da ich zwei akademische Studiengänge absolviert habe: als Biologe und als Mediziner.

Wenn Sie krank werden, können Sie eine Menge tun, um sich selbst weiterzuhelfen, sodass Sie anhand besserer Informationen entscheiden können, welche der vielen Angebote des Gesundheitssystems Sie akzeptieren und welche Sie ablehnen. Wenn Sie als Partner am Entscheidungsprozess mitwirken und Ihr Bestes geben, kann Ihnen das die Sicherheit bieten, die es Ihnen erleichtert, mit Ihrer derzeitigen Situation umzugehen und alle Folgen, positive wie negative, zu akzeptieren. Es kann Ihnen auch dabei helfen, zu überleben und ein besseres Leben zu führen, wenn Sie Maßnahmen ablehnen, die Ihre Gesundheit gefährden. Ich hoffe, mein Buch trägt dazu bei.

Manche Patienten überlassen Entscheidungen lieber ihrem Arzt. Das tun sie meist deswegen, weil sie ihrem Arzt vertrauen, aber bisweilen auch, weil sie glauben, zur Entscheidungsfindung nichts beitragen zu können. Das sehe ich nicht so. Meiner Erfahrung nach können und sollen Patienten viel zum Entscheidungsprozess beisteuern – in ihrem eigenen Interesse.

1. Einführung

Ich wünsche den Patienten, die immer ihre Ärzte entscheiden lassen, viel Glück. Sie werden es brauchen. Fehleinschätzungen kommen bei Ärzten häufig vor, oft weil sie es nicht besser wissen, und sie verordnen viel zu viele Medikamente. Heutzutage gibt es derart viele unnötige Diagnosen und Therapien, dass Medikamente in Ländern mit hohem Einkommen die dritthäufigste Todesursache sind, nach Herzinfarkten und Krebserkrankungen. Das belegen mehrere unabhängige Studien in Europa und Nordamerika.[1-9] Nachgewiesen ist auch, dass Ärztefehler – und zwar nicht nur solche, die mit Medikamenten zu tun haben – die dritthäufigste Todesursache sind, selbst wenn man nur Todesfälle bei Krankenhauspatienten berücksichtigt. Die meisten dieser Todesfälle sind vermeidbar.[10]

All diese vermeidbaren Todesfälle sind für die öffentliche Gesundheit eine Katastrophe, eine der größten, die wir je erlebt haben, viel schlimmer als jede andere seit der Spanischen Grippe während des Ersten Weltkrieges. Diese Epidemie von Todesfällen durch Medikamente können wir viel leichter bezwingen als alle anderen Epidemien, die es gibt, weil wir sie einfach bekämpfen können, indem wir sparsamer mit Medikamenten umgehen. Aber niemand unternimmt etwas Sinnvolles dagegen. Das Sterben geht einfach weiter, Jahr für Jahr. Ich habe nie verstanden, warum wir so viele Ressourcen für die Prävention und Therapie von Herzkrankheiten und Krebs nutzen und so wenige für die Prävention von Todesfällen durch Medikamente. Das war ein überzeugender Grund für mich, dieses Buch zu schreiben.

Ich berichte von meinen eigenen Krankheiten und denen meiner Angehörigen oder Freunde, wenn sie meiner Meinung nach verstehen helfen, warum wir alle im selben Boot sitzen und warum es so wichtig ist, dass wir Verantwortung für unsere Gesundheit, unsere Krankheiten und unser Leben übernehmen, indem wir kritische Fragen stellen, bevor es zu spät ist. Bei mehreren dieser Beispiele geht es um die drei Haupttodesursachen: Medikamente, Herzkrankheiten und Krebs.

Zum Glück wurden in den letzten Jahren etliche Initiativen ergriffen, die gegen die medikamentöse Epidemie kämpfen. Allerdings geht keine von ihnen von den Institutionen aus, die uns eigentlich schützen sollen. Unsere Arzneimittel- und Gesundheitsbehörden veröffentlichen ab und zu ein paar Warnungen, aber sie unternehmen kaum etwas, um die Zahl der Todesopfer zu verringern. Unsere Arzneimittelbehörden sind sogar Teil des Problems. Sie lassen viel zu viele gefährliche Medikamente zu und nehmen die schlimmsten von ihnen viel zu langsam vom Markt.[11] Die vielen Warnungen auf den Beipackzetteln nützen wenig, weil die Ärzte sie meist nicht kennen.[11]

Die Initiativen, die etwas bewirken können, verdanken wir Einzelpersonen – oft Forschern oder Redakteuren medizinischer Zeitschriften. Eine dieser Initiativen ist die jährliche Konferenz zur Prävention von Überdiagnosen namens »Preventing Overdiagnosis«. Das erste Treffen fand 2013 in Dartmouth in New Hampshire statt und drehte sich darum, wie sich die Gefahren durch zu viel medizinische Intervention beseitigen ließen. In der Ankündigung der Konferenz hieß es:

»Eine Überdiagnose liegt vor, wenn Menschen eine Diagnose erhalten, die sie nicht brauchen. Das kann der Fall sein, wenn Menschen ohne Symptome diagnostiziert und dann wegen einer Krankheit behandelt werden, die bei ihnen keinerlei Symptome auslösen würde. Ein weiteres Beispiel sind Menschen, deren Symptome oder Lebenserfahrungen mit einem diagnostischen Etikett versehen werden, das ihnen mehr schadet als nützt. Es ist schwer zu glauben, doch es gibt wissenschaftliche Hinweise darauf, dass viele Menschen wegen zahlreicher verschiedener Krankheiten überdiagnostiziert werden, von Asthma bis Brustkrebs, von Bluthochdruck bis zu geringer Knochendichte. In vielen Fachgebieten, von der Psychiatrie bis zur Nephrologie, wird heftig darüber debattiert, ob bei der Definition von Krankheiten Grenzen zu weit ausgedehnt wurden und ob zu viele Menschen unnötig zu Patienten gemacht werden.«

Im Jahr 2002 veröffentlichte das *BMJ* (British Medical Journal) ein Themenheft namens »Too Much Medicine?« (Zu viel Medizin?) mit Artikeln über die Medikalisierung von Geburt, Sex und Tod. Der einführende Leitartikel stellte die Frage, ob Ärzte zu Pionieren der Ent-Medikalisierung werden könnten, ob sie Macht an ihre Patienten zurückgeben, sich der Kommerzialisierung von Krankheiten entziehen und eine faire globale Verteilung von wirksamen Behandlungsmethoden fordern könnten. Als sich ein Jahrzehnt später die Beweise für Übermedikation und Überdiagnosen häuften, belebte das *BMJ* die Kampagne erneut, diesmal jedoch ohne das Fragezeichnen.[12]

Eine weitere Initiative ist »Choosing Wisely« (Klug entscheiden), eine Kampagne von Organisationen US-amerikanischer Fachärzte. Sie kämpft gegen den übermäßigen Gebrauch und den Missbrauch von Tests.

Überdiagnosen kommen häufig vor und das ist bedenklich, denn sobald Menschen mit einer Diagnose abgestempelt werden, löst diese eine

1. Einführung

Lawine von medizinischen, sozialen und wirtschaftlichen Folgen aus, von denen manche dauerhaft sind. Das medizinische Etikett und die folgende Behandlung fordern von den Betroffenen einen seelischen und finanziellen Tribut und kosten auch das Gesundheitssystem Geld.[12]

Zwischen einem freien, unabhängigen, gesunden Bürger und einem Patienten kann ein gewaltiger Unterschied bestehen. Deshalb müssen wir auch im Gesundheitswesen für unsere Freiheit kämpfen, andernfalls verlieren wir sie.

Ärzte lernen sehr viel darüber, wann sie Medikamente verschreiben sollen, aber nur sehr wenig darüber, wann sie diese absetzen müssen. Deshalb überrascht es nicht, dass es Ärzten ziemlich schwerfällt, Medikamente abzusetzen, und dass sie dazu neigen, sie immer und immer wieder zu verschreiben. Wir alle wissen, was verschreiben bedeutet, aber das Gegenteil – absetzen – habe ich vor 2012 als gebräuchlichen Begriff in der wissenschaftlichen Fachliteratur nicht gefunden. Eine Suche in der medizinischen Datenbank PubMed lieferte nur 213 Artikel unter *deprescribing* (Absetzen), aber 36 198 unter *prescribing* (Verschreiben), also 170 Mal so viele.

Beachten Sie bitte, dass die Suchergebnisse, die ich in diesem Buch nenne, sich auf ein bestimmtes Datum beziehen und dass sie daher ein wenig anders ausfallen, wenn Sie die Suche wiederholen. Ich habe alle Recherchen zwischen Juli und Oktober 2017 vorgenommen, habe aber das jeweilige Datum nicht verzeichnet – das ist nur in wissenschaftlichen Arbeiten üblich. In den meisten Datenbanken kann man die Suche auf bestimmte Daten beschränken, zum Beispiel auf Artikel, die bis zum 13. Oktober 2017 in die Datenbank aufgenommen wurden. Die Suche lässt sich also präzise nachvollziehen.

Ich habe mit Ärzten diskutiert, die meinen, wir sollten uns nicht zu viele Gedanken über die zahlreichen Todesfälle machen, die wir mit unseren Medikamenten verursachten, weil manche Therapien, zum Beispiel bei Krebs, mit einem wohlbekannten Risiko für vorzeitigen Tod behaftet seien, während sie grundsätzlich jedoch die durchschnittliche Überlebensdauer erhöhen würden. Andere Medikamente, so argumentieren sie, verbesserten die Lebensqualität erheblich und daher lohne es sich, sie einzunehmen, obwohl sie einige Menschen umbrächten. Das gelte beispielsweise für Medikamente gegen rheumatoide Arthritis.

Zwar treffen diese Argumente zu, sie können aber die vielen Todesfälle, die wir verursachen, nicht erklären. Die meisten Todesfälle sind auf

Medikamente zurückzuführen, die viele der Patienten gar nicht gebraucht hätten, etwa auf Medikamente gegen seelische oder körperliche Schmerzen,[11,13] auf die ich später eingehen werde.

Natürlich haben Ärzte gute Absichten. Sie möchten ihren Patienten helfen, so gut sie können. Doch sie kennen viele relevante Gesichtspunkte nicht oder übersehen sie, und können diese daher nicht berücksichtigen und nicht daraus lernen.

Für Ärzte und Patienten ist es unter anderem deshalb schwierig, diagnostische Methoden und Therapien mit den besten Ergebnissen zu wählen, weil die wissenschaftliche Literatur über Diagnosen und Therapien meist von schlechter Qualität und stark tendenziös ist. Das zeigen zahllose wissenschaftliche Studien, aber die Ärzte sind sich dessen selten bewusst und glauben oft allem, was veröffentlicht wird. Deshalb halten sie Diagnosen für viel zuverlässiger und Therapien für viel wirksamer und viel weniger schädlich, als sie sind.

Auf diese Probleme werde ich in diesem Buch immer wieder eingehen, sowohl aus einem theoretischen Blickwinkel als auch in Bezug auf konkrete Gesundheitsprobleme. Wenn ich über Personen rede, benutze ich die Pronomina »er« und »sie« abwechselnd.

Neben der Unwissenheit über den traurigen Zustand der Gesundheitsforschung gibt es noch einen wichtigen Grund dafür, dass wir viel zu viele Medikamente verwenden, nämlich die häufig irreführende klinische Erfahrung. Man wird ein besserer Arzt, wenn man viele Patienten hat, aber dieser Umstand kann auch trügerisch sein. Ärzte bevorzugen bestimmte Arten der Behandlung – meist Medikamente – und stellen fest, dass es dem größten Teil ihrer Patienten besser geht, wenn sie diese Mittel einnehmen. Deshalb schreiben sie die Besserung ihrer Behandlung zu. Diese Art des Wissens nennen wir *nicht kontrollierte Erfahrung*, weil es keine Kontrollgruppe mit unbehandelten Patienten zum Vergleich gibt. Schon zur Zeit des Hippokrates war bekannt, dass die klinische Erfahrung irreführend sein kann, und die Zahl der absurden und oft schädlichen Therapien, die Ärzte anwenden, scheint keine Grenzen zu kennen.[14]

Unsere persönlichen Erfahrungen haben großen Einfluss auf uns und wir denken kaum darüber nach, wie die Krankheit ohne Behandlung wahrscheinlich verlaufen wäre. Wir unterhalten uns darüber, was uns geholfen hat, und empfehlen die gleiche Therapie unseren Freunden. Das gleiche Phänomen ist im Fernsehen zu beobachten: Ein Journalist holt

1. Einführung

eine Krebspatientin ins Studio und erklärt, sie sei nur deshalb noch am Leben und symptomfrei, weil die Therapie wirksam sei und angeschlagen habe. Vielleicht führt der Krebs meist innerhalb eines Jahres zum Tod und seit der Diagnose sind fünf Jahre vergangen. Das finden die meisten Zuschauer überzeugend, dabei ist es das nicht, wenn man ein wenig über Tumorbiologie weiß. Die Patientin im Studio gleicht der Spitzensportlerin, die dank eines leistungssteigernden Wundermittels den Speer plötzlich 400 Meter weit wirft anstatt 80 Meter. Ein Speer ist ein Speer; aber der Krebs ist vielleicht kein Krebs, denn die Diagnose könnte falsch sein. Und selbst wenn sie stimmt, ist Krebs eine vielschichtige Krankheit. Deshalb ist zu erwarten, dass manche Menschen viel länger leben als der Durchschnitt. Zudem wissen wir, dass manche Krebsarten, einschließlich Brustkrebs, sich spontan zurückbilden und ohne Behandlung verschwinden können.[15,16] Wir können zwar nicht verlangen, dass der durchschnittliche Fernsehjournalist das weiß, aber wir dürfen verlangen, dass er seine Hausaufgaben macht und sich bei Experten über die Sachlage erkundigt, anstatt im Fernsehen irreführende Aussagen zu machen.

Die Medien sind keine zuverlässige Informationsquelle. Man kann Zeitungen verkaufen und Zuschauer anlocken, indem man uns kränker macht und uns stärker beunruhigt als nötig. Ein häufiger Trick besteht darin, Artikel über Krankheiten zu schreiben, an denen wir möglicherweise leiden, ohne es zu wissen. Eine dänische Zeitung sammelte drei Monate lang Nachrichtenmeldungen über Krankheiten, die Dänen haben sollen, und kam zu dem Schluss, dass jeder Däne durchschnittlich an zwei Krankheiten leiden müsste.[17] Tatsächlich ist es noch schlimmer, weil die Journalisten nach *Dänen leiden an* gesucht haben. Das bedeutet, dass sie viele »Krankheiten« übersehen haben. Außerdem gibt es ein semantisches Problem. Man kann nicht ohne Symptome an einer »Krankheit« leiden. Zum Beispiel leiden Sie nicht an einem leicht erhöhten Blutdruck, Cholesterin- oder Blutzuckerspiegel. Diese Zustände sind nicht einmal Krankheiten, sondern nur Risikofaktoren, die manche – meist von der Industrie bezahlte – Ärzte für »abnorm« erklärt haben.

Die Grenzen dessen, was »abnorm« ist und medikamentös behandelt werden muss, wurden im Laufe der Jahre so absurd weit nach unten verschoben, dass Wissenschaftler, die die europäischen Leitlinien für Herz- und Gefäßkrankheiten anwandten, zu dem Ergebnis gelangten, dass bei 86 Prozent der norwegischen Männer im Alter von 40 Jahren ein hohes

Risiko für solche Krankheiten vorlag,[18] obwohl Norweger zu den langlebigsten Menschen der Welt gehören. In einer anderen Studie stellten die Forscher fest, dass die Hälfte der Norweger bereits mit 24 Jahren einen Cholesterinspiegel oder Blutdruckwert hatte, der über der Grenze lag, ab der eine Behandlung empfohlen wird![19]

Ärzte können nicht von Fakten lernen, die sie nicht kennen. Unsere verschreibungspflichtigen Medikamente töten in den USA etwa 200 000 Menschen im Jahr und rund 3300 in Dänemark.[11] Das sind 20 Mal so viele, wie im Straßenverkehr sterben. Die Hälfte der Verstorbenen hat ihre Medikamente wie verordnet eingenommen, bei der anderen Hälfte spielen Fehler mit, zum Beispiel Überdosen, Wechselwirkungen oder die Anwendung kontraindizierter Arzneimittel. Ärzten ist selten klar, dass sie selbst an einigen Todesfällen ihrer Patienten schuld sind, indem sie ein bestimmtes Medikament verordnet haben. Dennoch kommt das so häufig vor, dass jeder Allgemeinmediziner jedes Jahr durchschnittlich einen seiner Patienten tötet.[20] Wenn er 35 Jahre lang praktiziert, tötet er also 35 Patienten. Manche der von Medikamenten verursachten Todesfälle ereignen sich in Krankenhäusern, doch die weitaus meisten Arzneimittel werden von Hausärzten verschrieben. Zu den schlimmsten Mördern gehören Mittel gegen Arthritis (nichtsteroidale Entzündungshemmer, kurz: NSAID, nach dem englischen Begriff *non-steroidal, anti-inflammatory drugs*, wie Ibuprofen)[11] und Medikamente gegen psychische Krankheiten.[13] Allgemeinärzte verschreiben diese Mittel sehr oft. NSAID und Antidepressiva verordnen sie 38 und 76 Mal so oft, wie es in Krankenhäusern der Fall ist.[21] Meine Schätzung, dass ein Allgemeinarzt pro Jahr einen Patienten tötet, ist daher vernünftig.

Die Ursache fast aller dieser Todesfälle bleibt für den Arzt und deshalb auch für die Patienten, die Öffentlichkeit und unsere Behörden verborgen. Wenn ein NSAID den Tod eines Patienten verursacht, kann das daran liegen, dass das Mittel ein Magengeschwür, in dessen Folge es eventuell auch zu Blutungen kommen kann, oder einen Herzinfarkt ausgelöst hat. Allerdings hätte das auch ohne das Medikament geschehen können. Eine häufige Todesursache bei der Einnahme von Antidepressiva und anderen gehirnaktiven Medikamenten sind Gleichgewichtsstörungen.[13] Wenn ältere Patienten stürzen und sich die Hüfte brechen, stirbt etwa jeder Fünfte von ihnen im Laufe des folgenden Jahres. Der Arzt führt diese Todesfälle für gewöhnlich jedoch nicht auf das Medikament zurück, weil viele alte

Menschen stürzen und sich die Hüfte brechen, selbst wenn sie kein Medikament einnehmen.

Wahrscheinlich beeinflussen die meisten gebräuchlichen Medikamente das Gehirn und können zu Stürzen führen. Bei älteren Menschen sollte man zum Beispiel Blutdrucksenker vorsichtig anwenden.

Wenn das Schiff gekentert ist und Sie ins Wasser gefallen sind, ist es zu spät zu bedauern, dass Sie nie schwimmen gelernt haben. Wir alle werden ab und zu krank und manchmal müssen Entscheidungen schnell getroffen werden, auch in Situationen, die uns derart zu Tode ängstigen, dass wir nicht mehr klar denken können. In einem solchen Fall könnte es sein, dass Sie sich und Ihrem Arzt nicht die richtigen Fragen stellen. Dabei könnten Sie das mit der erforderlichen Routine und Erfahrung durchaus. Deshalb sollten Sie die Recherche im Internet üben, solange Sie gesund sind, nicht erst dann, wenn Sie bereits vom sprichwörtlichen Schiff gefallen sind.

Wie bereits erwähnt, empfehle ich Ihnen daher nicht nur, mein Buch sorgfältig zu lesen, sondern auch, die Beispiele mithilfe des Internets durchzuarbeiten. Es ist sehr wichtig, die mentale Barriere zu durchbrechen, die Ihnen einredet, das sei zu schwierig für Sie. Sobald Sie es einige Male probiert haben, wird Ihnen klar werden, dass es möglich ist, an Informationen zu kommen, die Ihnen bei Ihren Entscheidungen helfen können. Und je mehr Sie das üben, desto besser werden Sie darin. Darum sollten Sie auch andere Beispiele nutzen, einschließlich Ihrer eigenen, und weiter nachforschen, bis Sie zu einem Ergebnis kommen. Nach einiger Zeit werden Sie merken, dass Sie meistern, was Sie zuvor für unmöglich hielten.

Es besteht kein Mangel an geeigneten Beispielen, mit denen Sie arbeiten können. Menschen sind sehr an Gesundheitsthemen interessiert und selbst bei Tischgesprächen kommen viele zur Sprache. Dann können Sie sagen, dass Sie versuchen werden, beim nächsten Treffen die Antwort zu liefern. Das wird Ihre Freunde möglicherweise so beeindrucken, dass sie wissen wollen, wie Sie das bewerkstelligen wollen. So können Sie zu einer besseren Gesundheitsfürsorge und zu angenehmeren Dinner-Partys beitragen. Wenn Menschen klare, aber unterschiedliche Meinungen über Gesundheitsthemen haben, was oft der Fall ist, dann können Diskussionen schnell hitzig werden, doch Sie können die Situation entschärfen, wenn Sie sagen, dass Sie nachforschen werden. Das tue ich manchmal an Ort und Stelle beim Kaffee, aber ich gebe zu, dass man etwas Übung braucht, um Antworten so schnell zu finden.

Ich wünsche mir so sehr, unsere Politiker würden das Gleiche tun, sowohl hinsichtlich der Gesundheitsfürsorge als auch in anderer Hinsicht. Deren Meinungsverschiedenheiten resultieren oft daraus, dass sie sich entweder nicht für die Tatsachen interessieren oder dass sie keine Lust haben, diese nachzuschlagen. Gefühle und Ideologien sind ihnen wichtiger als Fakten. Leider gilt dasselbe für viele Ärzte, auch für die einflussreichsten, die man oft Meinungsbildner nennt. Sie verbreiten unter ihren Kollegen recht häufig Ansichten über Medikamente und andere Therapien, die falsch sind und in krassem Gegensatz zu den zuverlässigsten wissenschaftlichen Befunden stehen, über die wir verfügen. Das gilt vor allem dann, wenn sie von der Pharmaindustrie bezahlt werden.[11,13] Bisweilen verbreiten sie ihre falschen Ansichten mit noch mehr Nachdruck, wenn man ihnen unwiderlegbar beweist, dass sie sich irren.[22] Das ist ein kurioser Wesenszug der menschlichen Psyche.

Die Bevölkerung weiß sehr wohl, dass sie kritisch sein muss. In einer Umfrage stimmten zwei Drittel der erwachsenen Briten der Aussage zu, dass Studien der Industrie oft einseitig dargestellt werden, damit sie ein positives Ergebnis aufweisen.[23] Nur ein Drittel der Bevölkerung vertraut im Allgemeinen den Aussagen seitens der Medizinforschung, während zwei Drittel Freunden und Angehörigen vertrauen, die ihnen über Heilverfahren berichten.

Das sollten Sie nicht tun. Ihre Angehörigen und Freunde gewinnen ihr Wissen entweder durch persönliche Erfahrungen, die sehr unzuverlässig sind, oder von ihren Ärzten, die ebenfalls unzuverlässig sind, oder aus Zeitungen, Zeitschriften, dem Fernsehen oder dem Rundfunk, auf die man sich ebenso wenig verlassen kann. Es führt kein Weg daran vorbei: Sie müssen selbst zuverlässige Informationen sammeln.

Das utilitaristische Denken im Gesundheitswesen

Bei der öffentlichen Gesundheit geht es darum, möglichst vielen Menschen den größtmöglichen Nutzen zu bringen. Die Medizinethik nennt das Utilitarismus. Wenn eine Maßnahme in einer randomisierten Studie zu weniger Todesfällen führt als die Maßnahmen in der Kontrollgruppe –

1. Einführung

die vielleicht gar nicht behandelt wird –, dann ist es wahrscheinlich, dass diese Maßnahme bei Politikern populär und in nationalen Leitlinien empfohlen wird.

Es sollte selbstverständlich sein, dass wir in diesem Fall alle von dieser Maßnahme profitieren, aber es ist selten so einfach.

Öffentliche Gesundheitsprogramme konzentrieren sich immer häufiger auf die Vorbeugung. Das ist sinnvoll, aber es bedeutet auch, dass die Chance eines einzelnen Bürgers, von der Therapie zu profitieren, mitunter sehr klein ist. Deshalb kann es durchaus vernünftig sein, diese Therapie abzulehnen, auch deshalb, weil alle medizinischen Maßnahmen schaden können.

In diesem Zusammenhang stellen sich viele Fragen. Was bedeutet eine um 25 Prozent geringere Sterberate? Viele interpretieren das so, dass die Glücklichen nicht an der Krankheit sterben werden, aber vielleicht wird der Tod nur ein wenig hinausgeschoben und sie sterben trotzdem an der Krankheit, nur etwas später. Das gilt beispielsweise für die allermeisten Krebsmedikamente. Dennoch wird ihre Wirksamkeit trotz ihrer heftigen Nebenwirkungen bejubelt. Darauf komme ich in Kapitel 10 zurück.

Ab welchem Zeitpunkt in der Therapie sinkt die Sterberate? Es besteht ein enormer Unterschied zwischen der Lebensverlängerung bei jungen Menschen und bei alten Menschen, die ohnehin bald an etwas anderem sterben werden und deren Zustand vielleicht so schlecht ist, dass das Leben nicht mehr lebenswert ist.

Wie groß ist die Wahrscheinlichkeit, diese Krankheit zu bekommen und an ihr zu sterben? Wenn die Krankheit selten ist, kann die Chance, von einer vorbeugenden Maßnahme zu profitieren, so gering sein, dass die meisten Menschen diese Maßnahme ablehnen würden.

Kampagnen im Bereich der öffentlichen Gesundheit halten sich dazu bemerkenswert bedeckt. Sie haben meist den Charakter von Propaganda. Doch es hat seinen Preis, gesunde Bürger in Patienten zu verwandeln. Es ist schön, frei, glücklich und gesund zu sein und keine Medikamente zu benötigen. Die Menschen dieser Privilegien zu berauben und sie zu ängstlichen Patienten zu machen, die Arztbesuche machen und vielleicht sogar ins Krankenhaus müssen, kann ihnen ziemlichen Schaden zufügen.

Und schließlich werden der Nutzen und die negativen Auswirkungen einer medizinischen Maßnahme nicht mit demselben Maßstab gemessen. Daher ist es immer eine subjektive Entscheidung, ob der Nutzen den

Schaden überwiegt. Diese Entscheidung kann niemand anderes für uns treffen. Wir müssen sie selbst treffen, aber das können wir nur, wenn wir hinreichend und ehrlich informiert werden.

Wie subjektiv das alles ist, wird klar, wenn wir Vergleiche mit den Verkehrstoten ziehen. Deren Zahl ist erheblich gesunken, seit wir Geschwindigkeitsbeschränkungen eingeführt haben. Aber wo sollen wir die Grenze ziehen? Würden wir die Höchstgeschwindigkeit für alle Fahrzeuge auf 30 Stundenkilometer festlegen, könnten wir die Zahl der Verkehrstoten sogar noch weiter senken, aber die Öffentlichkeit würde diese Maßnahme nicht unterstützen. Die Grenze ist völlig willkürlich. Das gilt auch für die Grenzen dessen, was wir in der Gesundheitsfürsorge für normal halten. Leider werden Leitlinien oft von Leuten geschrieben, die der Pharmaindustrie zu nahestehen. Dieselben Leute leiten auch die Studien, die ihnen als Grundlage für ihre Leitlinien dienen.[11,13]

Darum sollten Sie kritisch nachfragen, wenn Ihr Arzt Ihnen erklärt, Sie müssten ständig ein Medikament einnehmen, weil Ihr Blutdruck, Ihr Cholesterinspiegel oder Ihr Blutzuckerspiegel zu hoch sei oder weil Ihre Knochen nicht dicht genug seien. Vielleicht fahren Sie besser damit, wenn Sie nichts tun oder wenn Sie etwas anderes tun, als Medikamente zu schlucken. Auch darauf gehe ich in diesem Buch ein.

Die öffentliche Gesundheit entspricht nicht Ihrer Gesundheit

In der nicht allzu fernen Vergangenheit war die Gesundheitsfürsorge eine Angelegenheit zwischen einem Arzt und einem Patienten. Ärzte taten ihr Bestes, um ihre Behandlung den persönlichen Bedürfnissen des Patienten anzupassen. Das tun sie heute noch, aber es ist schwierig geworden.

Der Vorteil des alten Systems war größere Flexibilität, doch das war zugleich sein Nachteil. Jeder Arzt behandelte vergleichbare Patienten unterschiedlich, je nach seinen persönlichen Präferenzen, Vorurteilen und Erfahrungen – und je nachdem, ob er Pharmavertreter empfing. Manchmal verordneten Ärzte hoffnungslos veraltete und gefährliche Medikamente, weil sie nicht auf dem neusten Stand waren, zum Beispiel Chloramphenicol, das zu einer Einschränkung der Knochenmarksfunktion und zu vielen Todesfällen führt.

Vor der Einführung von Computern gab es kaum einen Überblick über die Aktivitäten der Ärzte. Heute ermöglichen die Verschreibungsdaten den Behörden, auffällige Ärzte zu identifizieren – zum Beispiel diejenigen, die zu häufig Beruhigungsmittel oder Opiate verordnen – und dann einzuschreiten. Das ist zwar gut so, aber das Pendel schlägt inzwischen zu stark in diese Richtung aus. Wir haben eine Fülle von umfassenden und komplizierten klinischen Leitlinien, die den Ärzten sagen, was sie tun sollen, und junge Allgemeinärzte fühlen sich verpflichtet, sie zu befolgen, selbst dann, wenn spezielle Umstände dafür sprechen, bei einem bestimmten Patienten von den Leitlinien abzuweichen.

In der Praxis ist es Ärzten unmöglich, alle Leitlinien zu befolgen. Eine Studie schätzte im Jahr 2003, dass Hausärzte den ganzen Tag beschäftigt wären, wenn sie die vorbeugenden Maßnahmen ergreifen würden, die die US Preventive Services Task Force (eine unabhängige Gruppe von Experten für die Primärversorgung und Prävention in den USA) empfiehlt.[24] Wenn die Ärzte also alle lediglich besorgten Menschen genau untersuchen würden, hätten sie für die Kranken keine Zeit mehr. Dabei stützte sich die Studie nur auf die Empfehlungen einer einzigen Organisation. Es gibt noch viele andere Leitlinien.

Ärzte dürfen Leitlinien ignorieren, wenn sie in der Patientenakte erklären, warum das angezeigt ist. Doch dazu sind nur wenige Ärzte bereit. Es ist für sie viel einfacher zu tun, was man ihnen sagt, und zuzusehen, keinen Ärger mit Kollegen zu bekommen. Genau das ist mir zwei Jahre nach meinem Examen in Medizin passiert. Ich diagnostizierte einen leichten Diabetes Typ 2 bei einem alten Mann, der wegen anderer Beschwerden eingeliefert worden war.[11] Ich notierte, dass es üblich sei, eine Behandlung mit Tolbutamid zu beginnen, doch weil die einzige jemals durchgeführte große Studie mit Tolbutamid aufgrund zu vieler Todesfälle wegen Herz-Kreislauf-Problemen abgebrochen worden war und es bei denjenigen Patienten, die die höchste Dosis bekommen hatten, auch am häufigsten zu Zwischenfällen gekommen war, beschloss ich, Tolbutamid nicht anzuwenden.

Mein Vorgesetzter kanzelte mich ab, als er meine Notizen sah, und warf mir vor, die Leitlinien zu missachten, die die Endokrinologen verfasst hatten. Ich erklärte ihm, ich wisse mehr über dieses Medikamente als die Endokrinologen, weil ich nicht nur den Studienbericht gelesen hätte, sondern auch die vielen Artikel und Briefe, die ihm gefolgt waren, sowie ein ganzes Buch, das die Thematik detailliert erörtere. Die Studie war zwar unabhängig von dem Pharmaunternehmen durchgeführt worden, aber Leute, die von der Industrie unterstützt wurden, diskutierten sie natürlich ausführlich und analysierten sie neu. Ich war mir sicher, welche Seite recht hatte, und ich stehe auch heute noch zu meiner Entscheidung. Wir sollten keine Antidiabetika verordnen, die zu einer höheren Sterblichkeit führen. Es gab bereits mehrere Skandale, auch in jüngster Zeit, als sich herausstellte, dass andere Medikamente auf dem Markt ebenso gefährlich waren.[11]

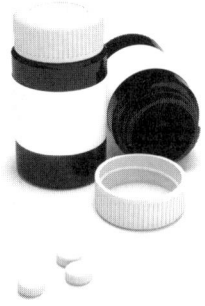

2. Wie stelle ich Fragen und wo finde ich die Antworten?

Wenn Menschen nach einer Krankheit wieder genesen, versuchen wir herauszufinden, was ihnen geholfen hat, damit wir das Mittel bei Bedarf ebenfalls anwenden können. Und wenn andere Erfolg haben, versuchen wir herauszufinden, was sie so erfolgreich macht, um ihnen dann nachzueifern. Anekdoten spielen in unserem Alltag eine enorme Rolle. Wir hören nicht auf, ihnen großen Wert beizumessen und an sie zu glauben, einerlei, wie oft sich Anekdoten in der Vergangenheit als falsch erwiesen haben, denn trotz all ihrer Schwächen haben sie der Menschheit im Laufe der Evolution dabei geholfen zu überleben.

Hier ist ein Beispiel dafür, wie leichtgläubig wir sind. Mark Spitz gewann 1972 bei den Olympischen Sommerspielen in München sieben Goldmedaillen.[1] Er schwamm mit einem Schnurrbart, während sich andere Schwimmer zu der Zeit die gesamte Körperbehaarung abrasierten. Ein russischer Trainer fragte ihn, ob sein Bart ihn nicht bremse, und er antwortete: »Nein, im Gegenteil, er verhindert, dass Wasser in meinen Mund gelangt, sorgt dafür, dass mein Hintern sich hebt und ich kugelförmig im Wasser liege – und deshalb schwimme ich so gut.« Im folgenden Jahr trug jeder russische Schwimmer einen Schnurrbart. In Wahrheit hatte Spitz sich einen Schnurrbart wachsen lassen, weil ein Trainer im College es ihm verboten hatte. Er hatte vorgehabt, ihn vor den Olympischen Spielen abzurasieren, beschloss dann aber, ihn zu behalten, weil alle darüber redeten.

Wir bekommen von Angehörigen und Freunden mehr Ratschläge über Gesundheit als von allen anderen Leuten. Nur ein sehr geringer Teil davon ist nützlich und stützt sich auf Beweise. Leider gilt das auch für Ärzte und andere medizinische Fachkräfte. Ärzte wissen beispielsweise nicht viel über Medikamente, abgesehen von den Informationen, die sie von den Herstellern bekommen und die meist falsch sind.[2,3] Wir brauchen also zuverlässigere Informationsquellen.

In den letzten dreißig Jahren haben wir eine Revolution in der Informationsbeschaffung und -verbreitung erlebt. Zu Beginn meiner beruflichen Laufbahn hatte ich nicht einmal einen Computer. Manuskripte für wissenschaftliche Artikel wurden wieder und wieder mit der Schreibmaschine geschrieben. Man schnitt Textstellen aus und klebte sie auf eine andere Seite, um weniger neu schreiben zu müssen. Wenn man dann die Beurteilung der Kollegen und der Redaktion bekommen hatte, begann die Sisyphusarbeit von vorn und man musste den gesamten Artikel erneut tippen.

Für die Informationsbeschaffung im Allgemeinen haben wir heutzutage Google und Wikipedia, die ich bevorzuge. Für diese Aussage werde ich nicht bezahlt. Es gibt noch andere Suchmaschinen, aber mit denen bin ich nicht vertraut. Wenn ich etwas über den Wert diagnostischer Tests und Therapien erfahren möchte, finde ich die Cochrane Library und PubMed am nützlichsten. Es ist etwas langweilig, über diese Quellen zu lesen, daher werde ich, bevor wir dazu kommen, ein paar Beispiele für wichtige klinische Fragen geben.

Ich werde versuchen, jeden einzelnen Schritt zu erklären, damit Sie den gesamten Prozess selbst durchführen können, auch bei anderen klinischen Fragen. Viel zu oft fehlen Zwischenschritte, vor allem dann, wenn ein Leitfaden von IT-Experten geschrieben wurde. Die Experten halten sie für so offensichtlich, dass sie der Ansicht sind, sie nicht erwähnen zu müssen. Doch wenn Sie dann bei A sind und B nicht finden, um nach C zu gelangen, geben Sie auf.

Rückenschmerzen

Man braucht ein wenig Übung, um Fragen optimal zu formulieren. Wenn wir ein Gesundheitsproblem haben, stellen wir meist sehr allgemeine Fragen, beispielsweise »Was soll ich gegen meine Rückenschmerzen tun?«.

2. Wie stelle ich Fragen und wo finde ich die Antworten?

Bevor wir eine Antwort suchen können, müssen wir jedoch einige Überlegungen anstellen, zum Beispiel:

- Was verursacht die Rückenschmerzen?
- Gibt es diagnostische Verfahren, die hilfreich sein könnten?
- Werden die Schmerzen stärker oder schwächer?
- Sind sie neu (akut) oder seit Langem vorhanden (chronisch)?
- Wie schlimm sind sie? Kann ich mit ihnen leben?
- Wie lautet die Prognose?
- Welche Therapien sind verfügbar und welche Vor- und Nachteile haben sie?

Wenn Sie sich in dieser Phase befinden, ist es oft nützlich, zunächst einen allgemeinen Text über das Problem zu lesen. Falls Ihre Muttersprache nicht Englisch ist, können Sie mithilfe von Google Übersetzer (translate.google.de) herausfinden, wie der englische Begriff für *back pain* in Ihrer Sprache lautet, zum Beispiel *dolor de espalda* auf Spanisch, *mal au dos* auf Französisch und *Rückenschmerzen* auf Deutsch. Gehen Sie zu Google (google.com) und suchen Sie nach »Wikipedia back pain«. Dann finden Sie einen ziemlich ausführlichen Artikel.[4] Wir gehen davon aus, dass sie den Ausführungen dort vertrauen können, wenn es um allgemeine Fragen geht. Sie können aber auch jede einzelne Information überprüfen, ebenso die vielen »Einzelnachweise« in dem Artikel.

Rückenschmerzen können überall entlang der Wirbelsäule auftreten. Nehmen wir an, Sie haben Schmerzen im unteren Rücken, was am häufigsten der Fall ist. Sie können lesen, dass unspezifische Rückenschmerzen wahrscheinlich auf das weiche Gewebe zurückzuführen sind, also auf Muskeln, Faszien und Bänder.

Das ist bereits eine wichtige Information. Viele Menschen mit Rückenschmerzen gehen zu einem Chiropraktiker oder zu einem Arzt, der die Wirbelsäule manipuliert. Aber wenn die Schmerzen nichts mit kleinen Wirbelverschiebungen (Subluxationen) zu tun haben, nützt das nicht viel. In Kapitel 13 (über alternative Medizin) komme ich darauf zurück.

Es kommt selten vor, dass Rückenschmerzen zu dauerhaften Beeinträchtigungen führen. In den meisten Fällen von Bandscheibenvorfällen und Verengungen des Wirbelkanals führen Ruhe, Injektionen oder eine Operation nach einem Jahr zu ähnlichen Erfolgen. Aha – jetzt haben Sie gelernt, dass Sie normalerweise eine Bandscheibenoperation ablehnen sollten. Das ist schlecht für diejenigen, die von Rückenoperationen leben, aber es ist gut für Sie! Wie bereits gesagt, fragt man keinen Friseur, ob man einen Haarschnitt braucht, und Sie sollten keinen Chirurgen fragen, ob Sie eine Rückenoperation brauchen. Die meisten Rückenoperationen in den USA hätten die Chirurgen nie vornehmen dürfen. In den Neunzigerjahren versuchten die Republikaner, die Agency for Healthcare Research and Quality – sie soll die Qualität des Gesundheitswesens verbessern – abzuschaffen, nachdem Wirbelsäulenchirurgen gegen einen ihrer Berichte protestiert hatten, in dem stand, Ruhe und Schmerzmittel seien bei Rückenschmerzen ebenso wirksam wie Operationen.[5]

Wenn Sie einen Chirurgen konsultieren, sollten Sie immer eine zweite Meinung einholen, und zwar von jemandem, der kein Chirurg ist, und zudem selbst Informationen sammeln. Im Gegensatz zu Medikamenten sind Operationen irreversibel.

Laut Wikipedia ist die Prognose gut. In den meisten Fällen legen sich die Schmerzen nach ein paar Wochen von selbst. Etwa 98 Prozent der Patienten mit Rückenschmerzen haben nicht-spezifische akute Beschwerden, denen keine schwere Grunderkrankung zugrunde liegt. Unter den restlichen Patienten finden sich metastasierender Krebs oder schwere Infektionen als Ursachen. Sollen sich also alle Patienten mit Rückenschmerzen gründlich auf Krebs und Infekte untersuchen lassen, zum Beispiel mittels Computertomografie (CT-Scan)? Nein. Fast jeder Mensch hat irgendwann Rückenschmerzen und wir können nicht die gesamte Bevölkerung auf jede mögliche Ursache dieser Beschwerden untersuchen lassen. Das wäre extrem teuer, es gäbe viele falsch positive Befunde und der Schaden wäre groß. CT-Scans können Krebs verursachen und die vielen sinnlosen Therapien, die Menschen mit einem falsch positiven Befund erdulden müssten, wären ebenfalls schädlich. Eine gründliche Untersuchung ist daher nur angezeigt, wenn es einen begründeten Verdacht auf eine schwere Grunderkrankung gibt. Lesen Sie mehr dazu im Wikipedia-Artikel.

Die Schmerzen können in die Arme oder Beine ausstrahlen und Kribbeln ohne erkennbare Ursache (Parästhesie), Schwäche oder Taubheit auslösen, Symptome einer neurologischen Störung als Folge eines Bandscheibenvorfalls. Vor allem wenn diese Störungen sich verschlimmern oder es Anzeichen für Darm- oder Blaseninkontinenz gibt, ist die Situation ernst und verlangt eine sofortige Aufnahme in ein Krankenhaus.

Dem Wikipedia-Artikel können Sie entnehmen, dass Röntgenaufnahmen und andere bildgebende Verfahren nicht nützlich sind. Sie erfahren auch, dass zwei Schädigungen, auf die Rückenschmerzen oft zurückgeführt werden, nämlich ein Bandscheibenvorfall in der Lendenwirbelsäule und eine Bandscheibendegeneration, bei Patienten, die unter Schmerzen leiden, möglicherweise nicht häufiger vorkommen als bei der allgemeinen Bevölkerung.

Wie ich in Kapitel 13 erklären werde, machen Chiropraktiker oft Röntgenaufnahmen und behaupten dann, sie sähen genau, wo das Problem liege. Glauben Sie ihnen nicht.

Und wie steht es mit der Therapie? Ich rate davon ab, sich in dieser wichtigen Angelegenheit auf Wikipedia zu verlassen. Die medizinische Literatur ist zu unzuverlässig, als dass man sie freiwilligen Mitwirkenden von Wikipedia überlassen könnte, die selten über die gründliche Ausbildung verfügen, die notwendig ist, um Studien und systematische Übersichtsarbeiten sowie die Vorteile und Nachteile von Therapien bewerten zu können. Dafür brauchen wir hochqualifizierte kritische Betrachtungen wie die Cochrane-Reviews.

Ein Review, also eine systematische Übersichtsarbeit oder Literaturanalyse, verwendet vorab definierte Methoden, um alle relevanten Artikel zu einem bestimmten Thema zu suchen und kritisch zu prüfen. Wenn es mehr als einen Artikel gibt, werden die Ergebnisse häufig in einer Metaanalyse statistisch zusammengefasst.

Der (englische) Wikipedia-Artikel über Rückenschmerzen ist ein Beispiel dafür, weil er vor seinen eigenen Empfehlungen warnt: »Dieser Abschnitt benötigt zur Verifikation mehr medizinische Literaturhinweise beziehungsweise er stützt sich zu sehr auf Primärquellen. Bitte prüfen Sie den Inhalt des Abschnitts und fügen Sie, wenn möglich, geeignete Quellenangaben hinzu. Material ohne oder mit zu wenigen Quellenangaben kann hinterfragt und entfernt werden. (Januar 2016)«

Diese Bemerkung ist sehr angebracht, weil die meisten Behandlungsmethoden, die erwähnt werden, schlecht geeignet sind, zum Beispiel Wärme- oder Kältetherapie (die nicht wirken), Muskelrelaxanzien (gefährlich, weil viele Menschen von diesen Medikamenten – besser bekannt als Benzodiazepine – abhängig werden), nichtsteroidale Entzündungshemmer (NSAID; gefährlich, weil sie viele Todesfälle verursachen), Massage und Manipulation (die unwirksam sind, siehe Kapitel 13).

Wir erfahren, dass körperliche Bewegung helfen kann, dass sie jedoch von einem Heilberufler überwacht werden sollte. Das habe ich nie zuvor gehört und ich sehe auch keinen guten Grund dafür, dass Menschen mit Rückenschmerzen nicht ohne Überwachung Bewegungsübungen machen sollten.

Seltsam ist auch, dass es in diesem Artikel heißt: »Eine Studie mit 80 Teilnehmern ergab, dass Magnesium bei chronischen Rückenschmerzen hilfreich ist.« *Eine* Studie? Gibt es andere Studien, die zu einem anderen Ergebnis kommen? Wie groß ist die Wahrscheinlichkeit, dass Magnesium gegen Rückenschmerzen hilft? Etwa null. Wie soll ein Metallion, das in unserem Körper bereits reichlich vorhanden ist, bei Rückenschmerzen etwas nützen?

Wenn Logik und Vernunft zu dem Schluss kommen, dass die Wahrscheinlichkeit dafür, dass ein Mittel wirkt, sehr gering ist, müssen wir außergewöhnlich überzeugende Belege dafür verlangen, dass es doch wirkt. Diese finden wir jedoch nicht in einer einzigen Studie mit 80 Teilnehmern, weil das Betrugsrisiko viel größer ist als die Wahrscheinlichkeit, dass Magnesium hilft. Es lohnt sich nicht, eine solche Studie herunterzuladen und zu lesen. Spaßeshalber habe ich ihre Zusammenfassung (*Abstract*) bei PubMed dennoch gelesen (wie man Studien bei PubMed findet, erkläre ich weiter unten).

Ja, sie war lustig.[6] Alle 80 Patienten wurden mit krampflösenden Mitteln, Antidepressiva und simplen Schmerzmitteln behandelt, also mit mindestens drei verschiedenen Medikamententypen. Dieser Cocktail treibt manche Menschen in den Suizid (siehe Kapitel 8 und 9). Wenn das in Ägypten üblich ist, wo die Studie durchgeführt wurde, dann muss sich das ändern. Vierzig Patienten bekamen Magnesium und vierzig bekamen ein Placebo. In der ersten Gruppe ließen die Schmerzen deutlich nach, von 7,5 zu Beginn der Studie auf 4,7 nach sechs Monaten. Sehen Sie, was mit dieser Aussage nicht stimmt?

Randomisierte Studien haben den Zweck, eine Gruppe mit einer anderen zu vergleichen, aber diese Zusammenfassung sagt uns nur, was in einer der beiden Gruppen geschah. Es ist völlig irreführend, die Leser nur darüber zu informieren, was in einer von zwei randomisierenden Gruppen geschehen ist. In der Regel geht es den Teilnehmern in beiden Gruppen besser, weil sie in die Studien eintreten, wenn ihre Schmerzen schlimmer sind als sonst.

Ich klickte auf den Link zum vollständigen Studienbericht und lud ihn herunter. Nach sechs Monaten bestand ein signifikanter Unterschied zwischen Magnesium und Placebo (P = 0,03) mit einem Wert von 7,2 in der Placebo-Gruppe. Doch nach zwei Wochen hatten sich die Schmerzen in der Magnesium-Gruppe von 7,5 auf 3,4 und in der Placebo-Gruppe von 7,4 auf 3,6 verringert, was praktisch das Gleiche ist (P = 0,28). Das heißt, Magnesium hatte keine Wirkung. Warum gingen die Schmerzen in der Placebo-Gruppe auf ihren Ausgangswert zurück, nicht aber in der Magnesium-Gruppe? Das ergibt keinen Sinn. Unter diesen Umständen ist ein P–Wert von 0,03 nach sechs Monaten keine Rechtfertigung für die Anwendung von Magnesium bei chronischen Rückenschmerzen. Deshalb las ich nicht weiter, sondern suchte bei PubMed nach *magnesium low back pain*. Rechts auf der PubMed-Maske sieht man die Details der Suche, die ich immer prüfe:

(»magnesium« [MeSH Terms] OR »magnesium« [All Fields] AND (»low back pain« [MeSH Terms] OR (»low« [All Fields] AND »back« [All Fields] AND »pain« [All Fields] OR »low back pain« [All Fields].

Meine Suche ergab 15 Treffer, von denen keiner eine Studie über Magnesium war, abgesehen von der ägyptischen Studie. Ich glaube, wir werden von Magnesium gegen Schmerzen im unteren Rücken nichts mehr hören.

Über P-Werte sollten Sie Folgendes wissen: P = 0,03 bedeutet, dass wir den beobachteten Unterschied oder einen noch größeren in drei von hundert Studien zufällig erhalten, wenn die Behandlung nicht besser ist als der Komparator (Vergleichspräparat). Wenn der P-Wert unter 0,05 liegt, ist das Ergebnis statistisch signifikant und ein Zufallsresultat ist unwahrscheinlich. Allerdings ist die Literatur gefüllt mit signifikanten P-Werten und Sie sollten ihnen nicht vertrauen. Da nur sehr wenige Therapien, die wir testen, besser sind als der Komparator, sind die meisten signifikanten P-Werte mathematisch betrachtet irreführend. In der Praxis ist es noch viel schlimmer. Nicht nur die Pharmaindustrie, sondern auch Akademiker sind sehr gut in dem Spiel, dass die Amerikaner »Foltere deine Daten, bis sie gestehen« nennen. Datenmassage kommt sehr häufig vor, was bedeutet, dass die weitaus meisten signifikanten P-Werte in Zusammenfassungen irreführend sind.[7] Selbst in den Artikeln sind viele signifikante P–Werte irreführend. Es ist sogar wahrscheinlicher, dass eine in Studien aufgestellte Behauptung falsch ist, als dass sie zutrifft.[8] Lassen Sie sich also nicht beeindrucken, nur weil ein P-Wert unter 0,05 liegt.

Der Wikipedia-Artikel empfiehlt kognitive Therapie, Entspannungstherapie sowie Aufklärung und eine geänderte Einstellung mit einer Fokussierung auf psychologische oder emotionale Ursachen der Schmerzen. Er erklärt, dass Schmerzen im Bewegungsapparat oft teilweise von den Patienten verursacht, verschlimmert oder übertrieben würden, weil sie emotional aufgebracht oder beunruhigt seien.

Es stimmt, dass die Einstellung zu Schmerzen eine große Rolle spielt. Manche Menschen ignorieren die Schmerzen, weil sie Teil des Lebens sind; andere sind von ihnen besessen. Das ist einer der Gründe dafür, dass manche Patienten, die über Schmerzen irgendwo im Körper klagen, therapieresistent sind – einerlei, wie sehr wir uns bemühen, sie sagen immer, dass nichts hilft. Unter diesen Patienten finden wir viele, die Opiate und andere Medikamente missbrauchen. Sogenannte Schmerzkliniken können immensen Schaden anrichten, weil sie den Patienten ohne hinreichende wissenschaftliche Begründung Medikamente verabreichen, anstatt zu begreifen, dass viele ihrer Patienten überhaupt keine Medikamente einnehmen, sondern sich einer Psychotherapie unterziehen sollten. Wenn diese ebenfalls nichts bewirkt, müssen wir möglicherweise aufgeben. Ärzte können nicht jedem helfen und einige Patienten mit chronischen Schmerzen haben eindeutig ein psychiatrisches Problem. Jeder Arzt ist solchen Patienten schon begegnet.

Ärzte sind gute Verkäufer. Tatsächlich sogar zu gute. Sie behaupten oft: »Dieses Mittel hilft gegen Ihre Rückenschmerzen.«, »Es hat keine Nebenwirkungen.« oder »Dieses neue Medikament gegen Arthritis verursacht keine Magenbeschwerden.«. Sie müssen wirklich aufpassen und fragen (zumindest sich selbst): »Inwiefern und in welchem Ausmaß hilft es mir?« Die meisten vorteilhaften Wirkungen von Medikamenten sind banal und lohnen sich nicht, wenn man bedenkt, dass Medikamente Geld kosten und Nebenwirkungen haben. Deshalb müssen Sie selbst nach Informationen suchen, denn Ihr Arzt dürfte nur sehr selten imstande sein, Ihre Fragen vernünftig zu beantworten. Natürlich gibt es keine Medikamente gegen Arthritis, die keine Magenbeschwerden auslösen können, darunter blutende Geschwüre. Wenn Ihre Rückenschmerzen Sie so sehr stören, dass Sie daran denken, Tabletten einzunehmen, wollen Sie sicherlich wissen, ob es stimmt, was viele Ärzte behaupten: dass Arthritis-Medikamente (NSAID) wirksamer sind als Paracetamol (Acetaminophen).

Die nächstliegenden Suchbegriffe, die einem in den Sinn kommen, liefern oft nützliche Ergebnisse. In diesem Fall *nsaid paracetamol back pain* bei Google. Obwohl ich *Cochrane* nicht hinzufügte, was ich normalerweise tue, war der zweite Eintrag auf der ersten Seite offenbar ein relevanter Cochrane-Review. Es ist eines der vielen nützlichen Merkmale von Google, dass Sie sehen, worum es geht, ohne den Link zu öffnen (im Original englisch):

Nichtsteroidale Entzündungshemmer bei Schmerzen im unteren Rücken | Cochrane
https://www.cochrane.org/CD000396/BACK_non-steroidal-anti-inflammatory-drugs-for-low-back-pain

23. Januar 2008 – Nichtsteroidale Entzündungshemmer bei Schmerzen im unteren Rücken (…) Bei Patienten mit akutem Ischias wurde kein Unterschied in der Wirkung zwischen NSAID und einem Placebo festgestellt. Die Autoren der Übersichtsarbeit stellten zudem fest, dass NSAID nicht wirksamer sind als andere Medikamente (Paracetamol/Acetaminophen, Betäubungsmittel und Muskelrelaxanzien).

Innerhalb weniger Sekunden haben wir also Informationen gefunden, anhand derer wir eine Entscheidung treffen können. Schmerzen sind ein lukrativer Markt und Studien, die NSAID mit Paracetamol – einem alten, billigen Medikament, dessen Patent längst abgelaufen ist – vergleichen, werden wahrscheinlich von Pharmaunternehmen gesponsert, durchgeführt, analysiert und veröffentlicht, die NSAID verkaufen. Und diese würden Studien, die zeigen, dass Paracetamol am besten geeignet ist, wahrscheinlich nicht offenlegen. Angesichts dieser für NSAID günstigen Umstände ist es erstaunlich, dass eine Cochran-Analyse keine Vorteile von NSAID gegenüber Paracetamol fand.

Wenn Sie den Review[9] lesen, werden Sie sehen, dass die Autoren in ihrer Zusammenfassung zu dem Schluss kommen: »Die Ergebnisse aus den 65 Studien, die wir in diese Übersichtsarbeit aufgenommen haben, lassen darauf schließen, dass NSAID bei Patienten mit akuten und chronischen Schmerzen im unteren Rücken ohne Ischias eine kurzfristige symptomatische Linderung bewirken. Die Wirkung ist jedoch gering.« Es lohnt sich nicht, eine geringe Wirkung auf Schmerzen in Studien, die von der Industrie gesponsert wurden, näher zu betrachten, erst recht nicht, wenn wir wissen, dass diese Medikamente ziemlich gefährlich sind und viele Menschenleben kosten.[2]

Klinische Leitlinien

Ärzte verlassen sich in ihrer Praxis oft auf klinische Leitlinien, aber sie sollten sehr vorsichtig mit ihnen umgehen, einerlei, wer sie erstellt hat: ein Fachärzteverband, eine Gesundheitsbehörde, ein Amt für die Bewertung medizinischer Verfahren oder die Weltgesundheitsorganisation. Ich lese sie selten, weil sie so oft in die Irre führen und nicht die zuverlässigsten wissenschaftlichen Befunde widerspiegeln, sondern von Vorurteilen und finanziellen Interessenskonflikten derjenigen gefärbt sind, die sie geschrieben oder finanziert haben – zum Beispiel Politiker mit einem guten Riecher dafür, was die Wähler hören möchten. Selbst wenn Leitlinien einigermaßen gut sind, räumen sie nicht immer ein, dass die Studien, auf die sie sich stützen, von schlechter Qualität sind.

Im Gesundheitswesen ist es nicht leicht, idealistisch und ehrlich zu sein, den Menschen genau zu sagen, was man herausgefunden hat, Ross und Reiter zu nennen. Ich habe schon oft beobachtet, dass gute Initiativen, die eindeutig im Interesse der Patienten und der Steuerzahler waren, ihre Aktivitäten einstellen mussten. Oder man drohte ihnen mit einer drastischen Kürzung von Fördermitteln, falls sich die Wortführer nicht wunschgemäß verhalten sollten. Es spielt keine Rolle, ob Sie Ihrem Land dank Ihrer Aktivitäten eine Menge Geld einsparen. In diesem Fall kann das Risiko, dass Sie bald von der Bildfläche verschwinden, sogar noch größer sein, weil es bedeutet, dass Sie mächtigen finanziellen und politischen Interessen die Stirn geboten haben. Ich habe wahre Pioniere getroffen, deren hervorragende Initiativen in Kanada, in den USA, in Großbritannien, in Dänemark, in den Niederlanden, in Deutschland und in Australien abgewürgt oder zurechtgestutzt wurden.

Das Nordic Cochrane Centre, das ich vor 25 Jahren gegründet habe, wurde ebenfalls bedroht, sogar viele Male. Im Jahr 2001 erreichte ich, dass die dänische Regierung das Zentrum dauerhaft förderte, und diese Investition hat Milliarden von dänischen Kronen eingespart. Drei unserer

2. Wie stelle ich Fragen und wo finde ich die Antworten? 33

Cochrane-Reviews haben dem Steuerzahler viele Jahre lang mehr als 500 Millionen Kronen im Jahr eingespart, etwa hundert Mal mehr als unser Jahresbudget.[10] Bei diesen Analysen geht es um Mammografie-Screening (2001 zuerst veröffentlicht),[11] um die Behandlung lungenkranker Patienten mit Alpha-1-Antitrypsin bei einem Mangel an diesem Enzym (2010 zuerst veröffentlicht),[12] und um allgemeine Gesundheitsuntersuchungen.[13] Die dänische Gesundheitsbehörde hatte uns um die Studie über die Mammografie-Screenings gebeten und die Studie über die Lungenkrankheit erfolgte auf Wunsch des Gesundheitsausschusses des Parlaments. Die Studie über Gesundheitsuntersuchungen war unsere eigene Idee.

In allen drei Fällen waren unsere Ergebnisse ziemlich negativ; sie hatten politische Folgen und bedrohten mächtige Interessen. Im Laufe der Jahre haben die dänische Krebsgesellschaft und der Verband der dänischen pharmazeutischen Industrie versucht, mehrere Gesundheitsminister zur Schließung meines Zentrums zu überreden. Meine Strategie ist dreigleisig: Ich strebe nach einem guten Verhältnis zu führenden Gesundheitspolitikern im Parlament, ich beweise mit unserer Forschung, wie nützlich wir sind, und ich bin oft in den Medien präsent. Doch all das ist keine Garantie gegen ein Scheitern. Als wir 2011 unsere Analyse über Gesundheitschecks beendet hatten, bat ich um ein Gespräch mit der Ministerin. Sie beschloss auf der Stelle, die neuen Pläne der Regierung zur Einführung regelmäßiger Gesundheitschecks aufzugeben. Nur zwei Jahre später drohte mir dieselbe Ministerin, mich als Direktor des Zentrums abzusetzen.[3] Ich hatte einen Zeitungsartikel über zehn Mythen in der Psychiatrie veröffentlicht, die den Patienten schaden, und erklärt, unseren Bürgern würde es viel besser gehen, wenn wir alle Psychopharmaka vom Markt nähmen, weil die Ärzte unfähig seien, mit ihnen umzugehen und weil sie mehr schadeten als nützten. Außerdem forderte ich die Psychiater auf, in den kommenden Jahren Patienten so wenig wie möglich und so kurz wie möglich mit Psychopharmaka zu behandeln oder ganz darauf zu verzichten. Mein Artikel war auf Dänisch geschrieben, aber er wurde auch auf Englisch veröffentlicht.[14]

Anfangs geschah nicht viel, doch zwei Monate später startete die Dänische Psychiatrische Gesellschaft eine Rufmordkampagne gegen mich und hätte damit fast Erfolg gehabt. Es gab einen Mediensturm mit falschen Anschuldigungen, in Wahrheit eine Hexenjagd, auf die die Ministerin reagierte.[3] In einer solchen Situation spielen Tatsachen keine Rolle und es ist ebenso unwichtig, dass die Psychiater und Hausärzte ihren Patienten mit Psychopharmaka enorm schaden und viele von ihnen sogar umbringen.[3] Es ist nun einmal sehr viel einfacher, den Boten zu töten, als Systeme zu verändern. Ein Jahr später, 2015, veröffentlichte ich jedoch ein ganzes Buch über Psychiatrie, in dem ich detailliert nachwies, wie gefährlich dieses Fachgebiet ist.[3] Diesmal gab es keine Drohungen, sondern große Unterstützung von vielen Patienten und ihren Organisationen, aber auch von einigen Psychiatern. Die Patienten nominierten mich zum »Dänen des Jahres« und ich kam unter die Top Ten. Außerdem ernannten sie mich zum Schützer des dänischen Hearing Voices Network (es hilft Menschen, die Stimmen hören) und ein Filmemacher drehte einen Film mit dem Titel *Diagnosing Psychiatry* (zu Deutsch frei übersetzt: Die Psychiatrie auf dem Prüfstand) über mich und meine Anliegen in Bezug auf die Psychiatrie.[15]

Natürlich sind die Menschen unterschiedlicher Meinung, was mich betrifft. Journalisten fragen oft, ob ich viele Feinde habe. Ja, die habe ich, aber ich habe auch Freunde, die zu den besten gehören, die man sich vorstellen kann.

In Leitlinien wird vieles beschönigt und die Risiken der empfohlenen Maßnahmen werden verharmlost. Ärzten und anderen »Weltverbesserern« fällt es sehr schwer zu akzeptieren, dass manche Maßnahmen wirkungslos sind, und es fällt ihnen noch schwerer zu akzeptieren, dass sie Patienten und Gesunden manchmal keine Empfehlungen geben können. Sie geben nicht gern zu, dass sie bisweilen überflüssig sind und nur Schaden anrichten, wenn sie behandeln – und dass es in diesem Fall am besten wäre, der Natur ihren Lauf zu lassen.

In der Antike nannte man ein ähnliches Phänomen in der bildenden Kunst *horror vacui* (Latein) oder *Kenophobie* (aus dem Griechischen). Das bedeutet »Furcht vor der Leere«. Diese führte dazu, dass die gesamte Fläche eines Raumes oder Bildes mit Details vollgestopft wurde. Heute bedeutet »Furcht vor der Leere«, dass Patienten mit Tabletten vollgestopft werden, und das führt nirgendwo zu größerer Furcht als in der Psychiatrie[3] (siehe Kapitel 8). Vielleicht sollte ich erwähnen, dass ich keinen persönlichen Groll gegen die Psychiatrie hege, nie ein psychiatrisches Problem hatte und nicht in psychiatrischer Behandlung war.

Über Leitlinien und ihre Fehlbarkeit wurde schon viel geschrieben. Ich möchte hier nur zwei Beispiele geben.

Die Prostatakrebs-Vorsorgeuntersuchung

Die weit verbreitete Angst der Ärzte, »Nein« zu sagen, kann zu absurden Empfehlungen führen. Als ich *psa guidelines* googelte, war der erste Eintrag eine Nachrichtenmeldung bei CNBC:

»Neue Leitlinien zur Prostatakrebs-Vorsorgeuntersuchung. Die neue Empfehlung für PSA-Tests lautet: Männer im Alter von 55 bis 69 Jahren sollten ›gemeinsam mit ihrem Arzt eine individuelle Entscheidung über die Prostatakrebs-Vorsorgeuntersuchung treffen‹. Der Entwurf der Leitlinien ersetzt eine Empfehlung aus dem Jahr 2012, die vor Routinetests in jedem Alter abrät.«

So läuft es meistens. Es gibt immer mächtige Leute, die trotz eindeutiger Beweise dafür, dass eine Maßnahme unwirksam ist oder, wie in diesem Fall, mehr schadet als nützt, so lange Druck ausüben, bis sie ihren Willen durchsetzen. Wir Ärzte vergessen oft das berühmteste aller Zitate, das Hippokrates zugeschrieben wird: »Schade nicht.« Würde ich immer noch in einer Klinik praktizieren, wäre ich niemals damit einverstanden, einem Gesunden einen PSA-Test zu empfehlen. Die Häufigkeit des Prostatakrebses entspricht ungefähr dem Alter. Etwa 60 Prozent der Sechzigjährigen haben also Krebs. Alle diese Tumore zu entdecken und zu behandeln würde enormes Leid verursachen, nämlich unzählige impotente und inkontinente Männer. Da wir nicht zwischen harmlosen Tumoren – sie kommen am weitaus häufigsten vor – und gefährlichen Tumoren unterscheiden können, behandeln wir alle. Deshalb sollten wir bei Männern ohne Symptome nicht mit PSA-Tests danach suchen.

Wenn Sie *psa cochrane* googeln, finden sie den Cochrane-Review dazu.[16] In der Zusammenfassung für Patienten steht, dass die Vorsorgeuntersuchung die prostatakrebsspezifische oder allgemeine Sterblichkeit laut einer Metaanalyse von fünf Studien nicht signifikant erhöht. Der Text warnt vor Überdiagnosen und Überbehandlungen sowie vor Schäden durch Behandlungen. Doch dann raten die Autoren der Analyse: »Männer sollten darüber und über die nachgewiesenen schädlichen Folgen informiert sein, bevor sie entscheiden, ob sie sich einer Prostatakrebs-Vorsorgeuntersuchung unterziehen.« Mir scheint, die Autoren haben in diesem Satz Bürger und Ärzte miteinander verwechselt. Männer können nicht nach Belieben einen Test verlangen. Sie können zum Beispiel nicht in ein Krankenhaus gehen und eine Computertomografie fordern. Ärzte entscheiden, ob sie einen Test auf Prostatakrebs vornehmen werden, und ihre Patienten stimmen diesem Vorschlag zu oder lehnen ihn ab. Aber Ärzte sollten überhaupt keinen solchen Test anbieten.

Hausstaubmilben und Asthma

Mitte der Neunzigerjahre beendete meine Forschungsgruppe einen großen Cochrane-Review über chemische und physikalische Maßnahmen gegen Hausstaubmilben und stellte fest, dass sie Asthmatikern nichts nützen. Wir hatten die Studien sehr sorgfältig begutachtet. Einer von uns war Lungenfacharzt und hatte mehr Studien als jeder andere durchgeführt. Ich hatte eine Doktorarbeit verteidigt, bei der es um Voreingenommenheit in Studien und um viele statistische Probleme in Metaanalysen von Studien ging. Das war ein ziemlich starkes Team. Trotzdem erklärte Paul Jones, der Redakteur der Cochrane Airways Group, er müsse völlig sicher sein, dass unsere Datenextraktion bei den einzelnen Studien korrekt sei. Er bat uns, alle Studien erneut zu prüfen. Wir mussten dafür sogar nach London reisen und im Büro der Gruppe arbeiten und uns mit der Redaktion beraten. Diese Zusatzarbeit war nichts weiter als Zeitvergeudung, weil sie an unseren Ergebnissen nichts änderte.

Dieses äußerst ungewöhnliche Verhalten verzögerte die Veröffentlichung unseres Reviews erheblich. Später erfuhr ich, dass mittlerweile in Großbritannien ein Antrag auf öffentliche Förderung in Höhe von 728 678 Pfund für eine weitere Studie genehmigt worden war, die vielen der Studien ähnelte, die wir bereits analysiert hatten, wenngleich sie viel größer war.[17] Hätte unser Review bereits im Druck vorgelegen, wäre die Subvention möglicherweise nicht erteilt worden.

Unsere Befunde waren äußert unwillkommen. Nachdem wir 1998 die Druckerlaubnis für die neue Version erteilt hatten, änderte der Redakteur unsere Zusammenfassung, ohne uns vorher zu fragen, sodass sie zugunsten der Maßnahmen irreführend wurde. Wir entdeckten das zufällig und beschwerten uns. Einige Jahre später, als wir die Übersichtsarbeit um neue Studien ergänzten, änderte der Redakteur unsere Zusammenfassung erneut, wieder ohne unsere Erlaubnis. Weder bei Cochrane noch anderswo sollten Redakteure sich so verhalten. Ich freue mich darüber, dass dieser Redakteur nicht mehr für Cochrane arbeitet. Sein Ausscheiden hatte allerdings nichts mit seinem Fehlverhalten zu tun.

In der Ausgabe 1 des Jahres 1999 der Cochrane Library hatten wir in der Zusammenfassung geschrieben:

»Schlussfolgerungen: Die derzeitigen chemischen und physikalischen Methoden, die Hausstaubmilben-Allergene reduzieren sollen, sind anscheinend unwirksam und können Asthmatikern, die empfindlich auf Milben reagieren, zur Vorbeugung nicht empfohlen werden.«

In Ausgabe 2 lautete der Text:

»Schlussfolgerung der Gutachter: Es gibt nicht genügend Belege dafür, dass die derzeitigen chemischen und physikalischen Methoden, die Hausstaubmilben-Allergene reduzieren sollen, die Schwere einer Asthmaerkrankung reduzieren können. [Diese Zusammenfassung wurde zentral ausgearbeitet].«

Da wir die Gutachter waren, handelte es sich nicht um die »Schlussfolgerungen der Gutachter«. Die Worte »Es gibt nicht genügend Belege dafür« legen nahe, dass wir die Wirksamkeit der Methoden hätten nachweisen können, wenn uns genügend Belege vorgelegen hätten (zum Beispiel die große geplante britische Studie). Das war völlig irreführend. Wir hatten mit einem engen Konfidenzintervall (mehr dazu unten) nachgewiesen, dass uns eine nennenswerte Wirkung nicht entgangen wäre. Im Diskussionsteil unseres Reviews hatten wir das genau erklärt.

Wir veröffentlichen die neuste Version unseres Reviews im Jahr 2011 (das offizielle Datum war 2008, weil diese Version nur eine einzige neue Studie berücksichtigte).[18] Es gibt immer noch keine Spur für eine Wirkung der Maßnahmen und die große britische Studie änderte nichts an unseren Ergebnissen.

Im Jahr 2007 hatte der Chefredakteur von *Allergy* es satt, dass die Fachärzte unseren Cochrane-Review regelmäßig ignorierten, wenn sie in ihren Leitlinien nutzlose Maßnahmen gegen Milben empfahlen. Deshalb bat er uns, unseren Review in seiner Zeitschrift zu veröffentlichen, was wir auch taten.[19] Er war vor allem besorgt wegen der neuen Asthma-Leitlinien der US-amerikanischen National Institutes of Health.[20] Ein Leitartikel in *Lancet* hatte sie als stichhaltig und evidenzbasiert (auf wissenschaftliche Befunde gestützt) bezeichnet, doch ich erläuterte in einem Brief an den Redakteur[21] und ebenso in *Allergy*[22], warum das falsch war, soweit es die Empfehlungen zu Hausstaubmilben betraf.

Die amerikanischen Leitlinien waren ein riesiges, 440 Seiten starkes Dokument. Mein erster Gedanke war: Wer hat die Zeit, das alles zu lesen? Das Expertengremium empfahl verschiedene Maßnahmen. Zum Beispiel sollte man die Matratze in eine Hülle stecken, die Allergene nicht durchdringen konnten. Als Beleg dafür wurden zehn Abhandlungen zitiert. Eine davon war jedoch ein Leitartikel, eine war eine unsystematische Bewertung, eine war eine Vorher-Nachher-Untersuchung ohne Kontrollgruppe, eine handelte von Rhinitis, eine hatten wir nicht in unseren Review aufgenommen, weil nur einige Patienten gegen Milben allergisch waren und weil für diese Gruppe keine Angaben zu den Ergebnissen gemacht wurden, und eine war nicht relevant, weil sie von verschiedenen Maßnahmen und Allergenen handelte. Übrig blieben nur vier Studien, die keine Wirkung der Matratzenüberzüge feststellten!

Was also sagten die Experten zu unserer systematischen Übersichtsarbeit, die weithin bekannt und auch im *BJM* veröffentlicht worden war, als sie neun Jahre zuvor zum ersten Mal gedruckt worden war?[23] Nichts. Wenn du sie nicht widerlegen kannst, dann ignoriere sie! Es gab Hunderte von Literaturhinweisen nach dem Kapitel, in dem es unter anderem um Hausstaubmilben ging. Das sah sehr eindrucksvoll und evidenzbasiert aus – und beides war eindeutig nicht der Fall.

In unserem Artikel für *Allergy* erwähnten wir einen Konsensbericht, den nominierte Expertenteams der Europäischen Akademie für Allergie und klinische Immunologie und der Amerikanischen Akademie für Allergie, Asthma und Immunologie geschrieben hatten.[24] Er zählte verschiedene Maßnahmen auf, die den Kontakt mit Milben verringern können, unter anderem undurchdringliche Matratzen-, Kissen- und Deckenbezüge. Das ist nicht per se falsch, aber es ist irreführend, weil der Text nichts über die fehlende klinische Wirksamkeit solcher Maßnahmen sagte. Diese Leitlinien wurden in *JAMA (Journal of the American Medical Association)* als evidenzbasiert bezeichnet, und einer der Autoren wurde mit den Worten zitiert: »Wir haben uns sehr darum bemüht, diese Empfehlungen auf Beweise zu stützen, und versucht, auf Expertenmeinungen als Grundlage für Empfehlungen zu verzichten.«[25]

In einem Brief an *JAMA* wies ich darauf hin, dass die Experten sich nicht intensiv genug bemüht hätten, da alle drei Literaturquellen, die ihre Empfehlungen zu Hausstaubmilben stützen sollten, irrelevant seien. Zudem erwähnte ich unseren Befund, dass die durchschnittliche Wirksamkeit der Maßnahmen in Bezug auf den Peak-Flow-Wert (der maximale Ausatmungsfluss, die häufigste Zielvariable in Asthma-Studien) exakt null war, und zwar mit einem sehr geringen Konfidenzintervall. *JAMA* weigerte sich, meinen Brief zu veröffentlichen.

Patienten sollten sich nicht dazu verleiten lassen, Geld und Energie für nutzlose Maßnahmen wie sehr teure Superstaubsauger, Matratzenüberzüge, obsessives Putzen, Luftfilter und das Wegwerfen von Teppichen zu vergeuden. Besonders deprimierend ist, dass Allergie-Experten wissen sollten, dass wir von Maßnahmen gegen Milben keinen Nutzen erwarten können, weil die erreichbare Reduzierung der Allergene viel zu gering ist, um wirksam zu sein.[19]

Dennoch haben Leitlinien und Review-Artikel weltweit weiterhin Maßnahmen gegen Hausstaubmilben empfohlen und Gesundheitsbehörden und Patientenorganisationen schlossen sich ihnen an. Wir waren darüber so empört, dass wir einen Artikel veröffentlichten, der nachwies, wie irreführend die von Asthma-Spezialisten im erzählenden Stil verfassten Review-Artikel über Hausstaubmilben sind. Inspiriert von John Steinbecks Roman *Von Mäusen und Menschen*, wählten wir »Von Milben und Menschen« als Titel.[26] Diese Reviews empfahlen meist mehrere Methoden als wirksam und beriefen sich auf eine sehr exklusive und unausgewogene Auswahl von Quellenangaben, um ihre Behauptungen zu stützen. Die in 70 Reviews am häufigsten zitierte Studie hatte nur sieben Patienten in jeder Gruppe und das behauptete Ergebnis war wahrscheinlich falsch und berichtete nicht einmal über ein klinisches Ergebnis. Die Empfehlungen basierten oft auf nicht-randomisierten Studien und die am häufigsten zitierte Studie dieser Art hatte nur zehn Patienten je Gruppe und behauptete dennoch, die Resultate seien sehr positiv gewesen. Im Gegensatz dazu analysierten wir in unserem Cochrane-Review 55 randomisierte Studien mit 3121 Patienten.

Vielleicht haben Sie keinerlei Interesse an Haustaubmilben, aber ich hoffe, die Geschichte hat Ihnen gefallen. Sie zeigt, dass jeder einen Fehler machen kann, immer wieder, absichtlich und im Widerspruch zu den wissenschaftlichen Daten.

Im Jahr 2013 kam eine Umfrage zu dem Ergebnis, dass die meisten italienischen Kinderärzte regelmäßig Matratzenbezüge, wöchentliches Waschen bei hoher Temperatur, spezielle Staubsauger und die Entfernung von Teppichen empfahlen.[27] Die Autoren der Umfrage, zwei Allergie-Experten, fügten eine ungerechtfertigte Kritik an unserem Review hinzu und behaupteten, »in Übereinstimmung mit den wichtigsten Leitlinien und mit der üblichen Praxis der großen Mehrheit der Fachärzte« bestehe die beste Methode darin, alle vorbeugenden Maßnahmen zu ergreifen. Sie räumten ein, dass es unmöglich sei, die Milben zu beseitigen, da sie von außen in das Haus eindringen könnten,[28] doch diese Tatsache hatte keinen Einfluss auf ihre Empfehlungen.

Um zu prüfen, ob es anderswo ebenso schlecht aussäh, googelte ich *dust mites guidelines* und beschränkte die Suche mit *Tools* auf das letzte Jahr. Der zweite Eintrag verwies auf die Internetseite der weltberühmten Mayo-Klinik in den USA. Der Text wurde im Mai 2017 geschrieben und ist total wertlos. Es gibt sogar noch mehr sinnlose und teure Empfehlungen als in der italienischen Umfrage. Und keinerlei Quellenangaben. Ohne Quellenangaben ist nichts nachprüfbar.

Die gemeinnützige Organisation Asthma UK (asthma.org.uk) schneidet viel besser ab. Ihr Leiter erklärt: »Wenn Ihr Asthma von Staubmilben ausgelöst wird, besteht die beste Methode, die Symptome zu lindern, darin, das Asthma zu behandeln und dafür zu sorgen, dass Sie es gut in den Griff bekommen, weil dies die Gefahr verringert, dass Sie auf Milbenkot – der unmöglich zu vermeiden ist – reagieren, wenn Sie damit in Kontakt kommen.«

Das stimmt. Doch selbst diese Organisation konnte der Versuchung nicht widerstehen, falsche Hoffnungen zu wecken: »Eine neuere Studie kam jedoch zu dem Ergebnis, dass Kinder, die Matratzen-, Bettdecken- und Kissenbezüge verwenden, welche für Milben undurchdringlich sind, seltener wegen eines Asthmaanfalls ins Krankenhaus eingeliefert wurden – allerdings nur Kinder im Alter zwischen 3 und 10 Jahren, die in Nichtraucherhaushalten leben und nur gegen Staubmilben allergisch sind (nicht zum Beispiel gegen Haustiere oder Pollen). Es sind weitere Forschungen nötig, bevor wir sicher sein können, ob (und wie) sie nützen können.«

Nein! Es sind keine weiteren Forschungen nötig. Es gibt keine Angaben zu dieser »neueren Studie« und wir wissen nicht einmal, ob sie randomisiert war. Auch hier ist nichts nachprüfbar. Zudem wird uns das Ergebnis einer Untergruppe vorgestellt, nicht das Gesamtergebnis. Das sollte Alarmglocken auslösen. Bitte ignorieren Sie dumme Aussagen wie diese. Bei nicht weniger als 26 der Studien in unserem Cochrane-Review wurden Matratzenbezüge verwendet – sie halfen nicht, und zwar aus ziemlich offensichtlichen Gründen.

Die Bewertung der Befunde nach ihrer Reliabilität

Viele Informationsquellen enthalten Aussagen, die anderen erklären, was sie tun sollen. Diese Empfehlungen müssen nach dem Vertrauen bewertet werden, das wir in die wissenschaftlichen Befunde haben, auf die sie sich stützen. Dafür wird meist das GRADE-System benutzt.

Die Reliabilität (Zuverlässigkeit, auch im Sinne von Glaubwürdigkeit) der Befunde wird auch als Qualität der Befunde oder der Evidenz bezeichnet. Sie hängt vor allem davon ab, wie groß das Risiko ist, dass die zugrunde liegenden Studien voreingenommen oder verzerrt sind. Die zuverlässigsten Studien sind randomisiert, das heißt, die Patienten werden zufällig in zwei oder mehr Gruppen eingeteilt, die unterschiedlich behandelt werden. Anschließend werden die Ergebnisse miteinander verglichen. Häufig wird eine Tabelle mit Zufallszahlen benutzt. Dafür gibt es viele Methoden. Eine der besten besteht darin, ein zentrales Randomisierungsbüro einzurichten, dem Kliniker Details über Patienten schicken, die sie in die Studie aufnehmen möchten. Erfüllt ein Patient die Kriterien für die Aufnahme, wird er per Klick durch einen Computer randomisiert. Dann erscheint die Gruppenzuteilung. Diese Zuteilung ist endgültig und die Klinikerin darf sie nicht ändern, wenn sie nachträglich meint, der Patient könne in einer anderen Gruppe besser therapiert werden. Diesen Prozess nennen wir verborgene Zuweisung.

Manchmal wird die Tabelle mit den Zufallszahlen verwendet, um eine Reihe von nummerierten geschlossenen Umschlägen zu produzieren. Wenn ein Patient als Fünfzehnter aufgenommen wird, öffnet die Forscherin also den Umschlag mit der Nummer 15 und findet darin einen Vermerk, der ihr sagt, welche Therapie dem Patienten zuteilwird. Leider haben manche mithilfe dieser Methode gemogelt, meist in guter Absicht, ohne zu begreifen, dass sie damit die Studie ruinieren. Beispielsweise kann eine Forscherin, die an einem bestimmten Tag drei Patienten empfängt, drei Umschläge öffnen, bevor die Patienten eintreffen, und ihnen Zahlen zuweisen, die der Behandlung entsprechen, die sie als die am besten geeignete ansieht. Deshalb wird das Umschlagverfahren nicht mehr oft verwendet.

Wenn eine Studie nicht hinreichend verblindet wurde, ist das Verzerrungsrisiko groß, es sei denn, das Ergebnis ist objektiv, wie zum Beispiel der Tod. Forschungen zeigen, wie stark das Ergebnis übertrieben wird, wenn man die Auswertung nicht verblindet. In Studien, die sowohl einen verblindeten als auch einen nicht verblindeten Beobachter bei verschiedenen Krankheiten einsetzten, wurde die Therapiewirkung (gemessen als Quotenverhältnis) auf einer binären Skala – zum Beispiel »Besserung« und »keine Besserung« – durchschnittlich um 35 Prozent überschätzt, wenn der nicht verblindete Beobachter die Wirkung beurteilte, verglichen mit dem verblindeten.[29] In einer anderen Studie, die Messskalen wie »Schwere einer Depression« verwendete, wurde die Wirkung im Durchschnitt um 68 Prozent überschätzt.[30]

Da Medikamente Nebenwirkungen haben, sind sogenannte placebokontrollierte Doppelblindstudien in der Praxis selten doppelblind. Sowohl Ärzte als auch Patienten erraten häufig, ob ein Medikament aktiv ist oder nicht, weil typische Nebenwirkungen auftreten oder fehlen. Das wird selten berücksichtigt, wenn Ergebnisse beurteilt werden. Meist bekommt eine Studie schon dann eine gute Note hinsichtlich der Verblindung, wenn die doppelte Verblindung beabsichtigt war. Das ist nicht korrekt.

Wer nie eine randomisierte Studie geleitet hat, weiß nicht, was alles schiefgehen kann und wie vieles tatsächlich schiefgeht, trotz eines sorgfältig geschriebenen Studienprotokolls. Manche Patienten verlassen die Studie vorzeitig, beispielsweise wegen unangenehmer Nebenwirkungen oder wegen fehlender Wirkungen, oder sie bekommen zusätzliche Medikamente, obwohl das Protokoll es verbietet. Die Grundregel lautet: Respektiere die Randomisierung, denn das gewährleistet, dass die Gruppen vergleichbar sind. Einerlei, was geschieht, die Patienten müssen in der Gruppe ausgewertet werden, der sie zugelost wurden, selbst wenn sie versehentlich die falsche Behandlung bekommen. Das nennt man *Intention-to-treat*-Analyse. Wenn man nur Patienten auswertet, die alles tun, was man ihnen sagt, und die bis zum Schluss bei der Stange bleiben, handelt es sich um eine *Per-Protocol*-Analyse (»Analyse gemäß Protokoll« oder »Auswertung gemäß Prüfplan«). Solche Auswertungen können stark verfälscht sein, weil die Gruppen nicht mehr vergleichbar sind.

Die besten Studien verblinden auch die Datenauswertung,[31] weil oft Werte fehlen, weil Daten von Patienten in der Nachbeobachtungszeit nicht mehr verfügbar sind (*lost to follow-up*) oder weil andere Probleme auftreten, über die entschieden werden muss und die das Ergebnis verzerren können.

Ein weiteres Problem ist der Publikationsbias. Das bedeutet, dass positive Ergebnisse eine größere Chance haben, veröffentlicht zu werden, als negative. Auch das ist zu berücksichtigen. Wenn eine Studie sehr groß ist, wird sie fast immer veröffentlicht, unabhängig von den Resultaten. Das ist einer der Gründe dafür, warum große Studien zuverlässiger sind als kleine. Eine große Studie liefert zudem ein genaueres Ergebnis. Wenn eine Therapie doppelt so wirksam ist wie eine andere, kann es sein, dass es in einer Gruppe 10 von 40 und in der anderen Gruppe 5 von 40 Patienten besser geht. Das ergibt ein relatives Risiko (auch *Risk Ratio* oder Risikoverhältnis genannt) von 2,00 mit einem 95-Prozent-Konfidenzintervall (KI) von 0,75 bis 5,33. Hätten wir mehrere Studien durchgeführt, jeweils mit 40 Patienten in jeder Gruppe, hätten wir andere Ergebnisse erhalten. Doch dank der einen Studie sind wir uns zu 95 Prozent sicher, dass das tatsächliche relative Risiko zwischen 0,75 und 5,33 liegt. Wäre die Studie groß angelegt gewesen, das heißt, wären es 1000 von 4000 Patienten in der einen und 500 von 4000 in der anderen Gruppe besser gegangen, betrüge das relative Risiko trotzdem 2,00, aber das 95-Prozent-KI wäre sehr klein, weil es zwischen 1,81 und 2,21 läge. In diesem Fall könnten wir viel sicherer sein, dass eine Behandlung doppelt so wirksam ist wie die andere.

Wenn wir Forschungsergebnisse bewerten, prüfen wir auch, ob sie sich von Studie zu Studie unterscheiden. Wenn die Resultate stark variieren, sind manche von ihnen vielleicht nicht zuverlässig. Oft sind die kleinsten Studien das Problem und man sollte sie deshalb ignorieren.

Und schließlich müssen wir auch überlegen, ob die Patienten, Maßnahmen und Ergebnisse den unseren so ähnlich sind, dass wir uns bei der Behandlung unserer eigenen Patienten nach diesen Ergebnissen richten können.

Studien, die nicht randomisiert wurden, gibt es in vielen Formen. Man nennt sie oft kollektiv Beobachtungsstudien, weil man dabei beobachtet, was geschieht, ohne einzugreifen. In einer Kohortenstudie wird eine Gruppe von Menschen eine Zeitlang beobachtet, und ob Behandlungen begonnen oder beendet werden, ist Teil der üblichen klinischen Praxis.[32] Es kann auch eine Vergleichskohorte geben, die nicht behandelt wird. Solche Studien sind längst nicht so zuverlässig wie randomisierte Studien, weil die Menschen in den Kohorten von Beginn an nicht vergleichbar sind. Es gibt viele verschiedene Gründe dafür, warum sie unterschiedlich behandelt werden, und jeder Unterschied in den Resultaten muss daher vorsichtig bewertet werden. Kohortenstudien können eine Alternative sein, wenn randomisierte Studien nicht möglich sind, und sie können eine nützliche Ergänzung zu randomisierten Studien sein, die oft zu klein oder zu kurz sind, um seltene oder sich langsam entwickelnde Schäden aufzuspüren. Außerdem können sie Vorteile und Nachteile neuer Therapien aufdecken, wenn diese zur Routine geworden sind und von weniger gut geschulten Ärzten angewandt werden. Beispielsweise könnte es sein, dass eine Laparoskopie (Bauchspiegelung) einem weniger gut ausgebildeten Chirurgen nicht so gut gelingt, und eine Kohortenstudie könnte herausfinden, ob dieser Eingriff unter bestimmten Umständen mehr Schaden verursacht als die traditionelle Chirurgie. Kohortenstudien sind auch nützlich für Studienteilnehmer, die nicht in die sorgfältig kontrollierten, randomisierten Studien aufgenommen wurden, zum Beispiel für ältere Patienten mit mehreren Krankheiten und Therapien. Und schließlich können Kohortenstudien zu interessanten Hypothesen führen, die man dann in randomisierten Studien testen kann.

Noch unzuverlässiger als die Kohortenstudie ist die Fallkontrollstudie. Dabei wählt die Forscherin einige Patienten und einige Kontrollpersonen aus und zählt dann nach, ob der Kontakt mit dem vermuteten Krankheitserreger unter den Patienten häufiger vorkommt.[32] Dieses Studiendesign wird oft verwendet, um seltene Schäden aufzuspüren, die man sonst nur mit großen Kohorten identifizieren könnte. Angenommen, Kinder mit einem seltenen Herzschaden haben Mütter, die während der Schwangerschaft in viel größerem Umfang als Mütter gesunder Kinder ein bestimmtes Medikament eingenommen haben. Dann bestünde der Verdacht, dass dieses Mittel den Herzfehler verursachte.

Jedes Studiendesign hat in der Medizinforschung seinen Platz. Wenn es jedoch für einen falschen Zweck benutzt wird, kann die Studie völlig schiefgehen. Ein berüchtigtes Beispiel ist das Mammografie-Screening. Mediziner, die diese Art Screening befürworten, haben sich in ihrer Argumentation oft auf fehlerhafte Methoden gestützt, wenn sie andere davon überzeugen wollten, dass das Screening die Brustkrebssterblichkeit erheblich senkt. Sie akzeptierten allzu bereitwillig die Ergebnisse von Fallkontrollstudien,[33] obwohl sich Experten für das Brustkrebs-Screening schon zuvor darüber einig waren, dass solche Studien keine zuverlässigen Aussagen über die Wirkung des Screenings zulassen. Dass solche

Studien zu enormen Verzerrungen führen, wurde anhand von Daten der randomisierten Screening-Studie in Malmö gezeigt. Als die Verringerung der Brustkrebssterblichkeit in Form einer randomisierten Studie korrekt überprüft wurde, betrug sie nur 4 Prozent. Wurde sie jedoch in Form einer Fallkontrollstudie ermittelt (bei der die Brustkrebssterblichkeit von Teilnehmerinnen mit der von Nicht-Teilnehmerinnen innerhalb des Screening-Armes, also der Behandlungsgruppe, verglichen wurde), ergab sich ein Rückgang von 58 Prozent.[34]

Manchmal ist das Ergebnis von Beobachtungsstudien so klar, dass wir nicht daran zweifeln. Wir bezweifeln zum Beispiel nicht, dass Rauchen Lungenkrebs, Herzkrankheiten und chronische Bronchitis verursacht. Mit »klar« meine ich: wirklich klar. Es genügt nicht, wenn die Brustkrebssterblichkeit halbiert wird wie im Beispiel oben. Eine Kohortenstudie mit 34 439 britischen Ärzten, die 50 Jahre lang beobachtet wurden, zeigte, dass Zigarettenraucher durchschnittlich rund zehn Jahre früher starben als lebenslange Nichtraucher.[35] Das ist eine sehr große Wirkung.

Wenn Sie wissen wollen, warum randomisierte Studien so wichtig sind, können Sie ein lehrreiches Buch in 14 Sprachen kostenlos herunterladen.[36] Siehe auch den Abschnitt »Verlässlicher Rat zu unserer Ernährung« in Kapitel 11, wo ich die Grenzen von Beobachtungsstudien als Grundlage für öffentliche Gesundheitsratschläge genauer erörtere.

Interessenskonflikte

Das Gesundheitswesen ist mit Interessenskonflikten gespickt und wird vom Geld der Industrie so sehr korrumpiert, dass es wahrscheinlich der korrupteste Teil unserer Gesellschaft ist.[2] Schwerer Betrug kommt häufiger vor als in anderen Industriezweigen. Zum Geschäftsmodell der Pharmaindustrie gehört auch das organisierte Verbrechen, das weit verbreitet, kostspielig und tödlich ist.[2,3]

Deshalb sollten wir Menschen und Organisationen grundsätzlich nicht vertrauen. Manchmal haben sie recht, manchmal nicht; das Problem ist, dass wir selten eine Ahnung haben, wann das eine und wann das andere zutrifft, solange wir uns nicht selbst schlau gemacht haben.

Völlig klar ist, dass wir Arzneimittelbehörden nicht trauen dürfen. Würden sie sorgfältig arbeiten, dann wären Medikamente nicht die dritthäufigste Todesursache und ziemlich nutzlose Psychopharmaka hätten nicht einen großen Teil der Bevölkerung körperlich und seelisch beeinträchtigt, getötet oder dauerhaft geschädigt.[3]

Behörden, die früher hohes Ansehen genossen, haben einiges davon mit der Zeit verloren, weil sie manche der Prinzipien opferten, die ihnen einst Respekt verschafften.

Die US-amerikanischen Centers for Disease Control and Prevention (CDC) ergänzen beispielsweise ihre Empfehlungen um folgende Erklärung: »CDC, unsere Planer und unsere Experten weisen darauf hin, dass sie keine finanziellen Interessen oder andere Beziehungen zu den Herstellern kommerzieller Produkte haben ... Die CDC akzeptieren keine kommerzielle Unterstützung.«[37] Das Image der CDC als unabhängiger Wächter über die öffentliche Gesundheit hat ihnen ein enormes Prestige verschafft, doch trotz dieser Erklärung erhalten die CDC Millionen von US-Dollar an Industriegeschenken und Finanzmitteln, sowohl direkt als auch indirekt. Einige der jüngsten Aktionen und Empfehlungen der CDC haben Fragen aufgeworfen, die von ihnen zitierte Studien, empfohlene klinische Leitlinien und angenommenes Geld betrafen.[36] Das galt auch in Bezug auf Hepatitis C.

Die Therapie der Hepatitis C

Zweckgebundene Spenden an die CDC müssen für bestimmte Projekte verwendet werden. Im Jahr 2012 spendete Genentech 600 000 US-Dollar für ausgedehnte diagnostische Tests und für die Therapie der Virushepatitis.[37] Genentech und dessen Muttergesellschaft Roche stellen Testkits und Medikamente für Hepatitis C her. Im selben Jahr gaben die CDC Leitlinien heraus, in denen sie allen Menschen, die zwischen 1945 und 1965 geboren worden waren, eine Vorsorgeuntersuchung auf das Hepatitis-C-Virus empfahlen, obwohl die wissenschaftliche Begründung dafür fragwürdig war.[37] Zwei Jahre zuvor hatten die CDC ein Aktionsbündnis gegründet, das die Forschung unterstützt und ausgedehntere diagnostische Tests und die Therapie der Hepatitis C fördert. Firmen, die Testkits und Medikamente verkauften, spendeten dafür mehr als 26 Millionen US-Dollar. Formulare für Interessenskonflikte zeigten, dass 9 der 34 Mitglieder der externen Arbeitsgruppe, die die neuen CDC-Leitlinien schrieb und besprach, finanziell mit den Herstellern verbunden waren.[37]

Sofosbuvir, ein Wirkstoff zur Behandlung von Hepatitis C, kostet über 84 000 US-Dollar je Behandlungszyklus.[37] Daher ist die Frage angebracht, ob das Screening und das Medikament wirksam sind. Wenn das Medikament das viele Geld nicht wert ist, brauchen wir die Frage nach dem Screening nicht mehr zu beantworten. Beginnen wir also mit der Wirksamkeit des Präparats.

Wenn Sie *sofosbuvir cochrane* googeln, finden Sie den Cochrane-Review zu Sofosbuvir und ähnlichen Medikamenten als ersten Eintrag.[38] Als ich das zum ersten Mal versuchte, war der erste Eintrag jedoch eine Zusammenfassung einer systematischen Literaturübersicht aus dem Jahr 2014.[39] Darin stand, die Autoren hätten nach Studien in der Cochrane Library gesucht. Das sah vielversprechend aus, aber mein Interesse schwand, als ich die ganze Zusammenfassung las. Alle Autoren stammen aus China und es ist gut dokumentiert, dass Betrug in der chinesischen Medizinforschung weit verbreitet ist.[40,41] Im Jahr 2016 kam eine Untersuchung von Daten für 1622 neue Medikamente, deren Zulassung bei der chinesischen Arzneimittelbehörde beantragt worden war, zu dem Ergebnis, dass 81 Prozent der Anträge zurückgezogen werden sollten, weil sie fingierte, fehlerhafte oder unzureichende Daten aus klinischen Studien enthielten.[41] In einem Beispiel hatten Mitarbeiter, die noch gar nicht eingestellt waren, Daten erhoben. Eine andere Untersuchung stellte fest, dass nur 7 Prozent von 3137 Studien, die in chinesischen Fachzeitschriften veröffentlicht worden waren, tatsächlich randomisiert waren – aber alle wurden als randomisiert bezeichnet.[42]

Wir dürfen einen wissenschaftlichen Artikel nicht allein deshalb ablehnen, weil er aus China kommt, aber wir dürfen beschließen, wachsamer zu sein. Die Autoren des Reviews unterschieden nicht zwischen randomisierten Studien und Beobachtungsstudien. In der Zusammenfassung schrieben sie zum Beispiel: »Eine Studie und 13 Behandlungsgruppen/Kohorten aus sieben Studien ...« Sie kamen zu dem Schluss, Sofosbuvir sei »wirksam und unbedenklich«. Das ist ein Branchenjargon, der mich veranlasst, die Lektüre sofort zu beenden.

Der nächste Eintrag war eine systematische Übersichtsarbeit in *JAMA*, ebenfalls aus dem Jahr 2014.[43] Die Zusammenfassung glich jedoch eher einer Therapieleitlinie als einer systematischen Übersichtsarbeit und enthielt überraschend wenig Daten und keine Konfidenzintervalle oder P-Werte. Der letzte Satz lautete: »In Verbindung mit intensiverem Screening nach HCV, wie die kürzlich herausgegebenen Leitlinien der Centers for Disease Control and Prevention sie empfehlen, kann die Verfügbarkeit neuer Therapien dazu führen, dass viele weitere Menschen mit chronischer HCV-Infektion behandelt werden.«

Die Autoren verweisen auf Screening, das keine evidenzbasierte Empfehlung ist (siehe unten), und freuen sich darüber, dass es zur Behandlung vieler weiterer Menschen führt, und zwar mit Medikamenten, die so teuer sind, dass sie selbst die Volkswirtschaften wohlhabender europäischer Länder bedrohen würden, wenn jeder Infizierte behandelt würde.

Das war zu viel für mich. Der Review glich einer Hochglanzbroschüre für Leute, die in Pharmaunternehmen investieren wollten, die diese Medikamente verkaufen. Zudem war die Zielvariable eine anhaltende virologische Reaktion, um die es uns nicht geht. Wir wollen das Vorkommen von Leberzirrhose und Leberkrebs sowie Todesfälle reduzieren. Die virologische Reaktion ist ein Surrogatmarker und wir können nicht wissen, ob eine geringere Belastung mit Viren im Blut die gewünschte Wirkung auf klinische Ergebnisse hat, die für Patienten wichtig sind. Manche Antibiotika haben vielleicht eine gute Wirkung auf Bakterien in einer Laborschale, aber die Patienten sterben womöglich trotzdem. Wir wissen auch, dass wir zwar Malariaerreger aus dem Blut entfernen können, dass es aber Jahre später zu einem neuen Anfall kommen kann, weil die Parasiten in der Leber verborgen überdauert haben.

Der Cochrane-Review zu Sofosbuvir und ähnlichen Medikamenten umfasst 757 Seiten, aber vielleicht reicht uns schon die Zusammenfassung.[38] Die Autoren analysierten 138 Studien mit 25 232 Patienten und fanden eine anhaltende virologische Reaktion. Sie konnten weder bestätigen noch bestreiten, dass die Medikamente klinisch relevante Wirkungen haben, weil die meisten Studien von kurzer Dauer waren. Mehr noch, die Autoren hielten es für gut möglich, dass alle Studien und Ergebnisse einem hohen Verzerrungsrisiko unterlägen und ihre Ergebnisse daher wahrscheinlich den Nutzen überschätzten und die Schäden unterschätzten. Die Studien lieferten jedoch genügend Informationen, um ausschließen zu können, dass die Medikamente im Vergleich mit den Placebos das relative Risiko für ein schwerwiegendes unerwünschtes Ereignis um 20 Prozent senken konnten.

Offenkundig ist ein Screening nach Hepatitis C nicht gerechtfertigt. Wenn Sie aber *screening hepatitis c* googeln, finden Sie mehrere positive

Empfehlungen, darunter die der CDC an erster Stelle. Der folgende Eintrag sind die Leitlinien der US-amerikanischen Preventive Services Task Force, die bis vor Kurzem hohes Ansehen genoss. Dann aber begann sie, ziemlich sonderbare, nicht evidenzbasierte Empfehlungen herauszugeben, zum Beispiel für Screening nach Depression (siehe Kapitel 7). Die nächsten Funde betreffen die kanadische Task Force on Preventive Health Care und die Weltgesundheitsorganisation. Man braucht nur ein paar Sekunden, um den Standpunkt der Kanadier zu erfahren:

»Eine Literaturübersicht fand keine Beweise für die Wirksamkeit des Screenings nach HCV bei asymptomatischen kanadischen Erwachsenen. Die Arbeitsgruppe lehnt ein Screening nach HCV bei asymptomatischen kanadischen Erwachsenen ab.«

Was meinen die beiden anderen Organisationen? Der letzte Eintrag auf der ersten Google-Seite war der Folgende (im Original englisch):

Ist ein großflächiges Screening nach Hepatitis C gerechtfertigt? | Das BJM
https://www.bmj.com/content/350/bmj.g7809
13. Januar 2015 – Mehrere Organisationen empfehlen erheblich ausgeweitetes Screening nach Hepatitis-C-Infektionen. Ronald Koretz und Kollegen sind besorgt ...

Aha, Koretz ist besorgt, so wie die Kanadier und ich. Ich habe eine Schwäche für das *BJM*, das ich für die beste medizinische Fachzeitschrift der Welt halte. Und ich kenne Koretz, den ich viele Male getroffen habe. Er ist ein sorgfältiger Forscher und ein scharfsinniger Denker.

Die Autoren des Artikels[44] schreiben, dass nicht nur die CDC, sondern auch die WHO und die US-amerikanische Preventive Task Force ein großflächiges Screening empfehlen. Das bedeutet, dass amerikanische Versicherungsgesellschaften (nach dem Gesetz über erschwingliche Versorgung) die Kosten dafür übernehmen müssen. Das ist schlechte Medizin und eine enorme Geldverschwendung. Der Staat New York verabschiedete sogar ein Gesetz, das Krankenhäuser verpflichtet, allen zwischen 1945 und 1965 geborenen Patienten einen Test anzubieten – und das in einem Land, in dem Menschen sterben, weil sie ihre Gesundheitsversorgung nicht bezahlen können, in dem viele immer noch nicht versichert sind und in dem Präsident Donald Trump und fast alle Republikaner Obamacare rückgängig machen wollen. Es ist wahrlich verblüffend, was dort vor sich geht.

Flächendeckendes Screening wird als Chance gepriesen, Hunderttausenden Menschen auf der ganzen Welt das Leben zu retten. Die Befürworter verweisen oft auf das häufige Vorkommen der Hepatitis-C-Infektion, die Belastung durch Leberzirrhose im Endstadium und die Verfügbarkeit angeblich hochwirksamer Medikamente.[44] Da bei den meisten Infizierten jedoch nie Symptome auftreten und diese Menschen an anderen Ursachen sterben, ist es möglicherweise nicht gerechtfertigt, sie den Schädigungen durch eine Behandlung auszusetzen, die ihnen vielleicht gar nichts bringt, nur weil die wenigen Menschen, bei denen es zu einer Lebererkrankung im Endstadium kommt, einen Nutzen davon haben könnten, der jedoch nicht nachgewiesen ist.

Wie ich vermutet hatte, berichten Koretz und Kollegen, dass man bisweilen Viren-RNA in Körpergeweben findet, selbst wenn das Serum sauber ist. Das ist nur einer von vielen Gründen dafür, dass eine anhaltende virologische Reaktion ein schlechter Ersatz für echte Zielvariablen ist. Die Autoren schätzen, dass bei mindestens 125 Millionen Menschen auf der Welt eine aktive Infektion vorliegt. Sie alle mit einem Behandlungszyklus Sofosbuvir zu versorgen (manche Patienten brauchen mehr als einen Zyklus), würde 10 Billionen Dollar kosten, etwa die Hälfte des Bruttosozialprodukts der USA.

Genau das will die American Academy for the Study of Liver Diseases (Amerikanische Akademie für die Erforschung von Lebererkrankungen): »Alle Patienten mit HCV sollten behandelt werden, um Komplikationen dieser heilbaren Krankheit vorzubeugen« (fünfter Eintrag der Google-Suche).[45] Wer soll das bezahlen? Und wo sind die Beweise dafür, dass antivirale Mittel heilen? Es gibt keine.

In diesem Teil meines Buches geht es um Interessenskonflikte, und wie Sie sich denken können, liegen bei den Autoren, die den Cochrane-Review kritisieren und jeden Menschen mit Virusspuren im Blut behandeln möchten, wegen ihrer Verbindungen zu den Herstellen antiviraler Medikamente zahlreiche finanzielle Interessenskonflikte vor.

Trotzdem wird immer noch weitgehend akzeptiert, dass Personen, die von einem Pharmaunternehmen bezahlt werden, in einem Leitlinien-Ausschuss sitzen dürfen, der Medikamente, medizinische Geräte oder diagnostische Tests empfiehlt, die von eben dieser Firma verkauft werden. Das Ausmaß der Korruption im Gesundheitswesen ist unglaublich.[2] Neuerdings wird endlich enthüllt, welchen Konflikten solche Leute unterliegen. Diese glauben, alles sei in Ordnung, wenn sie ihre langen Listen mit Wohltätern aus der Pharmabranche veröffentlichen. Das ist aber nicht der Fall. Geld kauft Meinungen, oft unbewusst. Folge dem Geld und schon findest du die Erklärung für die verrücktesten Behauptungen im Gesundheitswesen.

Die Forschung hat immer wieder nachgewiesen, dass Ärzte, die von der Industrie Geld bekommen, irrational sind, was ihre Meinung zu Medikamenten betrifft. Sie bevorzugen meist teure Mittel, die nicht besser sind als preiswertere, und ziehen oft Medikamente zur Behandlung vor, wenn es auch Alternativen dazu gibt.[2] Bevor Sie einen Artikel lesen, sollten Sie deshalb herausfinden, ob bei den Autoren Interessenskonflikte vorliegen. Diese werden häufig am Ende des Artikels aufgezählt, kurz vor den Quellenangaben. Manche Zeitschriften veröffentlichen sie allerdings gar nicht und einige verweisen die Leser auf die Webseite der Zeitschrift. Ich habe schon mehrere Male erlebt, dass diese Angaben nicht auffindbar waren. Das sieht bisweilen nach Absicht aus, weil dieselben Zeitschriften mit Nachdrucken von nicht vertrauenswürdigen Studienberichten über Medikamente und Geräte viel Geld verdienen. Es lohnt sich selten, einen Artikel zu lesen, wenn bei einigen Autoren finanzielle Interessenskonflikte in Bezug auf das besprochene Medikament vorliegen.

Lesen Sie auch die Danksagungen. Sie enthüllen mitunter, dass der Artikel von einem Pharmaunternehmen finanziert wurde oder dass keiner der angegebenen Autoren ihn geschrieben habt. Wenn einer Person für »redaktionelle Beratung« oder »technische Unterstützung« gedankt wird, bedeutet das meist, dass diese Person den Artikel verfasst hat. Wird jemandem nur für »Hilfe« gedankt, dann hat er oder sie wohl kaum Kaffee zubereitet, während die überlasteten Ärzte die Daten analysierten. Ghostwriter schaden der öffentlichen Gesundheit sehr, weil sie Ärzte irreführen, was den Nutzen und die Risiken von Medikamenten anbelangt.[2] Außerdem ist es Betrug, weil den Ärzten bewusst vorgetäuscht wird, dass die Artikel von angesehenen Kollegen geschrieben wurden. Von Ghostwritern verfasste Artikel werden später in Werbebroschüren und in anderen Ghost-Artikeln zitiert, als böten sie eine unabhängige Bestätigung für die angeblichen Vorteile des Medikaments. Manchmal gibt es mehr Ghost-Artikel über ein Medikament als Artikel von unabhängigen Akademikern.[2]

Es ist schwierig, kritische Kommentare zu veröffentlichen

Viele Fachzeitschriften werden von nebenberuflich tätigen Redakteuren betreut, die zahlreiche finanzielle Interessenskonflikte in Bezug auf die Pharmaindustrie haben. Auch die Zeitschrift unterliegt diesen Interessenskonflikten, weil sie von Werbung und vom Verkauf von Nachdrucken abhängig ist. Das erschwert die Veröffentlichung kritischer Artikel oder Briefe an den Redakteur, die darauf hinweisen, dass eine Studie stark fehlerhaft ist oder manipuliert wurde. Seien Sie besonders vorsichtig, wenn Artikel in Fachzeitschriften erscheinen, die den Namen der Krankheit tragen, zum Beispiel *Cancer*, die der American Cancer Society (Amerikanische Krebsgesellschaft) gehört. Wenn Veröffentlichungen für die Produkte der Pharmaindustrie ungünstig sind, sinken die Einnahmen der Zeitschrift durch Anzeigen und Nachdrucke.

Bis vor Kurzem hatten Autoren, von denen mindestens ein Artikel von PubMed katalogisiert wurde, das Recht, Kommentare zu PubMed-Zusammenfassungen hochzuladen. Diese Funktion heißt *PubMed Commons*. Damit konnten wir die redaktionelle Zensur wenigstens teilweise umgehen und die Leser der Zusammenfassung darauf hinweisen, dass eine Studie nicht zuverlässig ist.

Hier ist ein Beispiel. Eine Metaanalyse von Daten aus klinischen Studien in *JAMA Psychiatry* behauptete, Neuroleptika (meist Antipsychotika genannt, was irreführend ist, weil sie Psychosen nicht heilen können) könnten die Gesamtsterblichkeit bei Schizophrenie um mehr als die Hälfte senken und zudem die Zahl der Suizide verringern.[46] Ich erklärte, warum die Metaanalyse hoffnungslos fehlerhaft war, und wies zudem darauf hin, dass die Ergebnisse sehr schlecht mit der Tatsache vereinbar sind, dass Schizophrene etwa 20 Jahre früher sterben als andere Menschen, obwohl fast alle von ihnen Neuroleptika bekommen; dass viele Patienten wegen der Medikamente deutlich an Gewicht zunehmen und an Diabetes erkranken, was ihr Leben erheblich verkürzt; und dass eine Metaanalyse mit alten Menschen zu dem Ergebnis kam, dass doppelt so viele von ihnen starben, wenn sie kein Placebo, sondern Neuroleptika erhielten. Als ich dieselben Daten erneut analysierte, stellte ich fest, dass Neuroleptika, verglichen mit Placebos, sowohl die Gesamtsterblichkeit als auch die Zahl der Suizide erhöhten.

Wenn man seine Kritik hochgeladen hat, zeigt PubMed gleich oben rechts an, dass ein Kommentar gepostet wurde: »See comment in PubMed Commons below« (Siehe Kommentar in Pub-Med Commons unten).

Jeder kann eine Kritik zu einem Cochrane-Review einreichen, und zwar unter *Comment* (Kommentar) unter einem kleinen Symbol rechts auf der Startseite des Reviews, gleich oberhalb des Index zum Review. Wenn der Kommentar relevant ist, wird er im Review veröffentlicht, zusammen mit der Antwort der Autoren (im Index wird er jedoch nicht *Comment* genannt, sondern *Feedback*). Wenn es in dem Kommentar um Fehler oder irreführende Aussagen im Review geht, wird dieser möglicherweise berichtigt oder aktualisiert. So kann die ganze Welt uns helfen, Cochrane-Reviews zu verbessern. Diese fortwährende Kontrolle ist viel besser als traditionelle Verfahren, an denen nur ein paar Leute beteiligt sind.

Nicht nur finanzielle, sondern auch akademische Interessenskonflikte können von Bedeutung sein. Mitunter gibt der Titel der Fachzeitschrift einen Hinweis. Das *Journal of Medical Screening* wird kaum Artikel veröffentlichen, die das Screening kritisieren, aber es druckt wahrscheinlich Artikel, die den Lesern sagen, was sie hören wollen, selbst wenn die Daten fehlerhaft sind. Genau so verfährt diese Zeitschrift. Es ist einfach schrecklich.[47]

Vielleicht glauben Sie, man könne Informationen von Patientenorganisationen trauen. Das ist nicht der Fall. Viele Organisationen werden von der Industrie finanziell unterstützt und haben damit kein Problem.[2] Manchmal gründen Pharmaunternehmen sogar Patientenorganisationen, halten dies aber geheim. Deshalb sollten Sie immer prüfen, woher das Geld stammt, bevor Sie Webseiten zu lesen beginnen.

Sogar Organisationen, die unabhängig sein und zuverlässige Informationen liefern wollen, sinken oft tiefer und tiefer und nehmen ihre Ideale immer weniger ernst. Das liegt häufig am politischen Druck, der auf die Lobbyarbeit der Industrie bei den Politikern zurückgeht.

Finanzielle Interessenskonflikte sind derart häufig, dass selbst meine Organisation, die Cochrane Collaboration, Probleme damit hat. Nach unseren Richtlinien müssen Cochrane-Reviews frei von Interessenskonflikten sein, die mit kommerzieller Förderung zusammenhängen, und sie sollten von Personen oder Organisationen verfasst sein, die unvoreingenommen sind.[48] Deshalb sind Zuwendungen der Pharmaindustrie nicht erlaubt. Allerdings kann jemand Autor sein, der in den letzten drei

Jahren von kommerziellen Sponsoren finanziell unterstützt wurde oder der Geld aus Quellen erhalten hat, die am Ergebnis des Reviews finanziell interessiert sind – vorausgesetzt, solche Autoren sind in der Minderheit. Das ist problematisch, weil wir Leitlinien nicht trauen, die von solchen Personen verfasst werden. Ich habe dieses Thema gleich zur Sprache gebracht, nachdem ich in den Cochrane-Verwaltungsrat gewählt worden war, und die übrigen Mitglieder stimmten darin überein, dass wir die Richtlinien ändern müssen, damit befangene Personen keine Autoren sein dürfen.

Die hoch angesehene französische *Revue Prescrire* will Ärzte und andere mit unvoreingenommenen Informationen über medizinische Maßnahmen versorgen. Anders als bei Cochrane sind ihre Redakteure, Autoren und anderen Mitarbeiter Heilberufler, die frei von Interessenskonflikten sind. Im Juli 2016 übernahm die International Society of Drug Bulletins diesen Grundsatz für alle ihre Mitgliedszeitschriften. Das ist der Weg, den wir alle einschlagen sollten. Das *New England Journal of Medicine*, von dem das nächste Beispiel handelt, geht diesen Weg nicht.

Steroid-Inhalatoren für Raucherlungen

Nehmen wir an, Sie sind Raucher und leiden an Raucherlungen, die Ärzte chronische Bronchitis oder chronisch obstruktive Lungenerkrankung (COPD oder COLD) nennen. Sie husten ziemlich oft und manchmal geht es Ihnen so schlecht, dass man Sie ins Krankenhaus bringen muss. Ihr Arzt empfiehlt Ihnen begeistert ein Kombinationsmittel, das aus Salmeterol (ein langzeitwirksames Beta-2-Sympathomimetikum, das die Bronchien erweitert) und Fluticason (ein Glucocorticoid) besteht. Was er Ihnen verschweigt, ist, dass ihn kürzlich eine hübsche Pharmaberaterin von GlaxoSmithKline besucht hat, die ihm die Vorteile des Produkts beschrieben und ihn als Gastredner zu einem bevorstehenden Asthma-Kongress auf Hawaii eingeladen hat. Alles ist kostenlos, einschließlich Golf und Tauchen mit Meeresschildkröten.

Sie inhalieren bereits Salmeterol, aber Ihr Arzt überredet Sie, zum Kombinationspräparat zu wechseln, weil es das Sterberisiko senke. Darüber haben Sie sich schon Sorgen gemacht, weil Sie wissen, dass Ihre Prognose im Vergleich zu der Ihrer Freunde, die nie geraucht haben, schlecht ist.

2. Wie stelle ich Fragen und wo finde ich die Antworten?

Informieren Sie sich immer über die wissenschaftlichen Befunde, bevor Sie in eine Apotheke gehen. Sie werden überrascht sein. Wenn Sie *salmeterol fluticasone cochrane* googeln, finden Sie mehrere Cochrane-Reviews. Der erste vergleicht ein Kombinationspräparat mit einem anderen. Danach suchen Sie nicht. Der nächste hat einen interessanten Titel: »Do inhaled steroids increase the risk of pneumonia in people with chronic obstructive pulmonary disease (COPD)?« (Erhöhen inhalierte Steroide das Risiko für Lungenentzündung bei Menschen mit chronisch obstruktiver Lungenkrankheit (COPD)?)[49] Die Autoren analysierten 43 Studien mit insgesamt 30 000 Teilnehmern und stellten fest, dass Steroide (Fluticason und Budesonid) die Zahl schwerer Lungenentzündungen erhöhten, die einen Krankenhausaufenthalt erforderten. Im Laufe von 18 Monaten wurden von jeweils 1000 mit Fluticason behandelten Patienten 18 weitere in ein Krankenhaus eingeliefert. Die Autoren fügten hinzu, dass in den Kombinationsgruppen nicht mehr Todesfälle vorkamen wie in den Kontrollgruppen und dass Todesfälle durch Lungenentzündung zu selten waren, um Vergleiche zu ermöglichen.

Nun wissen Sie, dass Fluticason und andere Steroide zu Lungenentzündung führen können, und dass diese tödlich sein kann, wussten Sie bereits. Ohne den Review zu lesen, wissen Sie zudem, dass Steroide – im Gegensatz zu den Behauptungen Ihres Arztes – die Gesamtsterblichkeit nicht verringern (sie erhöhen sie auch nicht, doch wenn sie sie gesenkt hätten, hätte der Review das sicherlich erwähnt).

Als ich den Preis für das Kombinationspräparat nachschlug, war er doppelt so hoch wie der des Produkts, das nur Salmeterol enthält. Es gibt keinen Grund dafür, Geld für ein Mittel zu vergeuden, das uns nicht das Resultat liefert, das wir haben wollen, und welches das Risiko für Lungenentzündung erhöht. Natürlich wird es viele weitere Fälle von Lungenentzündung geben, die von Steroiden verursacht wurden, über diejenigen hinaus, die wegen ihrer Schwere einen Aufenthalt im Krankenhaus erfordern.

Genau darum geht es bei der evidenzbasierten Medizin. Wir suchen eine zuverlässige Antwort auf eine konkrete Frage. Aber wir wollen noch ein wenig weitergehen.

Die anderen Cochrane-Reviews auf der Google-Startseite handelten von Asthma, nicht von Raucherlungen. Doch wenn wir im Suchfeld *COLD* hinzufügen, finden wir eine große Studie, die im *New England Journal of*

Medicine veröffentlicht wurde.[50] Sie können den ganzen Artikel kostenlos lesen, aber fangen Sie mit der Zusammenfassung an. Die Studie sollte herausfinden, ob es förderlich ist, Patienten mit Raucherlungen Glucosteroide zu verabreichen. GlaxoSmithKline (GSK) randomisierte 6184 Patienten für Fluticason oder ein Placebo und randomisierte dann alle Patienten erneut für Salmeterol oder ein Placebo. Das ergab vier Gruppen: Placebo, Salmeterol, Fluticason und beide zusammen. Dieses Design wird faktoriell genannt. Sein großer Vorteil liegt darin, dass die Wirkung der beiden Medikamente einzeln sowie deren Kombination in einer einzigen Studie untersucht werden kann. Die Forscher können also drei Forschungsfragen untersuchen, und zwar mit einer Stichprobe, mit der man normalerweise nur eine Frage beantworten könnte. Darum ist dieses Design so attraktiv und aussagekräftig.

In der Zusammenfassung steht: »Die Hazard Ratio für Tod in der Kombinationsgruppe, verglichen mit der Placebo-Gruppe, betrug 0,825 (95-Prozent-Konfidenzintervall [KI] 0,681 bis 1,002; P = 0,052, bereinigt um die Zwischenanalysen).«

Es scheint also, als habe Ihr Arzt recht gehabt, als er Ihnen die Kombination empfahl, weil sie das Sterberisiko senke. Dies war die Studie, von der die Pharmareferentin Ihrem Arzt erzählte. Sie wird TORCH-Studie genannt, was »Towards a Revolution in COPD Health« (Auf dem Weg zu einer Revolution in der COPD-Gesundheit) bedeutet – als habe GSK das Ergebnis der Studie schon gekannt, bevor sie überhaupt durchgeführt wurde! Die Referentin gab dem Arzt auch einen Nachdruck des Studienberichts. Wenn ich Ärzten das Prinzip der evidenzbasierten Medizin erkläre und sie frage, wie sie herausfinden, ob ein bestimmtes Medikament nützlich ist, antworten sie oft, sie würden bei PubMed suchen und wenn sie eine große Studie fänden, die im *New England Journal of Medicine* veröffentlicht wurde, würden sie ihr glauben, schon allein durch die Lektüre der Zusammenfassung bei PubMed.

Artikel in dieser Zeitschrift werden sehr viel häufiger zitiert als Artikel in anderen Zeitschriften und die meisten Ärzte haben enormen Respekt vor dem *Journal*, den es jedoch nicht verdient.[2]

Erstens könnte die Studie irreführend sein. Studien mit aufregenden Ergebnissen werden oft in den angesehensten Fachzeitschriften veröffentlicht, doch solche Studien können Ausreißer sein. Was wäre, wenn andere Studien nicht bestätigen würden, dass die Kombination die Sterblichkeit senkt? Deshalb sollten wir immer systematische Literaturanalysen über Studien suchen, und in diesem Fall stützen sie den Befund im *New England Journal of Medicine* nicht.

Zweitens sind Zusammenfassungen oft irreführend,[7] auch in dieser Zeitschrift und auch in diesem Fall. Die Redakteure erlaubten GSK, in der Zusammenfassung eine völlig ungeeignete Analyse vorzulegen, die nur die Hälfte der Patienten einschloss und dadurch den Vorteil des faktoriellen Designs zunichtemachte. Das irreführende Ergebnis in der Zusammenfassung vermittelt den Lesern den Eindruck, dass sie beide GSK-Medikamente verwenden sollten.

Ich halte die Zusammenfassung für Betrug. Betrug ist eine widerrechtliche oder kriminelle Täuschung in der Absicht, daraus finanzielle oder persönliche Vorteile zu ziehen. Meist werden falsche Behauptungen über Errungenschaften oder Eigenschaften aufgestellt oder einem Produkt zugeschrieben. In den USA können Sie dafür wegen Verbrauchertäuschung verurteilt werden, also wegen betrügerischer Praktiken, die bei Verbrauchern im Verlaufe scheinbar legitimer Geschäftsvorgänge zu finanziellen oder anderen Schäden führen. Das ist hier der Fall. Wenn medizinische Fachzeitschriften Pharmaunternehmen erlauben, irreführende Zusammenfassungen zu veröffentlichen, erhöhen sie ihren Umsatz durch den Verkauf von Nachdrucken und werden dadurch zu Komplizen des Betruges. Das ist einer der Gründe dafür, dass es in der medizinischen Fachliteratur so viele irreführende Zusammenfassungen gibt, die Medikamente anpreisen.

Der Artikel selbst ist nicht besser. Nirgendwo im fünfzehnseitigen Studienbericht findet sich eine korrekte Faktoranalyse, obwohl das veröffentlichte Studienprotokoll andeutet, dass eine solche Analyse beabsichtigt ist. Die korrekte Analyse – von anderen Forschern vorgenommen – zeigt, dass Fluticason keine Wirkung hatte: Rate Ratio 1,00 (95-Prozent-KI 0,89 bis 1,13; P = 0,99).[51,52] Die Wirkung der Kombination war gänzlich auf Salmeterol zurückzuführen, das die Sterblichkeit um 19 Prozent verringerte (P = 0,004). Genau dieses Medikament haben Sie bereits verwendet, deshalb gab es keinen Grund, zum Kombinationspräparat zu wechseln.

Das ist nicht nur ein einmaliger und entschuldbarer »Irrtum«. Er wurde anscheinend ziemlich absichtlich begangen. Sowohl GSK als auch AstraZeneca haben in anderen, ähnlichen Studien ebenfalls keine korrekte Analyse vorgelegt.[51]

Anstatt bei Google hätten Sie auch bei cochranelibrary.com, *Browse by Topic* und *Lungs & Airways* nach Cochrane-Reviews suchen können. Es gibt 17 Reviews in der Kategorie *Chronic Obstructive Pulmonary Disease (exacerbations)* und 76 unter *Chronic Obstructive Pulmonary Disease (stable)*.

Es dauert weniger als fünf Minuten, um 76 Titel zu überfliegen und den relevanten Cochrane-Review zu finden: »Combined corticosteroid and long-acting beta$_2$-agonist in one inhaler versus long-acting beta$_2$-agonists for chronic obstructive pulmonary dieseasse« (Kombinierte Kortikosteroide und langwirksame Beta2-Agonisten in einem Inhalator vs. langwirksame Beta2-Agonisten bei chronisch obstruktiver Lungenerkrankung).[53] Sie brauchen nur zu wissen, dass Salmeterol ein langzeitwirksamer Beta-2-Agonist ist (eine Erklärung finden Sie, wenn Sie Salmeterol googeln). Wenn Sie die Titel der Cochrane-Reviews durchlesen, müssen Sie sich zuerst mit den Medikamententypen vertraut machen, um die es geht. In den Cochrane-Reviews geht es meist um eine Klasse von Arzneimitteln, nicht um ein einzelnes Mittel. Deshalb müssen Sie wissen, wie die Arzneimittelklasse heißt.

Der Review ist umfangreich. Er analysiert 14 Studien mit insgesamt 11 794 Teilnehmern mit schwerer COPD. In Bezug auf die Sterblichkeit war die Kombination nicht besser als das einzelne Medikament. Zudem war fraglich, ob sie einen Vorteil hatte, was Krankheitsschübe und Krankenhausaufenthalte anbelangte – und sie erhöhte das Risiko für Lungenentzündung. Die Lebensqualität, die Symptombewertung, die Verwendung von Akut- oder Notfallmedikamenten sowie FEV1 (das Luftvolumen, das nach tiefem Einatmen in einer Sekunde aus den Lungen gestoßen werde kann) verbesserten sich bei Einnahme des Kombinationspräparats stärker als bei Einnahme des einzelnen Mittels, doch die Autoren berichteten, dass die durchschnittlichen Unterschiede wahrscheinlich nicht klinisch signifikant waren.

Zusammenfassungen sind meist zu positiv. Wenn also die Zusammenfassung eines Cochrane-Reviews über industriegesponserte Studien ziemlich negativ ist, braucht man gar nicht erst weiterzurecherchieren. Wenn Zusammenfassungen positiv sind, sollten Sie sehr vorsichtig sein und vielleicht den ganzen Artikel lesen.

Jetzt wissen Sie genau, dass Ihr Arzt Ihnen einen schlechten Rat gegeben hat. Außerdem hatte das Überfliegen aller Titel einen weiteren Vorteil:

Sie haben gesehen, dass noch viele andere Cochrane-Reviews möglicherweise interessant für Sie sind. Wenn Sie sich ein wenig Zeit nehmen, wissen Sie wahrscheinlich bald mehr über diese Medikamente als Ihr Arzt.

Allerdings könnte es sein, dass Sie beim Überfliegen der 76 Titel der Cochrane-Reviews den falschen Review herausgepickt haben. Er hat den gleichen Erstautor wie der relevante Review und einen ähnlichen Titel: »Combined corticosteroid and long-acting beta$_2$-agonist in one inhaler versus placebo for chronic obstructive pulmonary diesease.« Der einzige Unterschied ist, dass der Komparator (das Vergleichspräparat) nicht langzeitwirksame Beta-2-Agonisten waren, sondern ein Placebo.[54] Deshalb müssen Sie sorgfältig nach Reviews mit dem richtigen Komparator suchen.

Leider ist dieser Cochrane-Review irreführend. Um die Leser zu warnen, lud ich meine Kritik auf PubMed Commons (ncbi.nlm.nih.gov/pubmed/24214176) hoch. Wie Sie sehen, haben die Autoren meinen früheren Kommentar entfernt, und zwar deshalb, weil ich geschrieben hatte, der primäre Zielparameter der TORCH-Studie (die Gesamtsterblichkeit) sei im *New England Journal of Medicine* auf betrügerische Weise analysiert und dargestellt worden. PubMed Commons erlaubt solche Kommentare auch dann nicht, wenn sie korrekt sind. Nach seinen Richtlinien (die nicht leicht zu finden sind: ncbi.nlm.nih.gov/pubmedcommons/help/guidelines/) dürfen Kommentare keinen Vorwurf des Fehlverhaltens enthalten.

Ich schickte meine Kritik auch an die Cochrane Library, wo sie als Teil des Reviews veröffentlicht wurde, zusammen mit der Antwort der Autoren.[54] Da der Review irreführend blieb, reichte ich eine zweite Kritik ein, beschwerte mich beim Chefredakteur von Cochrane und verlangte eine Berichtigung der irreführenden Aussagen. Selbst nach meinem zweiten Versuch geschah das leider nicht.

Das Hauptproblem war, dass die Autoren des Reviews andeuteten, das Kombinationspräparat senke die Sterblichkeit, obwohl das Steroid nichts dazu beitrug. Die Autoren wiederholen den irreführenden P-Wert von 0,052 für die Sterblichkeit und empfahlen, in künftigen Studien die Kombination mit ihren beiden Einzelbestandteilen zu vergleichen. Dabei ignorierten sie, dass dies bereits geschehen war, nicht nur in der TORCH-Studie, sondern auch in anderen, ähnlichen Studien.[51,52]

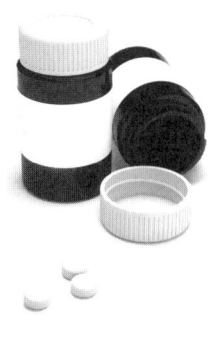

3. Informationsquellen

Dieses Kapitel ist ein wenig langweilig, aber Sie sollten es lesen. Wenn Sie es jetzt überspringen, dann kehren Sie bitte später zu ihm zurück.

Die folgenden Links sind meiner Erfahrung nach am nützlichsten:

Google	google.com
Google Translate	translate.google.com
Wikipedia auf Englisch	en.wikipedia.org
Cochrane Library	cochranelibrary.com
Cochrane Library auf Deutsch	cochrane.de/de/cochrane-library
PubMed	ncbi.nlm.nih.gov/pubmed
McMaster Textbook of Internal Medicine	empendium.com/mcmtextbook

Wenn Ihre Muttersprache nicht Englisch ist, führt Google Translate Sie oft zum richtigen englischen Begriff. Zum Beispiel sind *resfriado* (spanisch), *rhume* (französisch) und *Erkältung* im Englischen *common cold*.

Medikamentennamen

Medikamente haben in verschiedenen Ländern oft unterschiedliche Handelsnamen, beispielsweise enthalten Prozac und Fontex beide Fluoxetin, ein Mittel gegen Depression und vieles andere. Eli Lilly, eine amerikanische Firma, hat Fluoxetin entwickelt. In den USA wird es auch als Sarafem verkauft, und die amerikanische Arzneimittelbehörde Food and Drug Administration (FDA) hat es für die Behandlung der sogenannten prämenstruellen dysphorischen Störung zugelassen.[1] In Europa darf Lilly Fluoxetin nur für eine Krankheit bewerben.

Arzneimittelbehörden lassen Arzneimittel viel zu leichtfertig zu.[1] Das ist einer der Hauptgründe dafür, dass sie die dritthäufigste Todesursache sind. Wenn eine führende Behörde irgendwo in der Welt ein Medikament ablehnt, ist das also eine klare Botschaft: Nehmen Sie es nicht ein!

Die Namen von Generika (Nachahmerpräparate) sind oft lang und schwer zu merken, aber Sie müssen sich mit ihnen vertraut machen. Angenommen, eine US-Amerikanerin hat von ihrem Hausarzt Prozac gegen Angstzustände und von ihrer Gynäkologin Sarafem gegen Menstruationsstörungen bekommen. Wahrscheinlich merkt sie nicht, dass beides derselbe Wirkstoff ist und dass sie ihn möglicherwiese in einer zu hohen Dosis einnimmt und dadurch ihr Risiko für Suizid, Gewalt und Mord erhöht.[2]

Wenn Sie recherchieren, sollten Sie auch nach den Namen der Generika suchen.

Das PICO-Modell

Es gibt eine ganze Reihe von Fragen, denen wir uns zuwenden können. Dabei ist es oft nützlich, dem PICO-Modell zu folgen: *Population* (Teilnehmer, zum Beispiel Patienten) oder *Problem*, *Intervention* (diagnostische oder therapeutische Maßnahmen), *Comparison* oder *Control* (Vergleichsintervention oder Hauptalternative) und *Outcome* (Zielgröße: Was soll erreicht werden?).

Teilnehmer: Ich würde gerne Menschen finden, die mir so ähnlich wie möglich sind, damit das durchschnittliche Ergebnis bei diesen Menschen wahrscheinlich auch auf mich zutrifft.

Interventionen: Patienten stellen oft sehr allgemeine Fragen, zum Beispiel: Welche Behandlung ist bei Kreuzschmerzen am besten? Solche Fragen sollte man einengen und umformulieren, zum Beispiel so: Ist Bewegung besser als Ruhe?

Vergleichsintervention: Will ich eine Therapie mit nichts (oder mit einem Placebo) vergleichen oder mit einer anderen Therapie? Will ich eine Kurzzeitbehandlung mit einer Behandlung, die Jahre dauert, vergleichen?

3. Informationsquellen

Zielgröße: Ärzte und Patienten müssen immer im Hinterkopf behalten, was sie erreichen wollen. Leider wird dieser äußerst wichtige Punkt oft ignoriert. Viel zu häufig setzen Patienten eine Behandlung, die ihnen nicht hilft, endlos fort.

Einer meiner Kollegen, der britische Kinderpsychiater Sami Timimi, verordnet sehr selten Psychopharmaka. Wenn Eltern von ihm ein Rezept für ein Medikament haben wollen, das ihrer Meinung nach gegen das ADHS bei ihrem Kind hilft, fragt er sie manchmal: »Angenommen, dieses Mittel hilft wunderbar. Welche Veränderung erhoffen Sie sich davon?« Diese Frage dürfte die Eltern überraschen. Es ist wichtig, dass der Arzt wartet, bis sie das Schweigen brechen und ihm sagen, welche Änderungen sie erwarten. Das hilft Timimi dabei zu verstehen, worüber die Eltern sich Sorgen machen: über das Verhalten des Kindes zu Hause, seine Beziehungen mit Gleichaltrigen, seine Schulleistungen, seinen fehlenden Sinn für Gefahren? Dann antwortet Timimi vielleicht, dass kein Medikament der Welt diese Probleme lösen kann. Schließlich treffen Medikamente keine Entscheidungen, sie haben keine Träume und keinen Ehrgeiz und können nicht handeln.

Wie alle Psychopharmaka sind ADHS-Medikamente ziemlich schlechte Arzneimittel. Kurzfristig können sie die Konzentration bei langweiligen Aufgaben spürbar verbessern, doch wie Timimi erklärt, schaden diese Medikamente langfristig offenbar mehr, als sie nützen, und die scheinbar positiven Wirkungen, die anfangs auftreten, klingen mit der Zeit ab.[2] Sobald Timimi weiß, was die Eltern ändern wollen, kann er ihnen klarmachen, dass es wirksamere Maßnahmen gibt als Medikamente. Die Eltern können beispielsweise ihren Umgang mit dem Kind verbessern, das »empfindsamer« ist als die meisten anderen; sie sollten die Ängste und die Belastungen verstehen, unter denen das Kind vielleicht leidet; und sie können sich für eine zweckmäßigere Unterstützung in der Schule einsetzen. Außerdem erklärt er den Eltern, dass man über Kinder nur eines mit Gewissheit sagen kann: dass sie sich ändern, wenn sie älter werden und dass die Störungen, denen man das Etikett ADHS aufklebt (vor allem der Hyperaktivität und der Impulsivität), oft schwächer werden und ganz verschwinden, wenn das Kind im Jugendalter reifer wird.[2]

Google google.com

Google ist fabelhaft. Doch einige seiner automatisierten Funktionen machen es uns schwer zu verstehen, was vor sich geht. Google optimiert die Suchanfragen so, dass die Ergebnisse besser auf den Nutzer zugeschnitten sind. Daher werden dessen vorherige Suchanfragen mitberücksichtigt. Das hat einen kommerziellen Grund, weil es Google in die Lage versetzt, den Nutzer auf Webseiten mit Anzeigen zu leiten, die auf seine Interessen eingehen.

Wenn ich die Google-Webseite öffne, werde ich auf https://www.google.dk/?gws (plus 35 weitere Zeichen, die ich weglasse, weil sie anscheinend mich identifizieren) weitergeleitet. Ich werde also automatisch auf Google für Dänen umgeleitet (»dk« bedeutet Dänemark). Es ist irritierend, wenn man nicht weiß, was ein Programm macht, ohne dass man es beeinflussen oder blockieren kann.

Wenn Sie versuchen, meine Beispiele zu reproduzieren, bekommen Sie also nicht unbedingt die gleichen Ergebnisse. Wenn ich schreibe, dass der vierte Eintrag auf der ersten Google-Seite ein bestimmter Artikel ist, kann es sein, dass Sie ihn nach Ihrer Suche auf Platz sechs finden (auch deshalb, weil wir nicht am selben Tag suchen).

Unter *Settings* (Einstellungen) im Google-Menü findet man einige interessante Informationen. *Search settings* (Sucheinstellungen) führt zu *Search history* (Suchverlauf). Dort heißt es: »Nur du kannst diese Daten sehen. Google schützt deine Daten und deine Privatsphäre.« Sie können noch mehr herausfinden. In meinem Fall war das ein Text auf Dänisch, den ich ins Englische übertragen konnte. Dieser Text erinnerte mich an George Orwells Roman *1984*, wo wir auf der ersten Seite erfahren, dass der Große Bruder uns überwacht. Orwells Meisterwerk erschien 1948 und war seiner Zeit um Jahrzehnte voraus. Google sammelt folgende Daten über Sie:

- wonach Sie suchen,
- welche Webseiten Sie besuchen,
- welche Videos Sie anschauen,
- auf welche Anzeichen Sie klicken oder tippen,
- wo Sie sich befinden,
- Daten über Ihren Computer beziehungsweise Ihr Zugangsgerät,
- Ihre IP-Adresse und Cookie-Daten.

Das ist beängstigend. Google versichert uns, dass unsere persönlichen Daten nicht verkauft werden. Aber können wir Amerikanern trauen? Ich glaube nicht. Sie haben sogar das Telefon der deutschen Bundeskanzlerin ausspioniert!

Google vervollständigt unsere Suchbegriffe automatisch. Das ist nützlich. Wenn Sie zum Beispiel *Barselona* schreiben, wird das Wort in *Barcelona* berichtigt, weil das Korrekturmodell Daten von Leuten nutzt, die den gleichen Fehler vor Ihnen gemacht haben. Und wenn Sie schon einmal *Barcelona Flüge* gesucht haben, schlägt Google Ihnen möglicherweise genau das vor, noch ehe Sie die Suchwörter ausgeschrieben haben.

Wenn Sie Ihre Suche auf die letzte Zeit beschränken möchten, geht das ganz einfach unter *Tools*.

Ein allgemeines Problem besteht darin, dass die Ergebnisse von Suchanfragen, die aus mehr als einem Wort bestehen, davon abhängen, ob man Anführungszeichen benutzt oder nicht. »Back pain« liefert daher weniger Resultate als *back pain*, das *back* AND *pain* bedeutet. Aber Sie werden die Anführungszeichen bei einer Suche über Google nur selten brauchen.

Wikipedia wikipedia.org

Wikipedia-Artikel werden von ehrenamtlichen Mitarbeitern geschrieben. Die redaktionelle Aufsicht haben die Benutzer, die den Inhalt zusammenstellen und bearbeiten. Jeder darf als Autor oder Redakteur mitmachen, aber alle sind für ihre Beiträge gemäß den amerikanischen Gesetzen selbst verantwortlich.

Wenn Sie beispielsweise *back pain* suchen, finden Sie oben die Schaltfläche »Bearbeiten«. Dort erfahren Sie: »Du bist nicht angemeldet. Deine IP-Adresse wird bei Bearbeitungen öffentlich sichtbar. Melde dich an, damit stattdessen dein Benutzername angezeigt wird.«

Jeder kann die Artikel bearbeiten. Wenn Sie auf »Versionsgeschichte« klicken, sehen Sie, wer die Autoren sind, was sie geändert haben und wann die Änderungen erfolgten. Wenn die Autoren Pseudonyme verwenden, können Sie manchmal darauf klicken und herausfinden, wer sich dahinter verbirgt, und den Autoren sogar E-Mails schicken. Ich pickte einmal irgendeinen Namen aus einer langen Liste heraus und stellte fest, dass ich ihn kannte: Es handelte sich um James Heilman, der sich als kanadischen *ER doc* bezeichnet. (Ich nehme an, das bedeutet *emergency room doctor*, also Arzt in der Notaufnahme. Leute in den USA und in Kanada lieben Abkürzungen, die der Rest der Welt nicht versteht.) Er fügte hinzu, er sei ehrenamtlicher Mitarbeiter und nehme kein Geld für seine Bemühungen an, die mit Wikipedia zu tun hätten.

Junge Leute haben keine Ahnung, wie es früher war. Wir suchten Informationen in Enzyklopädien und wenn wir keine zu Hause hatten, gaben wir meist auf.

Eine häufige Frage lautet: Können wir den Wikipedia-Artikeln trauen? Immerhin werden sie von Autoren geschrieben, die ihre eigenen Steckenpferde und Vorurteile haben, die sie in der Welt verbreiten wollen. Die *Encyclopaedia Britannica*, die zuerst 1768 erschien, wird überall als Quelle zuverlässiger Informationen geschätzt. Eine Studie in *Nature* hat diese beiden Quellen verglichen.[3] *Nature* wählte Artikel mit vielen unterschiedlichen Themen aus beiden Quellen aus und schickte sie Experten zur Begutachtung. Diese Experten verglichen die Artikelpaare, ohne zu wissen, welcher Artikel aus welcher Quelle stammte. *Nature* erhielt 42 verwertbare Stellungnahmen. Es gab acht schwere Fehler, jeweils vier in beiden Quellen, zum Beispiel allgemeine Missverständnisse in Bezug auf grundlegende Denkmodelle. Sachliche Fehler, Lücken oder irreführende Aussagen kamen in Wikipedia 162 Mal und in der *Encyclopaedia Britannica* 123 Mal vor. Das waren 4 Fehler je Artikel in Wikipedia und 3 in der *Encyclopaedia Britannica*. Nicht schlecht für ein gemeinnütziges Projekt, zumal die Fehlerzahl mit der Länge der Artikel zunimmt und Wikipedia-Artikel oft sehr lang sind. Die englische Wikipedia enthält über 60 Mal so viele Worte wie die *Encyclopaedia Britannica*.[4]

Cochrane Library cochranelibrary.org

Ich befinde mich in einem Interessenskonflikt, wenn ich die Cochrane Library lobe, weil ich 1993 Mitgründer der Cochrane Collaboration war und Leiter des Nordic Cochrane Centre bin. Aber ich versuche, neutral und objektiv zu sein und Cochrane-Reviews zu kritisieren, wenn es einen Grund dafür gibt. Dafür gibt es viele Beispiele in diesem Buch ebenso wie in meinen anderen Büchern.[1,2]

3. Informationsquellen

Ein besonderer Vorteil der Cochrane-Reviews ist, dass sie auf Prüfplänen basieren, die in der Cochrane Library nach Begutachtung durch Kollegen veröffentlicht werden. Wer in einem Prüfplan ein Problem entdeckt, kann einen Kommentar einreichen; dann werden der Prüfplan und später auch der Review möglicherweise berichtigt.

Die Cochrane Library veröffentlicht systematische Übersichtsarbeiten, deren Thema eine medizinische Behandlungsmethode oder die Genauigkeit eines diagnostischen Tests ist. Zu diesen Reviews werden relevante Forschungsergebnisse veröffentlicht und sie werden regelmäßig auf den neusten Stand gebracht. Derzeit befinden sich mehr als 9000 vollständige Reviews oder Prüfberichte für Reviews in der Cochrane Library und es gibt 53 Cochrane-Review-Gruppen, die alle Bereiche der Gesundheitsfürsorge abdecken.

In Zukunft wird es auch Reviews von Prognosen geben, denen Patienten entnehmen können, was wahrscheinlich geschehen wird, nachdem sie eine bestimmte Diagnose bekommen haben. Eine der ersten Fragen, die Patienten stellen, ist die nach dem Ernst ihrer Krankheit. Oft wollen sie auch wissen, ob sie ohne Behandlung gesund werden können und wie lange das im Durchschnitt dauert.

Wenn Ärzte ihren Patienten, die an Krebs oder einer anderen schweren Krankheit leiden, eine Lebenserwartung von beispielsweise sechs Monaten vorhersagen, dann ist das eine perverse Art der Prognose. Ethisch betrachtet ist sie falsch, weil sie den Patienten die Hoffnung raubt und weil niemand gern sein Todesurteil nebst Hinrichtungstag hört. Wissenschaftlich betrachtet ist sie ebenfalls falsch, weil die Lebenserwartung sehr unterschiedlich ist, selbst wenn Patienten im Wesentlichen die gleichen Voraussetzungen mitbringen. Wir können daher nicht mit einer vernünftigen Gewissheit vorhersagen, wie nahe ein Patient dem Tode ist. Ärzte sollten sich nicht als Propheten gebären. Zudem kann eine Diagnose falsch sein und manche Tumore bilden sich spontan zurück.[5,6]

Die Cochrane Collaboration ist eine gemeinnützige Einrichtung und fast alle Reviews werden von ehrenamtlichen Mitarbeitern und ohne Subventionen erarbeitet. Insofern sind sie mit den Autoren der Wikipedia-Artikel vergleichbar, aber ihre Arbeit beansprucht viel mehr Zeit.

Viele Regierungen haben die Reviews der Cochrane Library für ihr Land abonniert. Zurzeit hat die halbe Weltbevölkerung freien Zugang zu den Reviews und die gesamte Welt hat ein Jahr nach der Veröffentlichung freien Zugang zu allen Reviews.

Der Zugang zu den Zusammenfassungen, die in den PubMed-Katalog aufgenommen wurden, ist frei, und es gibt Links zu den vollständigen Reviews. Auch die Zusammenfassungen für Patienten und andere medizinische Laien sind frei zugänglich. Im Englischen (und im Cochrane-Jargon) werden sie oft Konsumenten-Zusammenfassungen genannt, aber dieser Begriff passt nicht so recht. Patienten konsumieren nichts, im Gegenteil: Krankheit und Medikamente konsumieren oft die Patienten und Konsumption war früher eine Bezeichnung für Tuberkulose, auch Schwindsucht genannt, die Gewebe »auffrisst«. Als Patienten mit Brustkrebs, Prostataerkrankungen, Knochenbrüchen und AIDS befragt wurden, wollten sie lieber Patienten genannt werden als Konsumenten, Kunden oder etwas anderes.[7] Viele Alternativen für »Patient« enthalten Unterstellungen (zum Beispiel über Geschäftsbeziehungen), die manchen Patienten nicht gefallen. Der Begriff »Konsument« war mit guten Absichten eingeführt worden. Man hatte Patienten mental aufbauen wollen. Das lässt sich jedoch auch erreichen, ohne dass man ihnen einen Namen gibt, den sie nicht mögen und der zudem recht irreführend ist.

Die Zusammenfassungen der Cochrane-Reviews sind meist länger als die für Patienten und beachten die strengen wissenschaftlichen Standards für solche Zusammenfassungen.

Patienten-Zusammenfassungen und Cochrane-Zusammenfassungen werden aus dem Englischen in viele Sprachen übersetzt. Da diese Arbeit ehrenamtlich geleistet wird und von der verfügbaren Zeit der Mitarbeiter abhängt, werden die wichtigsten Cochrane-Reviews am häufigsten übersetzt. Wenn Sie den Review »Screening for breast cancer with mammography« googeln, sehen Sie oben auf der ersten Seite, dass die Zusammenfassung für Patienten ins Kroatische, Niederländische, Französische, Deutsche, Malaysische, Portugiesische, Russische, Spanische und in Tamil übersetzt wurde.

Wenn Sie die Hauptseite der Cochrane Collaboration (cochrane.org) öffnen, werden oben 9 Sprachen angegeben, aber wenn Sie auf den kleinen Pfeil klicken, finden Sie insgesamt 17 Sprachen. Der Inhalt dieser Seite, einschließlich der Links zu anderen Seiten, wurde in diese Sprachen übersetzt. Sie können Zusammenfassungen, auch für Patienten, in verschiedenen Sprachen suchen, wenn Sie diese Seiten öffnen. Angenommen, Sie sind Französin und wollen mehr über Erkältungen wissen. Dann öffnen Sie die französische Seite, suchen nach *rhume* und erhalten eine Liste aller Cochrane-Reviews, für die es einen französischen Titel oder eine (Patienten-)Zusammenfassung mit dem Wort *rhume* gibt. Auf der Hauptseite der Cochrane-Library finden Sie dagegen keine Reviews, wenn Sie nach *rhume* suchen.

Spanisch ist ein Sonderfall. Dank des iberoamerikanischen Cochrane Centre gibt es auch eine spanische Cochrane Library: La Biblioteca Cochrane Plus (www.bibliotecacochrane.com).[8]

Auf der Hauptseite der Cochrane Library (cochranelibrary.org) gibt es zwei Wege, passende Reviews zu finden. Sie können oben rechts eine Suche starten. Die Option *Advanced Search* (erweiterte Suche) verschafft Ihnen viele Möglichkeiten, Ihre Suche zu verfeinern, und Sie können sie auch speichern. Der zweite Weg ist ein Klick auf *Cochrane Reviews* links. Sie erhalten eine Liste von Review-Titeln, nach Themen geordnet, zum Beispiel *Cancer* (Krebs). Die Suche nach Themen ist die nützlichste Option, die Suche nach Review-Gruppen eignet sich eher für Insider.

Die Titel von Cochrane-Reviews müssen die Interventionen enthalten, die analysiert werden, und das Problem, auf das sie abzielen, zum Beispiel: »Vitamin C for preventing and treating the common cold« (Vitamin C zur Prävention und Behandlung der Erkältung).

Alle Cochrane-Reviews haben eine spezifische Kennung, die Teil der Quellenangabe ist. Wenn Sie beispielsweise in einem Artikel oder auf einer Webseite diese Literaturangabe finden: »Bjelakovic G, Nikolova D, Gluud LL, et al. Antioxidant supplements for prevention of mortality in healthy participants and patients with various diseases. Cochrane Database Syst Rev 2008;2: CD007176« und den Review lesen möchten, können Sie die Option *Advanced Research* und (mithilfe des kleinen Pfeils) *Search All Text* wählen, CD007176 eingeben und *Go* anklicken. Das klappt auch mit Google, wo *CD007176* zu PubMed (siehe gleich unten) und von dort zum Cochrane-Review führt – oder unmittelbar zum Cochrane-Review, wenn sie auf die dritte Option auf der Google-Seite klicken.

PubMed ncbi.nlm.nih.gov/pubmed

PubMed ist ein benutzerfreundliches Portal zu Medline, einer riesigen Datenbank der US-amerikanischen Library of Medicine. PubMed enthält mehr als 27 Millionen Zitate aus der biomedizinischen Literatur, die Medline, biowissenschaftlichen Zeitschriften und Online-Büchern entnommen wurden. Die Liste der PubMed-Zeitschriften umfasst etwa 30 000 Titel. Die Zitate stammen aus Zusammenfassungen und enthalten bisweilen Links zum vollständigen Text bei PubMed Central und auf der Webseite des Verlages.

Es gibt noch viele andere nützliche Quellen bei PubMed. Eines der größten Geschenke der USA an die Welt war der freie Zugang zu dieser Datenbank, der 1997 geöffnet wurde. Vorher und vor PubMed war es sehr schwierig und sehr teuer, bei Medline zu recherchieren. Als ich 1993 das Nordic Cochrane Centre eröffnete, kaufte ich über einen schweizerischen Provider ein PubMed–Abonnement, das jährlich 2000 US-Dollar kostete. Das Geld war verschwendet, weil ich nie herausfand, wie man Medline benutzte, sondern immer auf die umfangreiche Hilfe eines Bibliothekars in unserer Universität angewiesen war.

Neben PubMed gibt es noch andere Datenbanken, aber Sie müssen sie nicht kennen, weil es nicht der Zweck dieses Buches ist, aus Ihnen einen Wissenschaftler zu machen. Ich will Sie lediglich auf kostenlose Informationsquellen hinweisen.

Wenn Sie einen Artikel lesen, der einen anderen Artikel zitiert, und wissen wollen, wovon er handelt, können Sie das mithilfe von PubMed meist schnell herausfinden. Googeln Sie *Pubmed* oder gehen Sie zu ncbi.nlm. nih-gov/pubmed. Unter *Pubmed Tools* auf der Startseite klicken Sie auf *Single Citation Matcher*, schreiben das Jahr der Veröffentlichung ins Feld *Date* und die erste Seite des Artikels in das Feld *First page*. Dann tragen Sie noch ein drittes Merkmal ein, zum Beispiel den Namen der Zeitschrift oder den Namen des Hauptautors. Wenn Sie anfangen, den Namen der Zeitschrift einzugeben, erscheinen bereits mehrere Vorschläge. Das hilft dabei, Tippfehler zu vermeiden.

Angenommen, Sie suchen die Zusammenfassung für »Allen C, Glasziou P, Del Mar C. Bed rest: a potentially harmful treatment needing more careful evaluation. Lancet 1999;354:1229–33«, dann können Sie in den entsprechenden Feldern 1999, 1229 und Allen eingeben:

PubMed Single Citation Matcher

Use this tool to find PubMed citations. You may omit any field.

Journal Help		
Date	1999	(month and day are optional)
Details	Volume / Issue / First page	1229
Author name Help	Allen	
Limit authors	☐ Only as first author ☐ Only as last author	
Title words		

Search   Clear form

Dann sehen Sie, dass es sich um eine systematische Übersichtsarbeit handelt, was ziemlich interessant ist. Die Autoren fanden 39 Studien (mit insgesamt 5777 Patienten) über *bed rest* (Bettruhe) bei 15 verschiedenen Krankheiten. 24 Studien, die Bettruhe nach einer medizinischen Behandlung untersuchten, stellten fest, dass sich kein klinisches Ziel signifikant verbesserte und dass sich nach einigen Maßnahmen (Lumbarpunktion, Spinalnarkose, Radikulografie und Herzkatheterisierung mit Lumbarpunktion) acht signifikant verschlechterten. In 15 Studien, die Bettruhe als primäre Behandlung untersuchten, verbesserte sich kein klinisches Ergebnis signifikant und neun verschlechterten sich signifikant bei manchen Indikationen (akute Schmerzen im unteren Rücken, Geburtswehen, Bluthochdruck während der Schwangerschaft, Myokardinfarkt und akute infektiöse Hepatitis). Mir scheint, dass wir unabhängig von unseren Beschwerden so kurz im Bett bleiben sollten wie möglich! Es ist noch nicht lange her, dass man Patienten nach einem Herzanfall ins Bett steckte, um den Herzmuskel zu schützen. Deswegen starben viele von ihnen an Lungenentzündung oder Blutgerinnseln in den Beinen, die in die Lungen gelangten.

Leider sind Literaturhinweise oft falsch. Das Jahr der Veröffentlichung, die Seitenzahl oder sogar der Zeitschriftenname können falsch sein. Wenn Sie also nicht bekommen, was Sie gesucht haben, müssen Sie etwas anderes probieren, zum Beispiel die Seitenzahl weglassen und ein Wort aus dem Titel ins Titelfeld eingeben.

Suchanfragen bei PubMed können sehr komplex sein, mit Klammern und Separatoren wie *AND*, *OR* und *NOT* (in Großbuchstaben). Wahrscheinlich brauchen Sie sie nicht, trotzdem möchte ich hier ein Beispiel aus unserem Cochrane-Review »House dust mite control measures for asthma« (siehe Kapitel 2) anführen.[9] Unsere PubMed-Suche sah so aus: (mite* AND asthma*) AND (random* OR control* OR blind*). Das * bedeutet, dass alles akzeptiert wird, was danach kommt, zum Beispiel sowohl *asthma* als auch *asthmatic*.

Diese sehr breit angelegte Suche brachte 2191 Einträge. Wenn Sie kein Forscher sind, möchten Sie die Suche vielleicht auf systematische Übersichtsarbeiten einengen. Dann gehen Sie links zu *Article types* und öffnen *Customize*. Klicken Sie auf der Liste *Systematic reviews* an (denken Sie daran, dass PubMed Ihre Auswahlentscheidungen speichert; wenn Sie also beim nächsten Mal einen anderen Artikeltyp suchen möchten, müssen Sie diese Auswahl rückgängig machen). Dann klicken Sie auf *Show*. Nichts geschieht. Die Zahl der Einträge bleibt gleich. Das ist schlecht programmiert. Damit die Sache funktioniert, müssen Sie links auf *Systematic reviews* klicken. Dann sehen Sie ein Häkchen (✓) und finden nur noch 74 Einträge.

Wie bereits erwähnt, gibt es oft einen Link von der PubMed-Zusammenfassung zum ganzen Artikel und manchmal können Sie den Artikel kostenlos lesen. Wenn nicht, bekommen Sie ihn wahrscheinlich in einer Universitätsbibliothek gebührenfrei. Wenn Sie versuchen, einen Artikel zu öffnen, der nicht frei zugänglich ist, werden Sie aufgefordert, eine Gebühr zu bezahlen, entweder an die Bibliothek, die die Zeitschrift abonniert hat, oder an den Verlag. In der PubMed-Zusammenfassung finden Sie auch Links zu *Similar articles* (ähnliche Artikel), die manchmal sehr interessant sein können.

Das soll Ihnen nur eine Vorstellung von einigen der vielen Funktionen bei PubMed geben. Wenn Sie nach systematischen Reviews suchen, ist es einfacher, Google oder die Cochrane Library zu benutzen.

Medizinische Lehrbücher

Medizinische Lehrbücher sind hilfreich, wenn Sie allgemeine Informationen über Krankheiten suchen und wissen wollen, welche diagnostischen Tests und welche Therapien von Medizinern empfohlen werden. Manchmal genügen diese Informationen. Lehrbücher können Sie nur selten im Internet kostenlos lesen, aber das McMaster Textbook of Internal Medicine (empendium.com/mcmtextbook) ist eine Ausnahme. Da es sich noch im Aufbau befindet, finden Sie vielleicht noch nicht, was Sie suchen, aber ein Versuch lohnt sich. Die Publikation erhält Spenden von Leuten, die nicht mit der Pharmaindustrie verbunden sind. Es verwendet das GRADE-System, um zwischen starken und schwachen Empfehlungen zu unterscheiden.

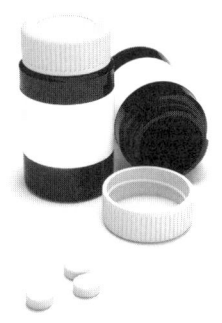

4. Ist der Test notwendig und ist die Diagnose korrekt?

»Die Ärztin hat gesagt, ich hätte ...« Vielleicht hat sie es gesagt, aber die Diagnose könnte falsch sein. Patienten stellen eine Diagnose selten infrage und obwohl Ärzte wissen, dass es diagnostische Unsicherheit gibt, sind sie viel zu zuversichtlich, was ihre eigenen Diagnosen anbelangt. Wissenschaftliche Studien belegen immer wieder, dass Diagnosen viel unzuverlässiger sind, als den Ärzten bewusst ist. Das gilt vor allem in der Psychiatrie.

Da eine Diagnose in der Regel zu einer Therapie führt, ist eine falsche Diagnose meist schädlich. Wenn Patienten wegen einer Krankheit behandelt werden, die sie gar nicht haben, werden sie wahrscheinlich geschädigt.

Umgekehrt kann es schlimme Folgen haben, wenn eine wichtige Diagnose übersehen wird, zum Beispiel Malaria, Meningitis und Streptokokken-Infektionen.

Es ist oft schwierig, die richtige Diagnose zu stellen, aber manchmal braucht man dafür keine diagnostischen Hilfsmittel. Als ich als Rheumatologe arbeitete, kam eine Patientin zu mir, die überall Schmerzen hatte. Es ergab keinen Sinn. Nachdem ich mir ihre Geschichte angehört hatte, lautete meine erste Frage: »Wie ist Ihr Sexleben?« Es war vielleicht etwas kühn, so plötzlich in ihr Intimleben einzudringen, aber ihre Reaktion war unmissverständlich. Sie brach in Tränen aus und war überrascht, dass ich ihren wunden Punkt berührt hatte. Wir waren uns schnell darüber einig, dass sie keinen Rheumatologen brauchte. Ich untersuchte sie nicht und ordnete keine Bluttests oder andere diagnostischen Untersuchungen an. Ich hörte nur zu und ging meinem diagnostischen Verdacht nach; und sie war glücklich damit, obwohl ich ihr nicht helfen konnte, weil ihr Problem nicht in mein Fachgebiet fiel.

Viele Ärzte haben ähnliche Erfahrungen gemacht. Vor allem Hausärzte treffen oft Patienten mit diffusen Symptomen, die keine bestimmte Diagnose nahelegen. Ein gut funktionierendes Hausarztsystem ist Gold wert, weil diese Ärzte ihre Patienten gut kennen und viel besser als Fachärzte beurteilen können, wann diffuse Symptome keine diagnostischen Tests erfordern, weil der Patient immer wieder über sie klagt, wenn er anderweitige Probleme hat, und weil sie keine Anzeichen für eine Krankheit sind.

Zu viele Tests vorzunehmen, ist sehr schädlich, weil das zu Überbehandlungen führen kann. Wenn Ärzte ihre Patienten nicht kennen, neigen sie dazu, zu viele diagnostische Tests anzuordnen. Die Folgen habe ich an anderer Stelle beschrieben[1] und in den USA kann man sie leicht sehen, da es dort sehr wenige Hausärzte gibt und die Gesundheit der Menschen keinen Vorrang hat, weil das System profitorientiert arbeitet. Die USA haben das ineffektivste Gesundheitssystem aller Industrieländer und ihre Bürger haben eine vergleichsweise geringe gesunde Lebenserwartung, obwohl das Land doppelt so viel für die Gesundheitsfürsorge ausgibt wie andere Industrieländer (gemessen in Prozent des Bruttosozialprodukts).

Ein Bericht des Commonwealth Fund analysierte im Jahr 2008 eine Reihe von Maßnahmen im Rahmen der Gesundheitsversorgung und setzte die USA unter 19 Industrieländern auf den letzten Platz.[2] Der Bericht führte die Probleme zu einem großen Teil auf eine schwache Basis von Hausärzten zurück. Eine Studie, die 3075 US-amerikanische Countys miteinander verglich, kam zu dem Ergebnis, dass jede 20-prozentige Zunahme der Hausärztezahl mit einer Senkung der Gesamtsterblichkeit um 6 Prozent einherging.[3]

US-Amerikaner sind nicht nur wegen der extremen Einkommensungleichheit und wegen der verbreiteten Armut gesundheitlich benachteiligt. Die Nachteile sind auch bei denjenigen zu sehen, die krankenversichert sind, ein College besucht haben, ein höheres Einkommen haben und gesund leben. Es ist sehr wahrscheinlich, dass dies in erheblichem Ausmaß auf zu viele Tests, Diagnosen und Behandlungen zurückzuführen ist.

Was Todesfälle durch Behandlungsfehler anbelangt, schneiden die USA ebenfalls schlecht ab. In den Industrieländern ist die Zahl dieser Todesfälle innerhalb von fünf Jahren um 16 Prozent gesunken; in den USA nur um 4 Prozent.[4] Großbritannien wird den USA immer ähnlicher, weil die Gesundheitsfürsorge immer stärker privatisiert wird. Die gesunde Lebenserwartung ist in Großbritannien niedriger als in den meisten anderen europäischen Ländern und die Häufigkeit chronischer Erkrankungen und Invalidität liegt zwischen der in den USA und im Rest Europas.[5]

Arztbesuche

Aus alledem folgt, dass Sie Ihren Hausarzt normalerweise nicht überreden sollten, Sie an einen Facharzt zu überweisen, wenn Ihr Arzt es nicht für notwendig hält.

Da diagnostische Tests so oft schädlich sind, sollten Sie Ihren Arzt offen fragen, warum er einen bestimmten Test für erforderlich hält, vor allem dann, wenn Sie Zweifel daran haben. Spielt es für Ihre Prognose eine Rolle, ob der Test vorgenommen wird oder nicht? Wäre Ihre Therapie ohne den Test die Gleiche (wenn ja, wäre der Test wohl kaum notwendig)? Könnte es ratsam sein, auf den Test zu verzichten und abzuwarten, weil Ihre Beschwerden nicht ernst sind und vielleicht ohne Behandlung verschwinden?

Einmal bat mich ein Chefarzt, bei einem Alkoholiker eine Leberbiopsie vorzunehmen. Als ich nach dem Grund fragte, erfuhr ich, dass der Patient möglicherweise mit dem Trinken aufhören werde, wenn die Biopsie eine Fettleber oder eine Leberzirrhose nachweisen sollte. Ich hielt es für sehr unwahrscheinlich, dass eine Biopsie eine derartige Wirkung haben könne, und überlegte, ob es Beweise dafür gebe. Da eine Leberbiopsie keine Kleinigkeit ist – wie zum Beispiel eine Blutentnahme aus einer peripheren Vene –, beschloss ich, mich strikt an unsere Leitlinien für Einwilligungen nach erfolgter Aufklärung zu halten. Sie verlangen, dass der Patient auch über mögliche Schäden unterrichtet werden muss, besonders wenn diese erheblich sind.

Also sagte ich ihm zunächst, die Biopsie könne schmerzhaft sein. Das sei jedoch kein großes Problem, weil wir ihm in diesem Fall ein morphinähnliches Medikament geben würden. Er bekam sofort Angst. Dann fügte ich hinzu, es könne zu einer Blutung im Unterleib kommen, die bei etwa einem von 200 Patienten eine Bluttransfusion notwendig mache. Ich hätte daher bereits einige Blutkonserven angefordert, nur für den Fall der Fälle. Seine Angst war nun groß. Zum Schluss erklärte ich ihm, dass einer von 5000 Patienten nach einer Leberbiopsie sterbe. Totenstille. Der Patient stellte keine einzige Frage.

Ich legte einen Termin für die Biopsie am selben Tag fest, sah den Patienten jedoch nie wieder. Er flüchtete unauffällig und ich war der Meinung, mein Bestes getan zu haben.

Als AIDS eine neue Krankheit war, wussten die Ärzte oft nicht, wonach sie suchen sollten, wenn Patienten in einer schlechten Verfassung aufgenommen wurden. Sie ordneten enorm viele diagnostische Tests an und ich beschloss herauszufinden, welche therapeutischen Konsequenzen das hatte. Ich arbeitete die umfangreichen Akten der ersten 33 verstorbenen Patienten auf unserer Station durch.[6] Unter anderem stellten wir fest, dass die vielen Leberbiopsien völlig nutzlos gewesen waren und dass man sie nur deshalb vorgenommen hatte, weil viele Ärzte Spezialisten für Leberkrankheiten waren und daher routinemäßig Leberbiopsien vornahmen.

Ärzte werden für die Leistungen bezahlt, die sie anbieten. Je mehr Tests sie anordnen, desto mehr verdienen sie also. Manchmal profitieren sie auch von Tests, die woanders durchgeführt werden, zum Beispiel wenn sie an Einrichtungen beteiligt sind, die Computertomografien oder Ultraschalluntersuchungen vornehmen. Es fällt einem schwer, Fragen zu stellen, die den Arzt verärgern könnten, aber Sie sollten an sich selbst denken. Immerhin ist der Arzt dafür da, Ihnen zu helfen. Wenn er einen Test anordnet, der Ihnen teuer vorkommt, dürfen Sie fragen, was er kostet, ob es einen billigeren Test gibt und was der Arzt an dem Test verdient. Sie dürfen auch fragen, ob er Geld oder andere Vorteile von der Pharmaindustrie empfängt, ob er Anteile an einem Unternehmen besitzt oder ob ihn Pharmaverkäufer besuchen. Wenn solch berechtigte Fragen Ihrem Arzt peinlich sind oder wenn er daraufhin wütend oder abwehrend reagiert, sollten Sie einen anderen Arzt aufsuchen.

Sie können noch viel mehr tun.[1] Zum Beispiel können Sie zunächst mit Google eine Leitlinie suchen. Darauf komme ich gleich zurück. Nehmen Sie keine Medikamente ein, die nicht unbedingt notwendig sind – was selten vorkommt –, und denken Sie daran, dass Sie selbst entscheiden, ob Sie ein Medikament brauchen, nicht Ihr Arzt, der nicht unter den schädlichen Nebenwirkungen leiden wird und sie vielleicht nicht einmal kennt.

Fragen Sie, ob es außer den Medikamenten noch andere Möglichkeiten gibt und ob Sie auch ohne Behandlung gesund oder weitgehend gesund werden. Und denken Sie daran, dass sehr, sehr wenige Patienten von den Medikamenten profitieren, die sie einnehmen.[1] Wenn ein Medikament 10 Prozent der Patienten ein wenig hilft, was sehr häufig vorkommt, profitieren neun von zehn nicht davon; und wenn es 1 Prozent hilft – was ebenfalls sehr oft vorkommt, weil wir so viele Medikamente gegen leichten Bluthochdruck und einen leicht erhöhten Blutzucker- oder Cholesterinspiegel einnehmen –, profitieren 99 von 100 nicht davon.

Fragen Sie, ob es billigere Medikamente gibt als das, welches Ihr Arzt vorschlägt. Bestechung ist weit verbreitet und selbst in Ländern mit wenig Korruption kommt es vor, dass Ärzte illegal für jeden Patienten bezahlt werden, dem sie ein teures Medikament verschreiben.

Mir ist klar, dass nur wenige Gesunde und Kranke sich befähigt fühlen, mit ihrem Arzt über Tests zu diskutieren. Aber jeder kann einfache und vernünftige Fragen stellen. Wenn Sie mit Antworten wie »Das machen wir in solchen Situationen immer so.« abgespeist werden, können Sie nach wissenschaftlich fundierten Beweisen fragen, obwohl Sie wahrscheinlich keine vernünftige Antwort darauf bekommen werden. Ärzte wissen sehr wenig über diagnostische Tests und haben meist keine Ahnung, wie oft ein Test bei Patienten wie Ihnen ein korrektes oder ein falsches Ergebnis liefert. Damit will ich meine Kollegen nicht kritisieren. Es gilt auch für mich. Wir können unmöglich bei allem, was wir tun, die genauen Hintergründe kennen, vor allem nicht, wenn es um diagnostische Tests geht.

Zu viel Vertrauen in die Diagnose

Wenn Tests zu einer bestimmten Diagnose führen, vertrauen wir meist darauf, dass sie richtig ist. Ein Grund dafür ist, dass Ärzte mit Ungewissheit schlecht umgehen können. Ziemlich viele diagnostische Tests sind jedoch unklar, das heißt weder eindeutig positiv noch eindeutig negativ. Das gilt auch für Krebs. Dennoch erklären die Ärzte fast immer, der Patient leide an Krebs oder er leide nicht an Krebs. Sie sagen nicht: »Ich weiß es nicht.« Einmal habe ich einen Pathologen gefragt, warum das so sei, und er antwortete, Kliniker könnten Ungewissheit nicht ertragen, sie könnten nicht aufgrund eines »Vielleicht« handeln.[7]

Diese Schwarz-Weiß-Tradition bestärkt die falsche Vorstellung, diagnostische Tests seien meist genau und eindeutig. Den Patienten – und vielen Ärzten – ist nicht klar, dass fast alle Testergebnisse in einem Kontinuum zwischen »eindeutig gesund« und »eindeutig krank« liegen und dass die Grauzone in der Mitte ziemlich groß sein kann.

Wir müssen entscheiden, wo wir die Grenze innerhalb dieser Grauzone ziehen: auf der einen Seite Menschen, die wir für krank erklären, und auf der anderen Seite Menschen, die wir für gesund erklären. Doch einerlei, wo wir diese Unterteilung vornehmen, einige derjenigen, die für krank erklärt werden, sind gesund – und umgekehrt. Da wir einen Tumor nicht übersehen wollen, neigen wir dazu, das Etikett »Krebs« auch bei Zellveränderungen in einem Zwischenstadium zu verwenden, obwohl einige von ihnen kein Krebs sind und andere sich spontan zurückbilden.

Wenn ein Patient Sodbrennen hat und eine Magenspiegelung ein Geschwür im Zwölffingerdarm (dem obersten Teil des Dünndarms) zeigt, akzeptieren wir dieses Ergebnis und behandeln den Patienten. Doch wie oft ist die Diagnose falsch und wie oft übersehen wir ein Geschwür? Das ist schwer zu sagen, weil es keinen exakten Maßstab dafür gibt, aber wir bekommen davon eine Vorstellung, wenn wir zwei Ärzte unabhängig voneinander beim selben Patienten eine Magenspiegelung vornehmen lassen.

In einer Studie dieser Art stimmten die Ärzte bei den meisten untersuchten Patienten darin überein, dass sie kein Geschwür hatten.[8] Sie waren sich auch darüber einig, dass zehn Patienten ein Geschwür hatten. Doch in 14 Fällen fand nur einer der Ärzte ein Geschwür. Das heißt, die Zahl der Patienten verdoppelte sich beinahe, als man die Patienten von zwei Ärzten untersuchen ließ anstatt von einem. Wie wissen nicht, wie viele Patienten tatsächlich an einem Geschwür litten. Geschwüre sind nicht so objektiv, wie die Leute glauben. Narben von früheren Geschwüren können beispielsweise aktiven Geschwüren ähneln.

Solche Diskrepanzen sind in der klinischen Medizin keineswegs ungewöhnlich. Die Redensart, ein Gesunder sei ein Mensch, den nicht genügend Ärzte untersucht hätten, geht auf diese »beobachterbedingte Variabilität« zurück.

Bei Laborwerten legen wir oft einen sogenannten Normbereich fest. Er ist der Bereich, in den 95 Prozent aller Ergebnisse fallen, wenn eine große Gruppe gesunder Menschen getestet wird. Das heißt, dass 2,5 Prozent der Gesunden einen Wert unter dem Normbereich und 2,5 Prozent einen Wert über dem Normbereich aufweisen. Genau genommen ist es falsch, von einem Normbereich zu sprechen, weil Menschen mit Werten knapp außerhalb dieses Bereichs ebenfalls normal sind. Es ist daher besser, den Bereich als Referenzintervall zu bezeichnen.

Wenn ein Gesunder 20 Bluttests unterzogen wird und wir annehmen, dass diese voneinander unabhängig sind, beträgt die Wahrscheinlichkeit für mindestens ein abnormes Ergebnis $1 - 0{,}95^{20} = 0{,}64$ oder 64 Prozent. Wir könnten eine normale Person also auch als einen Menschen definieren, der zu wenigen Labortests unterzogen wurde.

Wer sich regelmäßig untersuchen lässt, um »auf der sicheren Seite« zu sein, befindet sich daher kaum auf der sicheren Seite. Es ist eher wahrscheinlich, dass diese Tests Ihnen schaden. Das werde ich in Kapitel 7 näher erläutern.

Wenn es darum geht, Gesunde krank zu machen, sind Fragebögen am schlimmsten. Sie werden in der Psychiatrie häufig benutzt und die Fragen sind so weit gefasst und vage, dass fast jeder Mensch mindestens eine psychiatrische Diagnose erhalten kann, wenn er genügend diagnostische Fragebögen ausfüllt.[9]

Wenn wir herausfinden wollen, ob ein bestimmter diagnostischer Test mehr nützt als schadet, ist die beste Methode eine randomisierte Studie, in der die Hälfte der Patienten getestet wird und die andere Hälfte nicht. Da wir Patienten auf der Grundlage unseres Wissens über sie behandeln, werden die beiden Gruppen wahrscheinlich nicht die gleiche Therapie erhalten, und genau darum geht es bei solchen Studien.

Diagnostische Tests werden meist anders analysiert als randomisierte Studien. Das führt zu vielen Problemen, die es meiner Meinung nach nicht wert sind, in diesem Buch erörtert zu werden. Es ist kompliziert und Sie brauchen dieses Wissen wahrscheinlich nicht.

Aber Sie profitieren vielleicht von einer kurzen Einführung in dieses Thema. Eine Methode besteht darin, Wahrscheinlichkeitsverhältnisse zu benutzen. Sie haben den Verdacht, dass ein Patient wegen seiner Symptome an einer bestimmten Krankheit leidet. Diese Vermutung entspricht einer subjektiven Wahrscheinlichkeit für das Vorhandensein der Krankheit. Dann testen wir den Patienten auf diese Krankheit. Ist das Ergebnis positiv, steigt die Wahrscheinlichkeit dafür, dass der Patient krank ist. Ist es negativ, sinkt die Wahrscheinlichkeit. Aber wir reden nur von Wahrscheinlichkeiten. Wir wissen nicht mit Gewissheit, ob der Patient an der Krankheit leidet oder nicht.

Die A-priori-Wahrscheinlichkeit für eine Krankheit ist immer wichtig. Wenn Sie Fieber haben, ist die Wahrscheinlichkeit dafür, dass Sie Malaria haben, winzig, falls Sie in Europa leben; aber sie kann beträchtlich sein, falls Sie in einem malariaverseuchten Gebiet in Afrika leben. Das Ergebnis eines diagnostischen Tests muss daher immer in Verbindung mit anderen Faktoren beurteilt werden, die für einen bestimmten Patienten relevant sind. Malaria ist dabei eine Besonderheit, denn was Sie unter einem Mikroskop erkennen können, ist sehr aufschlussreich. Wenn Sie Parasiten in den roten Blutkörperchen sehen und Sie dafür ausgebildet wurden, sie zu entdecken, wissen Sie, dass dieser Patient an Malaria erkrankt ist, selbst wenn er Europäer ist und Europa nie verlassen hat. Aber es kommt äußerst selten vor, dass wir uns zu 100 Prozent auf einen positiven Test verlassen können.

In Kapitel 7 erfahren Sie mehr über die Bedeutung der A-priori-Wahrscheinlichkeit für eine Krankheit im Zusammenhang mit Vorsorgeuntersuchungen. Dieses Thema verwirrt die meisten Menschen und selbst die meisten Ärzte verstehen die grundlegenden Fakten falsch.

Brustschmerzen bei körperlicher Belastung

Ein Anwalt in New York bekam Schmerzen in der Brust, wenn er Sport trieb. Er ging zu seinem Internisten, der einen Stresstest mit Echokardiogramm (eine Ultraschalluntersuchung der Herzens) anordnete.[10] Der Befund war unauffällig, aber der Ärger kam später, als der Anwalt vom Krankenhaus eine Rechnung über 8000 Dollar für diesen Test erhielt. Obwohl er eine vorzügliche Versicherung hatte, sollte er 2000 Dollar selbst bezahlen. Er weigerte sich, als er herausfand, dass andere Krankenhäuser für den gleichen Test zwischen 1200 und 6000 Dollar verlangten. Nach langem Hin und Her verzichtete das Krankenhaus auf seine Forderung.

Die US-Amerikaner sind stolz auf ihre Freiheit, doch diese schließt auch die Freiheit ein, den leidenden Nächsten auszubeuten, so gut es geht. Wir haben es hier mit Gier im Extrem zu tun. Die Hälfte der Weltbevölkerung verdient weniger als 4000 Dollar im Jahr.

Viele Ärzte nehmen solche Tests vor, weil sie glauben, sie seien nützlich. Die entscheidende Frage lautet daher: Ist dieser Test notwendig?

Alle Ärzte wissen über solche Brustschmerzen beim Sport Bescheid. Wir nennen sie Angina pectoris (»Brustenge«) oder einfach Angina. Die Ursache ist eine verringerte Durchblutung des Herzmuskels, die fast immer die Folge einer Arteriosklerose der Herzkranzgefäße ist. Das war sehr wahrscheinlich bei dem Anwalt der Fall, obwohl das Testergebnis normal war. Mit Medikamenten kann man die Symptome lindern. Die meisten Menschen haben schon von Nitroglyzerin gehört, einem Bestanteil von Dynamit, der aber auch gegen Angina verwendet wird. Heute empfehlen die Leitlinien einen Betablocker oder einen Kalziumkanalblocker als Erstbehandlung (googeln Sie dazu *Angina pectoris Therapie* oder *Behandlung* und lesen Sie die NICE-Guidelines (die Leitlinien des britischen National Institute for Health and Care Excellence).

Ein weiterer Test für Menschen mit Brustschmerzen ist die Koronarangiografie. Man schiebt einen Katheter in die Leistenarterie und von dort aus Richtung Herz. Mithilfe eines Kontrastmittels kann man dann eine Röntgenaufnahme der Herzkranzgefäße machen. Einmal diskutierte ich mit Kollegen in den USA über klinische Fälle und sie berichteten mir von einem Patienten, der Brustschmerzen bekam, wenn er bergauf lief. Deshalb wurde bei ihm eine Koronarangiografie vorgenommen. Ich kritisierte das und fragte, warum sie ihn nicht ohne den Test behandelt hätten. Sie erwiderten, wenn die Herzkranzgefäße zu eng seien, könne man sie mit einem oder mehr Stents weiten.

Das wirft eine Reihe von interessanten Fragen auf. Wie gut ist ein Belastungstest, wenn man feststellen will, ob der Patient an Angina leidet? Wie gut ist die Ultraschalluntersuchung? Wurde sie womöglich aus anderen Gründen vorgenommen?

Wenn wir bereits wissen, dass ein Patient an Angina leidet – sie ist ja als Brustschmerz während einer körperlichen Belastung definiert –, brauchen wir meiner Meinung nach keinen Belastungstest. Der Patient hat ja den Test bereits selbst vorgenommen, indem er lief, warum also sollte er den Test in einer Klinik auf einem Laufband oder Ergometer wiederholen? Und wenn dieser Test negativ ausfallen sollte, wäre er falsch negativ, da wir bereits vorher wussten, dass der Patient an Angina leidet.

Leitlinien oder Webseiten von Ärzteorganisationen sind oft ein guter Anfang, wenn wir die Begründung für medizinische Maßnahmen suchen. Wenn Sie *angina* googeln, finden Sie auf der Homepage der American Heart Association eine Definition.[11] Was den Belastungstest betrifft, heißt es dort, er könne »zeigen, ob die Blutversorgung in den Arterien, die zum Herzen führen, reduziert ist«. Das könne man mithilfe eines Elektrokardiogramms (EKG) während des Tests feststellen. Aber wie hoch ist die Wahrscheinlichkeit, dass die Brustschmerzen eine andere Ursache haben? Sie ist sehr gering.

Als Nächstes probierte ich *stress exercise test cochrane* und fand einen Hinweis auf einen Cochrane-Review. Aber laut Zusammenfassung geht es darin um einen Test auf das Risiko für eine Erkrankung der Herzkranzgefäße bei chronisch Nierenkranken. Das suchte ich nicht.

Ein anderer Eintrag sah brauchbarer aus. Es war eine systematische Übersichtsarbeit und Metaanalyse von prospektiven Studien über die Genauigkeit von Belastungstests bei koronarer Arterienkrankheit (CAD).[12] Die Autoren bezogen Studien ein, die »eine repräsentative Stichprobe von Patienten über 18 Jahren [untersuchten], deren Symptome auf CAD hindeuteten (zum Beispiel Brustschmerzen oder Atemnot) oder die zwar symptomlos waren, aber Risikofaktoren für CAD aufwiesen (zum Beispiel Diabetes mellitus, Bluthochdruck)«.

Der Google-Link führte zu einem Abschnitt über die Methoden, nicht zum Original, sondern zu einer Kopie, die von Medscape veröffentlicht worden war. Wenn Sie auf »Abstract and Introduction« klicken, werden Sie aufgefordert, sich kostenlos bei Medscape zu registrieren, um den Artikel lesen zu können.

Das ist einfach, aber es gibt einen schnelleren Weg. Gehen Sie einen Schritt zurück zum Abschnitt über die Methoden, wo Sie oben die vollständigen Angaben zu dem Artikel finden. Öffnen Sie ein neues Fenster in Ihrem Browser und gehen Sie zu PubMed: ncbi.nlm.nih.gov/pubmed, dann zu *PubMed Tools* und *Single Citation Matcher*. Geben Sie ein paar Details aus dem Quellenverweis ein, zum Beispiel *Int J Clin Pract* im Feld *Journal*, *2012* im Feld *Date* und *477* im Feld *First page*. Klicken Sie dann auf *Search* und die Zusammenfassung erscheint.

Es ist oft schwer zu entscheiden, wann man aufhören soll. Genügt es, die Zusammenfassung zu lesen? Zusammenfassungen können irreführend sein, aber bisweilen reichen sie aus. Also schauen wir sie uns an.

»HINTERGRUND: Stresstests sind eine nicht-invasive, weniger teure Methode der Risikoabschätzung für eine koronare Arterienkrankheit vor der koronaren Angiografie. Ein negativer Belastungstest kann die Angiografie sogar unnötig machen.« Das sieht so weit vielversprechend aus.

Unter METHODEN UND ERGEBNISSE erwähnen die Autoren, dass sie die Literatur systematisch durchsucht hätten, um die diagnostische Genauigkeit von Belastungstests auf eine koronare Arterienkrankheit zu bestimmen. Der Goldstandard sei die Angiografie. Das sieht sehr gut aus.

Die Autoren analysierten 34 Studien mit insgesamt 3352 Teilnehmern. Das ist eine sehr große Stichprobe für eine Studie über die Genauigkeit eines diagnostischen Tests. Sie berichteten, dass Ultraschalluntersuchungen auf dem Fahrradergometer besser abgeschnitten hätten als solche Tests auf dem Laufband. Beide seien besser als ein EKG auf dem Fahrrad oder Laufband. Das belegten sie mit Wahrscheinlichkeitsverhältnissen (WV). Ein positives WV von 11 für die Ultraschalluntersuchung auf dem Fahrrad bedeutet, dass der Test bei Menschen mit CAD 11 Mal so oft ein positives Ergebnis zeigt wie bei Menschen ohne CAD. Umgekehrt bedeutet ein WV von 0,2, dass der Test bei Menschen mit CAD fünf Mal seltener zu einem negativen Resultat führt als bei Menschen ohne CAD.

Der Link zum vollständigen Artikel befindet sich rechts von der PubMed-Zusammenfassung und ist frei zugänglich. Eine Frage sollten Sie immer stellen: Waren die Patienten, die an den Studien teilnahmen, dem Anwalt (oder Ihnen) ähnlich? Im Abschnitt »Methoden« bei Medscape haben Sie bereits gesehen, dass sie nicht ähnlich waren, weil einige von ihnen keine Angina-Symptome hatten, sondern nur Risikofaktoren für eine koronare Arterienkrankheit.

Es gibt weitere Gründe dafür, dass dieser gute Review Ihnen vielleicht nicht die Antworten liefert, die Sie suchen. In ihrer Zusammenfassung erklären die Autoren, ein Belastungstest sei nützlicher, um CAD auszuschließen, aber weniger brauchbar, um sie zu bestätigen. Das deutet darauf hin, dass der Test manchen Patienten eine teurere Angiografie ersparen kann. Doch im Artikel selbst behaupten die Autoren das genaue Gegenteil: Stresstests seien wahrscheinlich nützlicher, um CAD zu bestätigen. Was ist nun richtig?

Trotz dieser Probleme können wir meiner Meinung nach eine nützliche Schlussfolgerung ziehen, wenn wir den Artikel lesen. Die Autoren schreiben, dass nur 8 von 34 Studien für den Referenzstandard und den Test verblindet waren. Die wichtigste Vorkehrung, die es gibt, ist die Verblindung der Prüfärzte. Wenn sie nicht verblindet sind, besteht die Gefahr, dass sie gesellschaftlich erwünschte Ergebnisse berichten und dass sie bei einer Verblindung etwas anderes berichtet hätten. Deshalb haben die Studien wahrscheinlich die Genauigkeit des Tests übertrieben. Dennoch sind die scheinbar beeindruckenden Wahrscheinlichkeitsverhältnisse nicht sonderlich eindrucksvoll, wenn wir uns besser verständliche Zahlen ansehen. Die mittlere CAD-Prävalenz bei Männern betrug in den Studien 62 Prozent. Vor dem Test lag also das Risiko eines Mannes, an CAD zu leiden, bei 62 Prozent. Ein positiver Belastungstest erhöht sein Risiko, CAD zu haben, auf 82 Prozent und ein negativer Test senkt das Risiko auf 37 Prozent. Mehr noch, unser Patient gehört nicht in eine Gruppe, in der 62 Prozent an CAD erkrankt sind; er gehört in eine Gruppe, in der fast alle an CAD leiden, sodass ein positives Testergebnis dem, was wir bereits wussten, nicht viel hinzufügen würde.

Im Diskussionsteil beschreiben die Autoren eine US-amerikanische Studie, die zeigte, dass 41 Prozent der Patienten mit einem positiven Belastungstestresultat einer Angiografie zufolge an CAD litten, während 35 Prozent derjenigen, die sich keinem Test unterzogen, an CAD erkrankt waren. Dieses deprimierende Ergebnis belegt, dass Belastungstests zur Vorsorge – zum Beispiel bei einem regelmäßigen Gesundheitscheck – sehr schlechte Resultate liefern würden.

Die Autoren schreiben, vor einer Angiografie sei eine bessere Risikoabschätzung notwendig. Das mag sein. Aber vielleicht hätten sie besser zu der Schlussfolgerung kommen sollen, dass Belastungstests nichts nützen. Klinikern fällt es sehr schwer einzuräumen, dass eines ihrer üblichen Verfahren im Grunde nicht hilfreich ist. Sie versuchen, diese unangenehme Schlussfolgerung zu vermeiden, indem sie fordern, dieses oder jenes zu verbessern. Oder indem sie weitere Studien verlangen – das ist einer der am häufigsten missbrauchten Sätze in der Medizinforschung. Wir brauchen sehr oft keine weitere Forschung, sondern Kliniker, die den Mut haben, aus dem, was sie sehen, die richtigen Schlüsse zu ziehen.

Die entscheidende Frage lautet: Gibt es Studien, die das klinische Ergebnis bei Anginapatienten, die ohne vorherigen Belastungstest oder Angiografie behandelt wurden, mit Patienten vergleichen, die sich vor der Behandlung einem Test unterzogen haben? Solche Studien würden uns die Antwort geben, nach der wir suchen.

Sie könnten bei PubMed nach »*exercise stress test*« suchen. Die Anführungszeichen sind wichtig. Als ich suchte, erhielt ich ohne sie 89 087 Ergebnisse und mit ihnen nur 1251. Gehen Sie links zu *Article types*, *Cus-*

tomize, klicken Sie auf *Randomized Controlled Trial* und *Systematic Reviews*, sodass die Häkchen (✓) erscheinen.

Ich bekam 105 Titel angezeigt, die ich innerhalb von sechs Minuten überfliegen konnte. Die meisten hatten etwas mit Medikamenten zu tun und kein einziger war relevant.

Da Cochrane-Reviews in den PubMed-Katalog aufgenommen werden, ist es sehr unwahrscheinlich, dass uns etwas entgangen ist, weil wir nicht in der Cochrane Library gesucht haben. Doch um des Beispiels willen gehen wir zu cochranelibrary.com, *Cochrane Reviews*, *Search Reviews (CDSR)*, *Browse by Topic*, und finden *Heart & circulation*. Es gibt 57 Reviews in der Kategorie *Myocardial ischemia/coronary disease*, die man in weniger als fünf Minuten überfliegen kann. Wenn man die Kategorie öffnet, stellt sich heraus, dass es nur sieben relevante Reviews über Angina zu prüfen gibt.

Es gibt unter *Heart & circulation* auch eine Kategorie namens *Nonspecific chest pain*, die nicht relevant ist, weil der Anwalt spezifische Brustschmerzen hatte.

Wir bleiben also ohne klare Antwort. Vielleicht vereinfache ich zu sehr, außerdem bin ich kein Kardiologe, aber nach alledem finde ich, dass es sich nicht lohnt, die Sache weiterzuverfolgen. Ich bin nicht davon überzeugt, dass ein Patient mit typischen Angina-Symptomen wie unser Anwalt irgendeinen Test braucht. Man sollte ihn und vergleichbare Patienten einfach behandeln und jedes Mal bis zu 8000 US-Dollar einsparen.

Nun möchte ich Ihnen meine eigene Geschichte erzählen, die die diagnostischen Schwierigkeiten in diesem Fachgebiet illustriert und zeigt, wie schwierig die medizinische Praxis sein kann.

Im Jahr 2010, im Alter von 60 Jahren, lief ich ziemlich flott in einer Fünf-Kilometer-Staffel und hatte nach vier Kilometern ein seltsames, unangenehmes Gefühl in der Brust, das mich am Weiterlaufen hinderte. Da ich nie Herzprobleme gehabt hatte und bei mir keine Risikofaktoren für eine Herzkrankheit vorlagen, war ich überrascht. Nach einer kurzen Pause lief ich weiter, doch Herzrhythmusstörungen und das erwähnte seltsame Gefühl zwangen mich, den Lauf abzubrechen.

Ein paar Tage später nahm ein Kollege bei mir ein Echokardiogramm vor, während ich auf einer Liege ruhte. Das Ergebnis war normal. Aber die Symptome kehrten zurück, wenn ich lief, mit einem schnellen regelmäßigen Puls um 200. Nach einem oder zwei Kilometern wurde der Puls schnell und unregelmäßig. Ich bekam ihn in den Griff, wenn ich mein Tempo verringerte. Dadurch verhinderte ich weitere Probleme auf der restlichen Laufstrecke. Doch im Laufe einiger Monate ging es mir schlechter. Manchmal war es so schlimm, dass ich nach Hause gehen musste, weil jeder Versuch weiterzulaufen, erneut Rhythmusstörungen auslöste. Ich hatte nie Schmerzen in der Brust, aber das seltsame Gefühl, das ich oben beschrieben habe, ist eines der Symptome für Angina.

Schließlich ließ ich mich untersuchen. Ein Herzmonitor zeigte gelegentlich eine Sinustachykardie, während ich schlief. Es handelte sich wahrscheinlich um ein Vorhofflimmern und vier Phasen von Kammertachykardie, die mir ein wenig Sorgen machten. Der Belastungstest war eindeutig positiv, sogar wenn ich ziemlich langsam, ohne mich anzustrengen und ohne Symptome auf dem Laufband lief. Ich wusste damals nicht, wie unzuverlässig Belastungstests sind. Da ich Arzt war und einige Zeit in einer kardiologischen Intensivstation gearbeitet hatte, nahm ich an, dass ein Belastungstest recht zuverlässig sei.

Ich hatte keinerlei Zweifel daran, dass ich an einer koronaren Herzkrankheit litt, obwohl ich jahrelang verschiedene Sportarten genossen hatte und keine Risikofaktoren vorlagen. Man riet mir, täglich eine kleine Dosis Aspirin einzunehmen, doch nachdem ich die Begründungen dafür geprüft hatte, lehnte ich das ab.

Wie würden Sie vorgehen, um herauszufinden, ob Sie Aspirin einnehmen sollen? Überlegen Sie bitte, bevor Sie weiterlesen, starten Sie einen Suchlauf und schauen Sie, was Sie finden.

Da meine Symptome und die Ergebnisse der Herzüberwachung sowie der Belastungstest sehr gut zusammenpassten, zweifelte niemand daran, dass ich an einer koronaren Herzkrankheit litt, die eine der häufigsten Todesursachen ist.

Ich brauchte eine Weile, um mich an meine neue Situation zu gewöhnen. Ich las mehrere Reviews durch und informierte mich darüber, wie stark mein Sterberisiko plötzlich gestiegen war. Vielleicht halten Sie das für etwas masochistisch, aber ich will eben immer so viel wie möglich über alles wissen. Mir war, als hätte ich meine übliche Lebenseinstellung – »Mach dir keine Sorgen, sei glücklich!« – verloren und befände mich nun im Vorzimmer zur Hölle, jedenfalls bis ich mich an meine neue Lage gewöhnt hatte.

Man legte mich in ein Krankenhausbett neben einen jungen Mann, dessen Herzkranzgefäße wegen einer Erbkrankheit verstopft waren und dessen Vater sehr jung gestorben war. Er tat mir sehr leid, aber ich tat mir auch ein wenig leid. Solche Leute waren jetzt also meine neuen Gefährten? Das ist einer der vielen unangenehmen Aspekte eines Krankenhausaufenthalts. Man befindet sich nicht mehr in Gesellschaft gesunder, sondern kranker Menschen. Wir sollten möglichst wenig Zeit in Krankenhäusern verbringen, weil das unser Selbstvertrauen nicht fördert.

Am nächsten Tag sollten mir einer oder mehrere Stents in meine arteriosklerotischen Arterien eingesetzt werden. Ich bin heute noch überrascht, dass ich mich damit einverstanden erklärt hatte. Alles geschah so schnell, dass ich zu wenig Zeit hatte, um nachzudenken. Ich wusste, dass Bypass-Operationen an den Herzkranzgefäßen das Leben nicht verlängern; sie lindern nur die Symptome. Deshalb dachte ich, mit Stents sei es nicht anders, und mir gefiel der Gedanke nicht, dass man Röhren in meine Herzkranzarterien schieben wollte. Zudem waren meine Beschwerden gering. Ich hatte keine Probleme, wenn ich Tennis spielte, und ich konnte das Laufen aufgeben und stattdessen Rad fahren.

Warum fand ich mich mit den Stents ab? Ich weiß es nicht. Ich hätte zuerst die wissenschaftlichen Befunde studieren sollen.

Da lag ich nun auf der Liege mit einem Katheter in der Lende und wartete auf das Unvermeidliche. Ich würde meine wundervolle freie Welt verlassen und mich in die Welt der Kranken und Abhängigen begeben, deren Schicksal es ist, zu früh zu sterben. Ich würde nie mehr derselbe sein.

Dann sagte der Kardiologe: »Dreh den Monitor so, dass Peter die Arterien sehen kann.« Ich war verblüfft. Meine Herzarterien waren glatt, ohne eine Spur von Arteriosklerose. Sie hätten einem meiner Medizinstudenten gehören können.

Was in aller Welt war das? Vielleicht werde ich es nie wissen. Mein Kardiologe sagte, es sei eine falsch positive Diagnose gewesen, und empfahl mir weiterzulaufen, so gut meine Symptome es zuließen. Ich stimmte ihm zu. Und ich fragte den Kardiologen, der mich dem Belastungstest unterzogen hatte, welche Erklärung er für diesen Befund habe. Er hatte keine. Wir alle wussten, dass es einige seltene Krankheiten gibt, bei denen Krämpfe in den Arterien auftreten, und ich nahm an, dass dies bei mir der Fall war. Da der positive Belastungstest keine Rhythmusstörungen gezeigt hatte, könnte das der Grund sein.

Ich laufe immer noch, mehr denn je. Manchmal jeden Tag in der Woche acht Kilometer mit meiner Frau, die Halbmarathons läuft, für die ich zu faul bin. Wenn wir zu schnell laufen und ich Unbehagen mit Rhythmusstörungen in der Brust spüre, mache ich ein paar Sekunden Pause. Mir geht es viel besser als 2010, was beweist, dass es mit uns nicht unbedingt bergab geht – es kann auf aufwärts gehen.

Gute Ärzte werden mit der Zeit immer bescheidener, weil ihnen klar wird, dass viele Patienten nicht dem entsprechen, was in den Lehrbüchern steht. Schlechte Ärzte werden hingegen immer arroganter.

Ich hatte Glück, weil mich gute Ärzte betreuten.

Haben Sie herausgefunden, wie Sie nach der Wirkung von Aspirin suchen können, und haben Sie etwas Nützliches gefunden? Es ist nicht einfach. Da Aspirin aus vielen Gründen eingenommen wird, müssen wir uns auf Herzkrankheiten konzentrieren. War es als Therapie oder zur Vorbeugung bestimmt? Ich denke, zur Vorbeugung, weil Aspirin das Risiko für Blutgerinnsel senkt und daher Patienten empfohlen wird, die einen Herzanfall hatten.

Sie können versuchen, *aspirin heart cochrane* zu googeln. Ich weiß nicht mehr, was ich 2010 getan habe, aber als ich dieses Buch schrieb, suchte ich nach diesen Stichwörtern. Wenn Sie nach *aspirin coronary cochrane* gesucht haben, waren die beiden ersten Einträge die Gleichen.

Der erste Eintrag war ein Cochrane-Review über Aspirin zur Vorbeugung gegen die koronare Herzkrankheit.[13] Nicht unmittelbar relevant, weil ich geglaubt hatte, bereits erkrankt zu sein, wenn auch nicht schwer. Was ich wirklich verhindern wollte, war ein Herzinfarkt, darum war der Review vielleicht doch interessant. Wie sich herausstellte, handelte es sich nur um einen Plan für einen Cochrane-Review. Da er aus dem Jahr 2004 stammte, sollte der Review längst abgeschlossen und veröffentlicht worden sein. Deshalb schrieb ich der Cochrane-Review-Group (die gleich unter dem Titel des Reviews genannt wird: Editorial Group: Cochrane Heart Group) und bat sie, diesen veralteten Plan aus der Cochrane Library zu entfernen.

Es ist oft nützlich, in Reviews die Einleitung zu lesen, weil Sie ihr entnehmen können, wie die Leute über Ihre Probleme denken, und weil Sie dort Literaturangaben finden, die Ihre Frage möglicherweise beantworten. In dem Plan steht, zwei Metaanalysen hätten gezeigt, dass vorbeugend eingenommenes Aspirin alle Herz-Kreislauf-Ereignisse signifikant um 13 bis 15 Prozent und Myokardinfarkte (Herzanfälle) um 30 bis 32 Prozent verringere. Aber wir lesen auch, dass Aspirin schwere Nebenwirkungen haben kann, zum Beispiel Magen-Darm-Blutungen und hämorrhagische Schlaganfälle. Deshalb empfehlen die Leitlinien Aspirin nur für Männer mit hohem Risiko. Das war ich nicht.

Der nächste Google-Eintrag war ein Review, der Aspirin mit Aspirin plus einem anderen Medikament zur Vorbeugung gegen Herz-Kreislauf-Erkrankungen verglich.[14] Nicht relevant, weil wir wissen wollen, welche Wirkung Aspirin im Vergleich zu einem Placebo hat. Andererseits dauert es nur ein paar Minuten, um die Einleitung zu lesen. Dieser entnehmen wir, einer Metaanalyse zufolge betrage die relative Risikoreduzierung in Bezug auf Tod, Myokardinfarkt und Schlaganfall bei Patienten mit einem Risiko für Herz-Kreislauf-Ereignisse etwa 20 Prozent und die Schutzwirkung einer Antithrombozytentherapie (zum Beispiel mit Aspirin) bei Patienten mit hohem Risiko für Herz-Kreislauf-Krankheiten bleibe in absoluten Zahlen unbefriedigend.

Obwohl bei mir ein Risiko für Herz-Kreislauf-Ereignisse vorlag, war ich der Meinung, dass es nicht hoch war. Und wenn ich Aspirin einnehmen und vom Rad fallen oder im Wald beim Laufen über eine Wurzel stolpern und mir den Kopf anschlagen würde, wäre es nicht günstig, Aspirin im Blut zu haben und womöglich eine Gehirnblutung zu bekommen.

Andere kämen vielleicht zu einer anderen Schlussfolgerung als ich, aber das Beispiel zeigt, wie wichtig es ist, nicht jeden Menschen gleich zu behandeln, wozu die Leitlinien neigen.

Dies ist eine der wichtigsten Fragen: »Sind mir die Patienten in diesem Review ähnlich?« Gibt es in der ganzen Welt keine einzige große Studie, die Aspirin bei Patienten wie mir mit einem Placebo verglich? Nicht bei Patienten, die nie an Angina gelitten haben (Primärprävention) und nicht bei Patienten mit vorherigem Herzinfarkt oder anderen schweren Ereignissen – sondern bei Menschen, die zwischen diesen Gruppen liegen.

Wenn Sie bei PubMed *aspirin angina* suchen, bedeutet das *aspirin AND angina* (2273 Treffer). Wenn Sie die Suche auf *Clinical Trial* oder *Systematic Reviews* einschränken, bekommen Sie 631 Treffer. Das ist immer noch etwas viel, lässt sich aber an einem Tag überfliegen. Für *Systematic Reviews* allein (klicken Sie auf das Häkchen bei *Clinical Trial*, damit es verschwindet) erhalten Sie 122 Treffer. Sortieren Sie diese nach Aktualität, indem Sie ganz oben *Most Recent* auswählen. Bei den ersten Einträgen geht es um verschiedene irrelevante Themen, zum Beispiel um Patienten mit Diabetes. Wir können die Suche so einschränken, dass wir nur Treffer mit Angina im Titel erhalten: *aspirin AND angina[ti]*. Es gibt mehrere nützliche Funktionen dieser Art bei PubMed. Jetzt haben wir nur 24 Treffer, bei denen es jedoch meist um instabile Angina geht. Wenn Sie diese loswerden wollen, suchen Sie *aspirin AND angina[ti] NOT »unstable angina«*. Dann bleiben nur noch drei Treffer übrig, von denen keiner relevant ist: zwei beschreibende Reviews und eine Leitlinie.

Hatte ich eine stabile oder eine instabile Angina? Eine Google-Suche nach *stable angina* gibt die Antwort. Der erste Eintrag führt zur Webseite der American Heart Association. Ich habe eine stabile Angina. Der Schmerz oder das Unbehagen tritt ein, wenn das Herz schwerer arbeiten muss; sie kommen nicht überraschend; die Schmerzepisoden gleichen sich meist; sie dauern meist nur fünf Minuten oder weniger; und sie lassen nach, wenn man ruht oder ein Medikament einnimmt. Die Beschwerden können auftreten, wenn man läuft und normalerweise lassen sie nach, wenn man sich ausruht oder Nitroglycerin einnimmt oder beides tut.

Ich frage mich, warum die Kardiologen mir Stents einsetzen wollten, obwohl meine Beschwerden banal waren und ich gut damit leben konnte. Meiner Meinung nach ist das nicht sinnvoll und ich hätte es abgelehnt, wenn ich meine Hausaufgaben gemacht hätte.

Eine Frage bleibt: Erhöhen Stents die Lebenserwartung? Ich startete eine simple Suche nach *stent* in der Cochrane Library. Stents werden in vielen Teilen des Körpers verwendet, zum Beispiel auch im Gallengang. Aber die 58 Titel waren schnell gesichtet. Eine Arbeit verglich zwei Arten von Stents und ich las die Einführung.[15] Komplikationen bei Eingriffen in die Herzkranzarterien durch die Haut hindurch können Tod, Schäden an den Gefäßen (zum Beispiel Perforation), distale Embolie (verstopfte Kapillaren durch ein Gerinnsel im Gefäß), Stent-Thrombosen, Myokardinfarkt, Blutung oder Infektion an der Einstichstelle, Blutung im Unterleib, Schlaganfall und akutes Nierenversagen auslösen. Heiliger Strohsack! All diesen Risiken hätte ich mich ohne vernünftigen Grund ausgesetzt.

Verlängern Stents die Lebenserwartung bei Patienten, die sie brauchen? Das ist schwer zu ermitteln, weil die vielen Studien einen Stent mit etwas anderem vergleichen, zum Beispiel mit einem Bypass oder mit Ballonangioplastik, nicht mit Nichtstun. Und wie sucht man nach Nichtstun? Das ist wirklich schwierig. Ich beschloss, den gordischen Knoten zu durchschlagen, was für mich immer Google bedeutet: *do stents improve*

4. Ist der Test notwendig und ist die Diagnose korrekt?

mortality. Es klappte. Ein Artikel in der *New York Times* mit einem Verweis auf eine neue Metaanalyse beschrieb, was ich wissen wollte.[16]

Die Forscher analysierten acht randomisierte Studien mit insgesamt 7229 Patienten und verglichen perkutane koronare Interventionen (PCI) mit der medizinischen Standardbehandlung. Aha, das war es. Behalten Sie das im Gedächtnis. Versuchen Sie es mit den Suchbegriffen *standard medical care* oder *standard care*, wenn Sie googeln und nicht wissen, was Sie sonst tun können, weil keine Placebos verwendet wurden.

Drei Studien rekrutierten stabile Patienten nach Myokardinfarkten, fünf rekrutierten Patienten mit stabiler Angina und/oder Mangeldurchblutung beim Belastungstest.[17] Interessant. Endlich hatte ich Patienten gefunden, die mir glichen.

»Die Verordnung von Betablockern, ACE-Hemmern, Statinen und täglichem Aspirin – heute Standard zur Behandlung der stabilen koronaren Herzkrankheit – war ebenso wirksam wie das Einsetzen von Stents zur Vorbeugung gegen Brustschmerzen, Herzanfälle, die Notwendigkeit von künftigen PCI und Tod.«[16]

Einer der Autoren der Metaanalyse schrieb, mehr als die Hälfte der Patienten mit stabiler koronarer Herzkrankheit erhalte Stents, ohne dass bei ihnen eine medikamentöse Therapie auch nur versucht werde. Er glaubt, das habe finanzielle Gründe.[16] »In vielen Krankenhäusern trägt die kardiologische Abteilung 40 Prozent zum Gesamtumsatz des Krankenhauses bei. Deshalb ist der Druck, mehr Eingriffe vorzunehmen, unglaublich groß … Wenn man einen Stent einsetzt, sind alle zufrieden – das Krankenhaus verdient mehr Geld, der Arzt verdient mehr Geld. Alle sind glücklich außer dem Gesundheitssystem als Ganzem, das mehr Geld bezahlt, ohne dass die Ergebnisse besser werden.«

Die Kosten für den Eingriff liegen zwischen etwa 30 000 und 50 000 US-Dollar und in den USA werden mehr als eine Million Eingriffe im Jahr vorgenommen. Das sind zusammen rund 40 Milliarden Dollar im Jahr für etwas, was nicht notwendig ist und uns umbringen kann. Das Sterberisiko beträgt etwa eins zu tausend.[16]

Dr. Harlan Krumholz, ein Professor für Kardiologie in Yale, der an der Studie nicht beteiligt war, sagte, der Befund sei eine Lektion für Ärzte, die Herzpatienten behandelten. »Wenn Menschen Entscheidungen treffen, ist es wichtig, ihnen zu erklären, dass diese Prozedur – abgesehen von Notfällen – unseres Wissens keine Leben rettet und keine Herzanfälle verhindert

… Die große Mehrzahl der Patienten, die sich diesem Eingriff unterziehen, erwartet, dass er ihnen hilft, länger zu leben. Diese Annahme wird durch die wissenschaftlichen Befunde nicht gestützt.«

Angina ist oft das Symptom, das Ärzte und Patienten davon überzeugt, dass eine medikamentöse Therapie nicht genügt und dass ein Stent notwendig ist. Doch in dieser Studie litten 29 Prozent der Patienten, die sich einer PCI unterzogen hatten, immer noch an Angina, verglichen mit 33 Prozent, die Medikamente einnahmen. Das ist ein unbedeutender Unterschied.[16] Einer der Autoren erklärte: »Kardiologen, die den Eingriff befürworten, vergleichen ihn mit einer verstopften Leitung in einem Haus. Das ist eine furchtbare Analogie, aber die Patienten akzeptieren sie. Sie ist allzu simpel und fehlerhaft.«

Doch was ist mit den Patienten, die Stents wirklich brauchen, weil ihre Herzarterien fast blockiert sind? Nun, die Daten sind auch hier enttäuschend. Die erste echte placebokontrollierte Studie wurde im November 2017 veröffentlicht.[18] Die Forscher führten bei allen 200 Patienten einen Katheter ein, aber nur die Hälfte von ihnen bekam einen Stent. Alle Patienten litten an einer schweren ($\geq$ 70 Prozent) Stenose eines einzigen Blutgefäßes. Der primäre Zielparameter – Verlängerung der Zeit auf dem Ergometer – war ziemlich lächerlich, doch dieser total irrelevante Parameter wird sowohl von den US-amerikanischen als auch von den europäischen Arzneimittelbehörden empfohlen. Stents nützten nichts. Die Stent-Gruppe hielt beim Belastungstest etwas länger durch, aber der Unterschied war statistisch nicht signifikant: 16,6 Sekunden (95-Prozent-KI -8,9 bis 42,0; $P = 0,20$). Mehr noch, die durchschnittliche Zeit auf dem Ergometer betrug vor dem Eingriff 510 Sekunden oder 8,5 Minuten; sie stieg in der Stent-Gruppe um eine halbe Minute und in der Placebo-Gruppe um eine Viertelminute. Na und?

Was ich eben über Belastungstests bei Brustschmerzen geschrieben habe, ist zwar erschreckend, aber es ist kein Einzelfall, den ich sorgfältig unter anderen Beispielen herausgepickt habe. Ich las die Geschichte des US-amerikanischen Anwalts ein paar Tage bevor ich beschloss, dieses Buch zu schreiben, und ich hielt es für ein interessantes Beispiel, das man durcharbeiten sollte. Ich wollte damit zeigen, wie wichtig es ist, die richtige Frage zu stellen. Je präziser Sie fragen, desto besser ist Ihre Suche und desto eher bekommen Sie eine Antwort auf Ihre Frage; zumindest wissen Sie dann, was Sie aus den Informationen, die Sie bekommen, herausziehen können.

Die Geschichte ist keineswegs untypisch. Ärzte verwenden regelmäßig diagnostische Tests und denken selten darüber nach, ob der Nutzen der Tests erwiesen ist, das heißt, ob sie für die therapeutischen Entscheidungen eine Rolle spielen oder ob der Schaden, den sie bewirken, größer ist als der Nutzen.

Das Gleiche kann man von vielen medizinischen Interventionen behaupten, in diesem Fall von Stents. Aber es könnte auch sein, dass Profite als wichtiger angesehen werden als Patienten oder dass das Personal Methoden bevorzugt, die bequemer anzuwenden sind. Letzteres illustriert das folgende Beispiel.

Thermometer und Krankenhausinfektionen

Manchmal werden neue Tests ohne vernünftige klinische Begründung eingeführt. Das war der Fall, als mein Krankenhaus vor vielen Jahren beschloss, die rektal benutzten Quecksilberthermometer wegzuwerfen und stattdessen Thermometer anzuschaffen, die man oral verwendet. Als Gründe wurden die bessere Hygiene für das Personal und die mögliche Gefährdung durch das Quecksilber genannt, sollten die Thermometer zerbrechen. Die Temperatur der Patienten wird jeden Tag routinemäßig gemessen, weil das helfen kann, Infektionen schon früh zu erkennen, wenn die Heilungschancen am größten sind. Zudem kann man damit beobachten, ob Antibiotika wirken.

Ein Grund dafür, dass es sinnvoll ist, die Temperatur täglich zu messen, sind die sehr häufigen Krankenhausinfektionen (*hospital acquired infections*). Als ich diesen Begriff googelte, war »*hospital acquired infections statistics 2016*« (Statistik der Krankenhausinfektionen 2016) einer der Vorschläge. Die US-amerikanischen Centers of Disease Control and Prevention veröffentlichten einen Bericht, in dem es hieß, dass jeden Tag etwa einer von 25 Krankenhauspatienten an mindestens einer Krankenhausinfektion litt. Solche Infektionen seien eine wichtige und oft vermeidbare Bedrohung der Sicherheit für Patienten. Mit anderen Worten: Viele Menschen sterben an Krankenhausinfektionen!

Damals fragte ich meine Vorgesetzten, ob es Beweise dafür gebe, dass die neuen Thermometer ebenso zuverlässig waren wie die alten. Niemand hatte diese Frage gestellt, aber sie glaubten nicht, dass es solche Beweise gab, und sie hatten auch nicht dagegen protestiert, dass die Entscheidung von Leuten getroffen worden war, die keine Kliniker waren. Mir schien, dass diese grundsätzliche Frage nie geprüft worden war. Die Zuverlässigkeit von Diagnosen sollte in der klinischen Praxis geprüft werden, aber man hatte die Thermometer nur in einem Labor getestet. Die Ergebnisse der elektronischen oralen Thermometer waren reproduzierbar und genau, wenn man sie in warmes Wasser tauchte, doch in der Praxis erwiesen sie sich als sehr unzuverlässig im Vergleich zur rektalen Messung. Das wurde 1991 nachgewiesen.[19]

Ich stellte die Frage erneut, als orale Thermometer durch die elektronische Temperaturmessung im Ohr ersetzt wurden. Einige Zeit später führte einer meiner Kollegen endlich die Studie durch, die ich verlangt hatte.[20] Er verglich ein Trommelfell-Infrarotthermometer bei 121 Patienten in einer geriatrischen Abteilung mit einem elektronischen Rektalthermometer. 5 Prozent der Unterschiede waren größer als ein Grad, was bedeutet, dass das Trommelfellthermometer nicht benutzt werden sollte. Acht Jahre später wies ein systematischer Review nach, dass Trommelfell-Infrarotthermometer bei einem Drittel der Kinder mit einer Rektaltemperatur von 38 °C oder höher kein Fieber diagnostizierten.[21] Dieser Review wurde 2006 veröffentlicht. Aber mein Krankenhaus und wohl auch andere Krankenhäuser in Dänemark verwenden immer noch Trommelfellthermometer.

Diese Geschichte und die über Brustschmerzen zeigen, dass wir bei großen und kleinen Problemen häufig gegen die Grundsätze der evidenzbasierten Medizin verstoßen. Die Bedenken gegen Quecksilber sind nicht mehr relevant, weil wir heute Rektalthermometer ohne Quecksilber haben. Mehr als 30 Jahre lang haben wir unzuverlässige Thermometer benutzt, obwohl Krankenhausinfektionen eine häufige Todesursache sind. Wenn Sie *hospital acquired infections deaths* googeln, finden Sie einen Bericht, in dem steht, dass sich in den USA jedes Jahr 5 bis 10 Prozent der Patienten eine Krankenhausinfektion zuziehen und dass 99 000 Todesfälle und etwa 20 Milliarden US-Dollar Kosten die Folge sind. Angesichts dieser vielen Todesfälle und der extrem teuren High-Tech-Ausrüstung in unseren Krankenhäusern ergibt es keinen Sinn, dass wir nicht wissen wollen, welche Körpertemperatur unsere Patienten haben.

Untersuchungen mit Urinteststreifen

Ein anderes Problem, das mir seit meinen ersten Tagen als Medizinstudent zu schaffen gemacht hatte, waren Urinteststreifen. Ich fragte mich, warum alle neu aufgenommenen Patienten, die keine Symptome einer Erkrankung der Harnwege aufwiesen, zum Urinieren aufgefordert wurden, damit die Schwestern ihre Teststreifen verwenden konnten. Man kann sie verwenden, um Blut, Zucker, Eiweiß, weiße Blutkörperchen und Nitrit im Urin zu entdecken, was auf Diabetes, asymptomatische Blasenentzündung, Blasenkrebs und chronische Nierenkrankheiten hindeuten kann. Doch alle diagnostischen Tests können Schäden verursachen und positive Befunde können zu zusätzlichen Untersuchungen führen, die möglicherweise invasiv sind und eine unnötige Behandlung zur Folge haben, zum Beispiel Nierenbiopsien, Zystoskopien (Blasenspiegelungen), unnötige Antibiotikatherapien, die langfristige Beobachtung folgenloser Abnormitäten und psychischen Stress bei Gesunden.

Dreißig Jahre und Milliarden von Teststreifen später schlug ich einem meiner Doktoranden vor, dieser Frage nachzugehen. Wir baten mehrere öffentliche Geldgeber um Unterstützung, doch keiner wollte unser Projekt finanzieren. Deshalb bezahlte ich es aus dem Budget, das mir der Staat zur Verfügung stellte. Wir veröffentlichten einen Cochrane-Review, der zu dem Schluss kam: »Wir fanden keine wissenschaftlichen Daten, anhand derer man den Nutzen und den Schaden von Untersuchungen mit Urinteststreifen beurteilen könnte. Beide bleiben unbekannt.«[22] Diesen Review hätten Sie leicht finden können, wenn Sie *dipstick cochrane* gegoogelt hätten.

Mein Doktorand prüfte auch die Empfehlungen von medizinischen Autoritäten und einer Auswahl von Fachärzteorganisationen in neun Ländern.[23] Dabei stellte er fest, dass 67 Organisationen weder positive noch negative Empfehlungen zur Untersuchung mit Urinteststreifen herausgegeben hatten. Von einer Untersuchung auf Bakteriurie bei Frauen, die nicht schwanger waren, wurde abgeraten. Empfehlungen zur Untersuchung mit Teststreifen auf Hämoglobin, Glukose und Eiweiß waren selten und oft unklar. Deshalb mussten die Ärzte meist selbst entscheiden, ob Untersuchungen mit Urinteststreifen vorgenommen werden sollten. Wir fanden keine Empfehlungen für oder gegen die zusätzliche Anwendung von Teststreifen bei Gesundheitschecks oder nach der Aufnahme in ein Krankenhaus.

Die Weltgesundheitsorganisation fordert wissenschaftliche Beweise für die Effektivität von Vorsorgeprogrammen. Insgesamt soll der Nutzen eines Screenings die Schäden überwiegen.[24] Da wir nicht wissen, ob diese Kriterien erfüllt sind, sollten Leitlinien vor einer Untersuchung mit Urinteststreifen unmissverständlich abraten. Aber sie tun es nicht.

Wenn jemand Sie auffordert, wegen eines Tests zu urinieren und kein Verdacht auf eine Erkrankung der Harnwege besteht, sollten Sie das ablehnen und Ihrem Arzt raten, den Cochrane-Review über Urinteststreifen zu lesen.

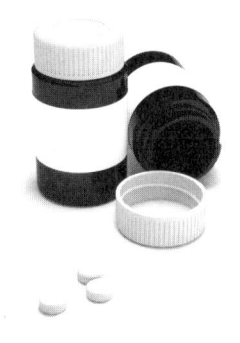

5. Infektionen

Infektionen kommen sehr häufig vor, besonders bei Überbelegung und schlechter Hygiene. Das ist oft in Kindertagesstätten (Kitas) und Kindergärten der Fall und viele kleine Kinder und ihre Eltern leiden enorm unter Virusinfektionen, die in meinem Land Kitaseuche heißen. Ich war besonders stark betroffen und hustete manchmal monatelang. Obendrein schlief ich schlecht. Außerdem erkrankte ich an sekundären bakteriellen Lungenentzündungen, die mit Antibiotika behandelt wurden. Oft fragte ich mich, ob all dieses Elend so vieler Menschen wirklich die beste Art der Kinderbetreuung war. Eine Zeit lang hatten wir eine Tagesbetreuung in unserem eigenen Zuhause, zusammen mit dem Kind einer anderen Familie, und es ging uns viel besser.

Schließlich hielten wir es nicht mehr aus und sprachen so diplomatisch, wie wir nur konnten, mit der Kitaleiterin. Meine Frau ist eine klinische Mikrobiologin und weiß, wie wichtig Hygiene ist, um die Ausbreitung von Infektionen zu verhindern. Aber wir erreichten nichts. Die Leiterin reagierte äußerst defensiv und ließ kein einziges unserer Argumente gelten. Jahre später erfuhren wir, dass man in der Kita Spender mit einer Alkohollösung aufgestellt hatte und dass das Personal sie tatsächlich benutzte. Aber es hatte viele ziemlich verrückte Diskussionen darüber gegeben, ob man gegen das Desinfektionsmittel Allergien entwickeln oder ob es den Kindern schaden könne.

Hygiene ist für die öffentliche Gesundheit das beste Heilmittel, das wir haben. Aber sie ist technisch so anspruchslos, dass sich selbst Mediziner nur schwer von ihrer Bedeutung überzeugen lassen. Männer legen offenbar weniger Wert auf Hygiene als Frauen. Bei einem internationalen Chirurgenkongress wuschen sich beispielsweise 20 Prozent der Männer nach einem Toilettenbesuch nicht die Hände.[1]

Wenn ich erkältet bin, erkläre ich den Leuten, warum ich ihnen nicht die Hand gebe. Es ist auch ratsam, die Hände vor dem Essen zu waschen. Vielleicht haben Sie infektiöse Partikel aus der Luft aufgenommen, zudem breiten sich Virusinfektionen oft durch die Berührung von Gegenständen aus. Viele Menschen glauben, man müsse sich nur von Leuten fernhalten, die husten oder niesen, aber gute Handhygiene ist wahrscheinlich am wichtigsten.

Ärzte verwenden viel zu oft Antibiotika, auch gegen Infektionen, die wahrscheinlich Viren verursacht haben. In vielen Ländern kann man Antibiotika ohne Rezept kaufen, was das Problem der Resistenz vergrößert. In Nordeuropa sind resistente Bakterien relativ selten. Zum Beispiel sind weniger als 1 Prozent des Darmbakteriums *Klebsiella* resistent, in Griechenland sind es dagegen über 50 Prozent.[2] In Lateinamerika, Afrika oder Asien kann es bei vielen Bakterienarten noch viel schlimmer sein, etwa beim sehr gefürchteten, gegen Methicillin resistenten *Staphylococcus aureus*.

Wenn Sie in diese Gebiete reisen, sollten Sie das Risiko, sich mit resistenten Bakterien zu infizieren, verringern, da Ihnen sonst eine Quarantäne droht, wenn Sie nach Hause kommen. Zudem kann eine Infektion schreckliche Folgen haben und unbehandelbar sein. Wir erleben viele schlimme Fälle in unseren Krankenhäusern. Vor Kurzem lief eine 39 Jahre alte Sportlerin ein Rennen in Thailand. Sie stolperte, brach sich ein Bein und infizierte sich mit multiresistenten Bakterien. Als sie nach Dänemark zurückkehrte, musste man ihr das Bein amputieren.

Ist es ratsam, in solchen Ländern keinen Sport zu treiben? Im Freien vielleicht ja. Es ist sicherer, ein Laufband in einem Fitnessstudio zu benutzen, wenn auch sehr langweilig. Die Kilometer fühlen sich kürzer an, wenn man draußen in einer abwechslungsreichen Landschaft läuft.

Eine einfache Vorsichtsmaßnahme in Ländern mit schlechter Hygiene ist der alte Rat: Koch es, schäl es oder iss es nicht. Händewaschen ist sehr wichtig und Impfungen können ebenfalls wichtig sein, vor allem für Menschen, die in diesen Ländern leben und ein viel größeres Infektionsrisiko haben als Touristen.

Impfstoffe im Allgemeinen

Manche Leute sind aus ideologischen Gründen Impfgegner. Ich habe nie verstanden, was hinter dieser Fundamentalopposition steckt, vor allem nicht, warum manche Eltern nicht nur ihre eigenen Kinder, sondern auch andere Kinder vermeidbaren Risiken aussetzen, indem sie die üblichen Impfungen gegen Kinderkrankheiten ablehnen. Herdenimmunität ist wichtig. Um Epidemien vorzubeugen, zum Beispiel Masern, muss ein großer Teil der Bevölkerung geimpft sein.

Die Argumente, die mir zu Ohren kommen, sind meist nicht überzeugend. Eines davon lautet, es sei irgendwie besser, ein Kind an Masern leiden zu lassen, als den Masern durch eine Impfung vorzubeugen. Diese »Zurück-zur-Natur«-Romantik ist unhaltbar. Wenn wir die allgemeine Prämisse akzeptierten, es sei besser, der Natur ihren Lauf zu lassen, müssten wir die Gesellschaft, die wir aufgebaut haben, aufgeben, denn sie ist weit davon entfernt, »natürlich« zu sein. Aber wir sind keine großen Affen in Afrika mehr; uns geht es viel besser und wir leben länger denn je. Wenn wir unsere Kinder nicht impfen, wird es viel mehr Todesfälle und schwere Hirnschäden geben. Das ist so gut belegt, dass ich mir nicht einmal die Mühe mache, die Beweise nachzuschlagen.

Die militanten Gruppen sind derart immun gegen vernünftige Argumente und unzweifelhafte Befunde der Spitzenwissenschaft, die ihnen nicht ins Konzept passen, dass es fair ist, sie religiös zu nennen. Sie befinden sich außerhalb der therapeutischen Reichweite, wie die Ärzte sagen, und sie richten großen Schaden an, weil sie ihre Irrtümer weiterverbreiten. Eines der schlimmsten Beispiele ist die Arbeit von Andrew Wakefield und seinen Mitarbeitern, die behaupten, der Impfstoff gegen Masern, Mumps und Röteln (MMR) könne Autismus hervorrufen. Es gibt unwiderlegbare Beweise dafür, dass ihre Arbeit betrügerisch ist,[3,4] und der britische General Medical Council (mit einer Ärztekammer vergleichbar) widerrief die Zulassung von Wakefield und von zwei Senior-Koautoren des betrügerischen Artikels. Als Wakefield sich weigerte, die Wiederholungsstudie durchzuführen, die sein Arbeitgeber von ihm verlangte, wurde er entlassen. Die sogenannten Impfgegner ignorieren das und stellen Wakefield als Opfer einer Verschwörung dar, die ihn zwang, England zu verlassen und in die USA zu gehen, wo er anscheinend viele Anhänger hat. »Alternative Fakten« sind in den USA offenbar leichter zu erfinden und werden dort dem Anschein nach auch leichter akzeptiert.

Ein treffendes Argument gegen Impfungen ist, dass sie nicht so ungefährlich sind, wie wir glauben, weil die Pharmaindustrie ihre Studien gefälscht hat. Mehrere Leser meines Buches über die Pharmaindustrie[5] – die im Grunde eine kriminelle Industrie ist – haben mich gefragt, warum ich in diesem Buch nichts über Impfstoffe geschrieben habe. Der Grund ist pragmatischer Natur. Ich kann nicht über alles schreiben und mir war nicht bewusst, dass Impfstoffe möglicherweise besonders interessant sind, weil ich gelernt hatte, dass Impfungen zu den größten Fortschritten im Gesundheitswesen zählen. Aber Impfstoffe sollten ebenso gründlich überprüft werden wie Medikamente. Als ich mich für die Kontroverse um das HPV-Virus (siehe unten) zu interessieren begann, wurde mir klar, dass Manipulationen mit Daten, Betrug und Vertuschung für unsere Einstellung zu Impfungen bedeutsam sein können.

Ein Blick in die Geschichte der Impfstoffe ist hilfreich. Die Einführung der Impfung gegen Pocken spielt in der Geschichte der Vorbeugung in der Gesundheitsfürsorge eine große Rolle. Sie wurde angespornt von der Erfahrung, dass Melkerinnen und andere Menschen, die an Kuhpocken erkrankt gewesen waren, während einer Pockenepidemie von der Krankheit verschont blieben.[6] Im Jahr 1798 bat der Arzt und Wissenschaftler Edward Jenner, der seit einigen Jahren Impfungen vorgenommen hatte, um Erlaubnis, seine Ergebnisse der Royal Society in London vorzulegen. Das wurde abgelehnt, weil er »seinen Ruf nicht aufs Spiel setzen sollte, indem er dem gelehrten Gremium etwas vorlegt, was so sehr mit den gesicherten Erkenntnissen im Widerspruch steht und obendrein so unglaubwürdig ist«. Doch wie so oft in der Geschichte der Medizin wurden die angeblich gesicherten Erkenntnisse widerlegt und diese neue, vorbeugende Behandlung war bald allgemein anerkannt.

Die Impfung gegen Pocken wurde zur Vorläuferin der Immunisierung gegen viele Infektionskrankheiten und es heißt, Jenners Arbeit dürfe mehr Menschenleben gerettet haben als die Arbeit jedes anderen Menschen.[7] Jenner nannte die Kuhpocken *Variolae vaccinae* nach *vacca*, dem lateinischen Wort für Kuh, auf das auch *vaccination*, der englische Begriff für Impfung, zurückgeht.

Etwas früher im 18. Jahrhundert war die Impfung mit lebenden Pockenviren in England bereits Standard, aber sie brachte schwere Risiken mit sich, sowohl für den Empfänger als auch für andere, weil die Geimpften die Krankheit weitergeben konnten. Bei der Impfung wurde Material aus Pockenpusteln in die Haut eingebracht. Das führte meist zu einer weniger schweren Infektion als eine natürliche Infektion und dennoch zu einer Immunisierung.

Ob eine Infektion tödlich ist oder nicht, hängt sehr vom ersten Kontakt mit Mikroorganismen ab. Der dänische Anthropologe Peter Aaby hat auf diesem Gebiet bahnbrechende Forschungsarbeit geleistet. Er führte Studien in Afrika und in anderen Erdteilen durch, die das Dogma widerlegten, Unterernährung spiele bei Todesfällen durch Masern eine erhebliche Rolle.[8] Anhand von Krankenakten, die von 1915 bis 1925 in der Abteilung für Infektionskrankheiten in Kopenhagen angelegt worden waren, bestätigte er seine Befunde aus Afrika: Je mehr Kinder eine Familie hatte, desto größer war die Sterberate während einer Pockenepidemie.[9] Daraus schloss er, dass überfüllte Wohnungen zu intensiverem Kontakt innerhalb der Familie führten, sodass Viren in größeren Mengen übertragen wurden. Deshalb starben die Kinder, bevor sich bei ihnen eine wirksame Immunreaktion entfalten konnte. Aabys Entdeckungen stießen bei »Gelehrten« auf ähnliche Skepsis wie die Befunde von Jenner.

Im Jahr 1977 waren die Pocken – eine der am meisten gefürchteten Infektionskrankheiten – ausgerottet. Das war die Folge koordinierter Bemühungen der Gesundheitsbehörden mit Impfungen als wichtiger Komponente.

Aaby veröffentlichte auch andere wichtige Arbeiten. Impfungen können Krankheiten, die nicht ihr Ziel waren, sowohl positiv als auch negativ beeinflussen. Das Immunsystem ist enorm kompliziert und es ist nicht möglich vorherzusagen, welche zusätzlichen Folgen eine Impfung haben könnte. Dazu sind nur empirische Studien imstande. Der *Bacillus Calmette-Guérin (BCG)* gegen Tuberkulose und der Masern-Impfstoff senken wahrscheinlich die Sterberate bei Lungenentzündung und Sepsis (Blutvergiftung). Im Gegensatz dazu wird der kombinierte Impfstoff gegen Diphtherie, Tetanus und Pertussis (DTP) verdächtigt, in Ländern mit geringen Einkommen die Gesamtsterblichkeit durch Infektionen anderer Art zu verdoppeln. Das ist beängstigend, weil Lungenentzündung und Sepsis in diesen Ländern mehr Menschen das Leben kosten als die Zielkrankheiten.[10,11] Dieser Befund machte Aaby in der Zentrale der WHO nicht beliebt. Empfehlungen im Bereich der öffentlichen Gesundheit werden schwierig, wenn solche völlig unerwarteten Ergebnisse auftauchen.

Ich habe keinen Zweifel daran, dass der kombinierte DTP-Impfstoff in der westlichen Welt sehr nützlich ist und dass wir alle uns impfen lassen sollten. Bevor wir diese Impfstoffe hatten, starben viele Menschen an Diphtherie, Tetanus und Pertussis. Ich erinnere mich noch sehr gut daran, was es bedeutet, Keuchhusten zu haben, weil er so schrecklich ist. Ich hustete ständig und hörte mich an wie ein Seelöwe. Ich weiß auch noch, wie es ist, an Mumps zu leiden. Meine vergrößerten Speicheldrüsen schmerzten so sehr, dass ich oft weinte. Ich konnte nur unter schier unerträglichen Schmerzen essen oder lächeln.

Es ist grausam, die eigenen Kinder schrecklichen Infektionen auszusetzen, die sich durch eine Impfung leicht verhindern lassen. Aber was ist mit den vielen anderen Impfungen für Kinder? Meine persönliche Faustregel lautet: Wenn ein Impfstoff Teil des offiziellen Impfprogramms in einigen Ländern ist und in anderen, vergleichbaren Ländern nicht, dann ist es nicht so wichtig, Ihr Kind impfen zu lassen.

Ein Beispiel dafür ist der Impfstoff gegen das Rotavirus, das in meinem Land nicht zum Impfprogramm für Kinder gehört, obwohl eine starke Lobbygruppe dafür eintrat. Wenn Sie *rotavirus programme* googeln, finden Sie mehrere interessante Einträge, darunter einen WHO-Bericht aus dem Jahr 2013, der Impfungen gegen dieses Virus als wichtigen Teil aller nationalen Impfprogramme empfiehlt, besonders in Ländern, in denen viele Kinder an Rotavirus-Gastroenteritis sterben, zum Beispiel in Süd- und Südostasien und in Afrika südlich der Sahara.[12]

Was Impfungen anbelangt, lauten die Schlüsselfragen: Wie hoch ist das Infektionsrisiko und das Risiko zu sterben oder schwer geschädigt zu werden? Die WHO spricht von Ländern mit hohen Sterberaten – aber wie sieht es bei uns aus?

Es ist schwierig, evidenzbasierte globale Ratschläge zu geben, weil die Häufigkeit der Infektionen für die Entscheidung wichtig ist. Das wird klar, wenn wir an all die Impfungen denken, die Reisenden empfohlen werden. Aber ich glaube, wir sollten trotzdem versuchen, unsere Hausaufgaben zu machen, anstatt passiv zu akzeptieren, was uns empfohlen wird. Wie andere Eingriffe haben alle Impfstoffe schädliche Nebenwirkungen – einige können schwer sein –, sodass wir eine Balance zwischen dem geschätzten Nutzen und Schaden finden müssen.

Angenommen, Sie finden heraus, dass Ihr Risiko, sich während eines zweiwöchigen Aufenthalts in einem tropischen Land zu infizieren, bei etwa eins zu tausend liegt (das ist der heikle Teil, denn das Risiko ist sehr schwer zu schätzen) und dass das Risiko für schwere Folgen dieser Krankheit eins zu 50 beträgt. Dann liegt Ihr Risiko, ohne Impfung schwer geschädigt zu werden bei eins zu 50 000. Wenn Sie den Beipackzettel zum Impfstoff oder ähnliche Informationen im Internet lesen und erfahren, dass das Risiko für schwere Schäden durch die Impfung eins zu 10 000 beträgt, bedeutet das, dass Sie das Land fünf Mal ungeimpft besuchen können, ohne dass das Risiko, einen schweren Schaden durch den Verzicht auf die Impfung zu erleiden, größer wäre als das Risiko für einen Impfschaden.

Japanische Enzephalitis

Wie sieht das in der Praxis aus? Manchmal wird eine Impfung gegen Japanische Enzephalitis empfohlen, aber wie häufig ist sie überhaupt? Wenn Sie *japanese encephalitis* googeln, erhalten Sie während der Eingabe verschiedene Vorschläge, darunter *incidence*. Die Inzidenz sagt Ihnen, wie viele Fälle es in einem bestimmten Jahr gibt. Der erste Eintrag verweist auf die WHO: »Die jährliche Inzidenz der klinischen Krankheit variiert sowohl innerhalb endemischer Länder als auch in benachbarten Ländern und liegt zwischen <1 bis >10 je 100 000 Einwohner, bei Ausbrüchen höher.« Wenn wir die höchste Schätzung zugrunde legen, 10 je 100 000 Einwohner, also 1 je 10 000 Einwohner, sollten wir dieses Risiko durch 26 teilen, um das Risiko in zwei Wochen zu erhalten: Es liegt bei 1 zu 260 000.

Die WHO-Seite erläutert, dass die Letalität (Todesfallrate) bis zu 30 Prozent betragen kann. Dauerhafte neurologische oder psychiatrische Folgeschäden können in 30 bis 50 Prozent aller Fälle vorkommen und es gibt kein Heilmittel. Die WHO erwähnt auch, dass »sichere und wirksame Impfstoffe verfügbar sind«. Glauben Sie solchen Aussagen nie. Nichts ist sicher. Darum müssen Sie herausfinden, wie oft Menschen mit und ohne Impfung ernsthaft geschädigt werden und worin die Schäden bestehen.

Im Medizinerjargon wird das Wort »Schaden« selten benutzt. Wir sprechen von Nebenwirkungen, um das Unvermeidliche zu verharmlosen: Alle Therapien können Schaden anrichten. Solange diese Tradition besteht, ist es am besten, *side effects* (Nebenwirkungen) zu googeln. Auch *adverse reactions* (negative Reaktionen, unerwünschte Wirkungen) kann ein nützlicher Begriff sein.

Dennoch googelte ich *japanese encephalitis vaccine harms* und erhielt interessante Ergebnisse. In einem Bericht aus dem Jahr 1996 stand, 54 Prozent der Geimpften hätten über eine oder mehrere Nebenwirkungen geklagt; 2,2 Prozent dieser Personen hätten ärztlichen Rat eingeholt; und 1,8 Prozent seien durchschnittlich 2,2 Tage arbeitsunfähig gewesen.[13] Die Autoren meinen, die Zahl der systemischen Reaktionen lasse möglicherweise auf ein potenzielles Risiko für schwere anaphylaktische Reaktionen schließen und die Japanische Enzephalitis komme bei Reisenden extrem selten vor.

Da schwere Schäden oft heruntergespielt oder verschwiegen werden (die meisten Einträge, denen ich nachging, handelten von häufigen Nebenwirkungen), fügte ich FDA (Abkürzung für die US-amerikanische Food and Drug Administration) ins Suchfeld ein: *japanese encephalitis vaccine side effects FDA*. Das ist oft sehr nützlich. Der erste Treffer war die Produktinformation für einen Impfstoff, den Sanofi Pasteur verkauft.

Man sollte eine Reise erst zehn Tage nach der Impfung antreten, weil es zu verzögerten allergischen Reaktionen kommen kann, und ärztliche Betreuung sollte gewährleistet sein. Negative Reaktionen sind zum Beispiel generalisierte Nesselsucht oder Angioödem an den Extremitäten, im Gesicht und im Mund-Rachen-Raum (wo die Krankheit sehr gefährlich ist), vor allem an den Lippen. Bei der Entscheidung, sich impfen zu lassen, sollte man die Risiken der Virusinfektion, die Verfügbarkeit und Akzeptanz von Insektenabwehrmitteln und anderen alternativen Schutzmaßnahmen sowie die Nebenwirkungen der Impfung gegeneinander abwägen. Systemische Nebenwirkungen, vor allem Fieber, Kopfschmerzen, Unwohlsein, Ausschlag und andere, zum Beispiel Schüttelfrost, Schwindel, Muskelschmerzen, Übelkeit, Erbrechen und Unterleibsbeschwerden, wurden bei etwa 10 Prozent der Geimpften berichtet. Todesfälle durch Enzephalitis, die mit dem Impfstoff zusammenhingen, kamen sehr selten vor.

Viele Menschen werden also von diesem Impfstoff geschädigt. Und da man an ihm sterben kann, muss es Situationen geben, in denen mehr Geimpfte als Nichtgeimpfte sterben; es hängt ganz vom Infektionsrisiko ab. Zudem wird die Japanische Enzephalitis durch Stechmücken übertragen, sodass Bettnetze und Insektenabwehrmittel einen guten Schutz bieten. Meiner Meinung nach sollte die Impfung gegen die Japanische Enzephalitis deshalb normalerweise nicht empfohlen werden.

5. Infektionen

Ich habe mich nie gegen die Japanische Enzephalitis impfen lassen, weil ich wusste, dass das Infektionsrisiko sehr gering ist. Aber die WHO rät Reisenden, die sich lange in endemischen Gebieten aufhalten (wo die Krankheit regelmäßig vorkommt), sich impfen zu lassen. Das dänische Ärztehandbuch empfiehlt, Kinder, die älter als zwei Monate sind, und Erwachsene zu impfen, wenn sie zu bestimmten Zeiten in Gebiete Südostasiens und des übrigen Asiens reisen, wo die Japanische Enzephalitis häufiger vorkommt. Die US-amerikanischen CDC raten, sich impfen zu lassen, wenn das empfohlen wird: »Sprechen Sie mit Ihrem Arzt über Ihre Reispläne. Er kann Ihnen bei der Entscheidung helfen, ob Sie die Impfung gegen die JE brauchen, je nachdem, wie lange die Reise dauert, in welche Gebiete Sie reisen und was Sie dort vorhaben.«

Demnach sollen Sie sich impfen lassen, wenn Sie eine Woche Urlaub in Thailand machen. Ich bin davon nicht überzeugt. Der Rat der CDC ist typisch für Amerika, wo die Werbung für Medikamente immer mit den Worten endet: »Sprechen Sie mit Ihrem Arzt.« Aber wenn eine Situation so unübersichtlich ist, fehlt Ihrem Arzt sehr wahrscheinlich die Qualifikation, um Sie zu beraten. Es geht also eher darum, in öffentlichen Stellungnahmen keine Verantwortung zu übernehmen und sie stattdessen jemand anderem zuzuschieben. Organisationen schützen sich selbst, indem sie übervorsichtig sind; wenn dann jemand stirbt, können sie auf ihre Warnung verweisen. Ich mache ihnen deswegen keinen Vorwurf, sie sind in einer schwierigen Lage. Meine Schlussfolgerung lautet jedoch: Prüfen Sie die Fakten selbst, anstatt blindlings offizielle Empfehlungen zu befolgen.

Als ich jung war, war die evidenzbasierte Medizin noch nicht erfunden. Ich erhielt die meisten empfohlenen Impfungen, auch die gegen Pocken (die heute ausgerottet sind), Gelbfieber, Cholera, Typhus und Hepatitis A. Außerdem erhielt ich Gamma-Globulin, bevor ich 1980 eine primitive Reise nach Kenia unternahm, obwohl ich skeptisch war, was den Sinn einer Injektion mit Antikörpern von mehreren Spendern anbelangte, weil ich mich dabei hätte infizieren können. Eine solche Injektion würde ich heute mit Sicherheit ablehnen und soviel ich weiß, wird sie nicht empfohlen. Die Produktinformation der FDA für Gammagard erwähnt nur Menschen mit Immunstörungen als Empfänger des Produkts, nicht Reisende, und sie zählt ziemlich erschreckende Schäden auf, zum Beispiel Thrombose, Nierenversagen und Tod. Dieses Produkt sollte man also nicht auf die leichte Schulter nehmen, doch das war meinem Arzt im Jahr 1980 egal.

Menschen nehmen die Risiken, die sie einzugehen bereit sind, äußerst unterschiedlich wahr. Deshalb treffen sie angesichts derselben Beweislage unterschiedliche Entscheidungen. Obwohl beispielsweise Tollwut extrem selten vorkommt, würde ich mich impfen lassen, wenn mich in einem tropischen Land ein Hund oder eine Fledermaus oder in Nordamerika ein Eichhörnchen gebissen hat. Da es einige Zeit dauert, bis Sie an Tollwut sterben, ist die Impfung nach einer Infektion wirksam.

Als ich ein Kind war, gab es nicht sehr viele Impfstoffe. Ich würde keinen Augenblick zögern, die üblichen Impfungen gegen Masern, Mumps, Röteln, Diphterie, Kinderlähmung, Tetanus, Keuchhusten und Pneumokokken (die unter anderem vor Pneumokokken-Meningitis schützen) zu empfehlen.

Mit den Impfstoffen gegen das humane Papillomavirus (HPV) ist es nicht ganz so einfach.

HPV-Impfstoffe

Die HPV-Impfstoffe sollen das Risiko einer HPV-Infektion senken und dadurch dem Tod durch Gebärmutterhalskrebs vorbeugen. Sie sind umstritten, weil es erhebliche Unklarheiten gibt. Diese Impfstoffe haben viele öffentliche Debatten ausgelöst, vor allem in Dänemark, wo Forschungen am Syncope Centre darauf schließen lassen, dass einige der geimpften Mädchen durch den Impfstoff schwer geschädigt wurden. Mögliche Folgeschäden sind unter anderem das posturale orthostatische Tachykardiesyndrom (POTS), das komplexe regionale Schmerzsyndrom (CRPS) und das chronische Erschöpfungssyndrom (CES).

Die Geschichte der Impfstoffe ist sehr interessant. Sie spricht den Widerspruch zwischen der öffentlichen und individuellen Gesundheit an und ist eines von vielen Beispielen, die zeigen, dass wir unseren Arzneimittelbehörden nicht trauen können.

Da ich kein Interesse an diesen Impfstoffen hatte, lehnte ich im August 2015 eine Einladung zu einer Sitzung der dänischen Gesundheitsbehörde ab, bei der es um sie ging. Ich schickte einen qualifizierten Kollegen hin, doch der ehemalige Staatssekretär im Gesundheitsministerium woll-

5. Infektionen

te, dass ich kam. Er hatte gehofft, dass ich mich davon überzeugen ließe, es gäbe keinen Grund, sich Sorgen über die Sicherheit der Impfstoffe zu machen. Stattdessen gelangte ich zu der Überzeugung, dass zusätzliche wissenschaftliche Untersuchungen notwendig waren. Am meisten beeindruckte mich ein Vortrag von Dr. Louise Brinth, die viele geschädigte Mädchen getroffen hatte, vor allem Spitzensportlerinnen. Diese Menschen haben ein geschwächtes Immunsystem. Deshalb hielt ich es für glaubhaft, dass diese Frauen besonders betroffen waren, wenn nach der Impfung etwas schiefging.

Im November 2015 veröffentlichte die Europäische Arzneimittelagentur (EMA) einen Bericht, dessen wichtigste Aussage lautete, es gebe keinen Grund zur Besorgnis und der Nutzen der Impfstoffe überwiege ihre Nachteile. Sechs Monate später beschwerten wir uns bei der EMA, weil wir der Meinung waren, dass ihre Einschätzung der möglichen schweren neurologischen Schäden, die diese Impfstoffe anrichten können, fehlerhaft war.

Die Antwort der EMA enttäuschte uns. Einige unserer Bedenken wurden nicht angesprochen und mehrere Aussagen der EMA waren falsch, völlig irreführend oder für unsere Kritik irrelevant. Deshalb beklagten wir uns im Oktober 2016 beim Europäischen Bürgerbeauftragten über die EMA. Er traf ein Jahr später eine Entscheidung und wir luden zwei Wochen danach auf nordic.cochrane.org/news einen Abschlussbericht mit einem Kommentar zu seinem Bericht hoch. Unsere wichtigsten Beobachtungen sind:

Die EMA forderte die Hersteller auf, in ihren Datenbanken nach möglichen schädlichen Wirkungen zu suchen. Dabei spielte es für die EMA keine Rolle, dass die Suchstrategien der Firmen grob unzulänglich waren und viele Fälle übersehen haben mussten.

Die EMA behauptete, die Wirkverstärker in den Impfstoffen, die die Immunreaktion fördern sollten, seien unbedenklich. Die fünf Literaturangaben, die sie anführte, um ihre Meinung zu stützen, waren jedoch nicht zugänglich oder irrelevant. Wir untersuchten die Angelegenheit selbst und fanden keinen Beleg dafür, dass die Sicherheitsstudien über die Wirkverstärker jemals durchgeführt worden waren.

Die EMA erlaubte den Herstellern, die »Placebo«-Gruppen in ihren Studien zusammenzuwürfeln, obwohl keine Studie tatsächlich placebokontrolliert war. In fast allen Studien war das Placebo ein Wirkverstärker oder ein Hepatitis-Impfstoff. Wenn diese aktiven »Placebos« ähnliche Schäden anrichten wie die HPV-Impfstoffe, wäre es schwierig oder unmöglich, mithilfe dieser Studien herauszufinden, ob die HPV-Impfstoffe die vermuteten seltenen Schäden hervorrufen.

Die EMA führte ihre eigene Literaturrecherche durch, hielt die Ergebnisse jedoch vor ihrem eigenen wissenschaftlichen Beirat zurück. Die zurückgehaltenen Berichte enthüllten, dass die HPV-Impfstoffe, andere Impfstoffe und vielleicht auch die Wirkverstärker (zusammen mit einer ansonsten harmlosen Virusinfektion) bei manchen Menschen möglicherweise POTS oder CRPS verursachten.

Dass die EMA diese Information nicht an ihr eigenes Expertengremium weitergab, sah nach einer Vertuschung aus, zumal die Mitglieder des Ausschusses einer lebenslangen Schweigepflicht unterlagen.

Das Zentrum für Arzneimittelüberwachung der WHO in Uppsala und die dänischen Gesundheitsbehörden, die beide Anzeichen für Schädigungen gefunden hatten, waren unzufrieden damit, dass die EMA ihre Befunde und Berichte nicht beachtet hatte.

Unserer Meinung nach hatte die EMA, was die HPV-Impfstoffe anbelangte, sich eines wissenschaftlichen Fehlverhaltens schuldig gemacht. Anhand des EMA-Materials hat unsere Forschungsgruppe 2018 interessante Ergebnisse erzielt, die wir zur Veröffentlichung eingereicht haben.

Angenommen, Sie wissen nichts über die HPV-Impfstoffe. Wie finden Sie zuverlässige Informationen, die Ihnen helfen zu entscheiden, ob Sie Ihre zwölfjährige Tochter impfen lassen sollen?

Das übliche Verfahren ist auch in diesem Fall angezeigt. Googeln Sie *hpv vaccine cochrane* und Sie werden sehen, dass wir uns über die EMA beschwert haben und dass manche Leute unsere Beschwerde kritisiert haben, und zwar in einer kaum bekannten kleinen Zeitschrift namens *njp Vaccines*. Wie Sie weiter sehen, lautet die Internetadresse dieser Zeitschrift jedoch www.nature.com. Der Umstand, dass die Zeitschrift sich mit fremden Federn schmückte, erweckte bei vielen Leuten den Eindruck, wir seien in der Zeitschrift *Nature* kritisiert worden. Da die Kritik unangebracht war, schickten wir der Zeitschrift eine Erwiderung, die nach *sehr* langer Zeit veröffentlicht wurde.

Wichtiger noch: Sie sehen, dass es einen Cochrane-Review[14] gibt, von dem bisher jedoch erst der Prüfplan veröffentlicht wurde. Wenn der Review veröffentlicht ist, können Sie den Prüfplan vielleicht trotzdem noch lesen, wenn Sie auf *Version History* klicken. Wenn Sie den Review nicht mit Google finden, gehen Sie zur Cochrane Library und suchen *hpv vaccine*.

Sie können den Prüfplan lesen, wenn Sie auf »See the full review ...« klicken und dann auf »Continue reading the full article«. Der Prüfplan enthält wichtige Hintergrundinformationen. Die Autoren merken an, dass zahlreiche Reviews versucht haben, die Ergebnisse der Studien über HPV-Impfstoffe zusammenzufassen. Sie zitieren diese Reviews und erläutern, warum sie unzureichend sind: unter anderem deshalb, weil die Daten unvollständig berichtet wurden.

Schon an diesem Punkt dürften manche Eltern meinen, sie hätten genügend Informationen, um die Impfung zu verschieben. Die Impfung ist nicht dringlich; warum also nicht ein paar Jahre warten und prüfen, was der Cochrane-Review und andere Forschungen herausfinden?

Der Prüfplan wurde nicht von den Autoren des Reviews kritisiert, sondern von Außenstehenden. Die Kritik ist im Review unter *Feedback* im Menü am rechten Rand der Seite einsehbar. Die Autoren des Prüfplans erwiderten, sie planten, im vollständigen Review auf viele Kommentare einzugehen, und fügten hinzu, sie hätten als Reaktion auf frühere Kritik und auf Anraten des Cochrane Funding Arbiter Review-Autoren mit Verbindungen zu klinischen Studien auf diesem Gebiet abgelehnt.

Die Anmerkungen der Autoren sind ermutigend; doch dieses Thema ist so umstritten, dass es sicherlich weitere Kritik geben wird, wenn sich herausstellt, dass der Review Schwächen hat. Möglicherweise wird auch unsere Forschungsgruppe Kritik äußern. Die Cochrane-Autoren haben nicht vor, Berichte der EMA über klinische Studien in ihren Review einzubeziehen. Wir führen derzeit Forschungsarbeiten durch, die sich auf diese umfangreichen Berichte stützen,[15] die zuverlässiger sind als die Veröffentlichungen der Pharmaunternehmen.

Einer der einzigartigen Vorzüge der Cochrane-Reviews besteht darin, dass sie elektronisch veröffentlicht und auf den neusten Stand gebracht werden. Das bedeutet, dass unsere derzeitige Forschungsarbeit, die Wichtiges zu unserem kollektiven Wissen über die HPV-Impfstoffe hinzufügt, in den Review aufgenommen werden kann. Wenn Sie an dem Thema interessiert sind und die Impfung Ihrer Tochter verschoben haben, sollten Sie den Cochrane-Review und seine Feedback-Rubrik verfolgen.

Die öffentliche Gesundheit und die individuelle Gesundheit

Die Kontroverse über den HPV-Impfstoff weist auf zahlreiche wichtige Probleme der Gesundheitsfürsorge hin. Sie ist ein klassischer Konflikt zwischen den Werten der öffentlichen Gesundheit und denen des Individuums. Der offizielle Umgang mit dem Streit – so zu tun, als wüssten wir genug, obwohl das nicht stimmte – hat dazu geführt, dass viele Menschen das Vertrauen in die Behörden verloren haben. In Japan, wo über ungewöhnlich viele Schäden berichtet wurde, empfehlen die Behörden die Impfung nicht mehr und die Impfquote ist von 80 auf unter 1 Prozent gesunken.[16] In einer dänischen Region ging die Quote in nur einem Jahr von 74 auf 31 Prozent zurück.[17]

Die dänische Gesundheitsbehörde reagierte darauf mit enormer Arroganz, was der Sache nicht dienlich war. Sie erklärte, die HPV-Impfstoffe seien einzigartig und die ersten Impfstoffe gegen Krebs, was nicht zutrifft, weil die Impfung gegen Hepatitis B vor Leberkrebs schützt. 2017 startete die Behörde eine öffentliche Kampagne, in der sie die Bedeutung der Evidenzhierarchie betonte: Systematische Reviews randomisierter Studien stünden ganz oben und Konsenserklärungen ganz unten. Da wir jedoch keine zuverlässigen Studien über die HPV-Impfstoffe haben, ist es schwierig, zuverlässige systematische Reviews anzufertigen. Außerdem beruft sich die Gesundheitsbehörde ständig auf die EMA, wenn sie behauptet, die Impfstoffe seien unbedenklich, obwohl die EMA nur einen fehlerhaften Bericht herausgegeben hat, der die Beteiligten auffordert, zu einem Konsens zu kommen – was der Tiefpunkt der Evidenzhierarchie ist.

Auf ihrer Webseite zählt die Gesundheitsbehörde eine Reihe von Literaturangaben auf, um ihre Position zu stützen, unterschlägt dabei jedoch eine wichtige Studie des Uppsala Monitoring Centre der WHO.[19] Das Centre stellte fest, dass Kopfschmerzen und Schwindel zusammen mit Erschöpfung oder Ohnmacht bei Mädchen und Frauen im Alter von 9 bis 25 Jahren in Berichten über HPV-Impfstoffe häufiger genannt werden als in Berichten, in denen es nicht um HPV-Impfstoffe geht, und dass diese Diskrepanz auch bestehen blieb, wenn man jene Länder nicht berücksichtigte, die über Symptome von CRPS (Japan) und POTS (Dänemark) berichteten. Um den Einfluss der Medien auszuschließen, schloss das Centre in seine Studie nur Fälle ein, über die vor 2015 berichtet wurde. Dennoch war

5. Infektionen

die Zahl der potenziell nicht diagnostizierten Fälle, die das Centre identifizierte, größer als die Gesamtzahl der Fälle, denen die Pharmaunternehmen eine dieser Diagnosen zugeordnet hatten, nachdem die EMA sie aufgefordert hatte, in ihren Datenbanken nach Fällen zu suchen. Im Gegensatz zu den beruhigenden Aussagen der EMA[20] ist es kein »sehr konservativer Ansatz«, wenn man den Pharmaunternehmen erlaubt, eine große Zahl von Fällen unberücksichtigt zu lassen, die ein erfahrener dänischer Kliniker diagnostiziert hat, ohne die Originaldaten zu prüfen, oder wenn man Firmen vertraut, die viel weniger Fälle einräumen, als das Uppsala–Centre gefunden hat.

Der Direktor der Gesundheitsbehörde sprach über alternative Fakten, als Forscher sich skeptisch über die Arbeit der Pharmaunternehmen und der EMA äußerten. Er meinte, der Widerstand gegen die Impfstoffe rühre daher, dass wir in einer »postfaktischen Gesellschaft« lebten.[18] Die Behörden tun meist, was sie können, um unbequeme Debatten mit dem Mantra »Es ist Zeit weiterzumachen« abzuwürgen, doch abwertende Bemerkungen wie diese könnten die gegenteilige Wirkung haben.

Mit Blick auf die öffentliche Gesundheit gilt: Gebärmutterhalskrebs ist eine schreckliche Krankheit; wir können viele Todesfälle durch Impfen verhindern; die Schäden sind im Vergleich zum Nutzen unbedeutend; und in einer bestimmten Altersgruppe sollten alle geimpft werden. Die nachlassende Impfbereitschaft in Dänemark ist nach Meinung der Gesundheitsbehörde eine Katastrophe, die gleich um die Ecke lauert, wenn wir die Impfquote nicht verbessern.

Die Perspektive der öffentlichen Gesundheit ist jedoch irreführend und passt nicht recht zu den wissenschaftlichen Befunden.

Erstens fällt es schwer, eine Katastrophe lauern zu sehen. Tod durch Gebärmutterhalskrebs ist selten. Nur etwa 100 Frauen sterben in Dänemark jährlich daran, während rund 15 000 Menschen durch Rauchen ums Leben kommen. Wenn wir also unser Bestes tun wollen, um Frauen am Leben zu erhalten, wäre es viel besser, junge Mädchen davon zu überzeugen, dass sie nicht rauchen sollten, anstatt ihren Eltern einzureden, dass ihre Töchter gegen HPV geimpft werden sollten. Es ist auch sehr wirksam, den Preis für Zigaretten zu erhöhen; aber solche Initiativen gibt es nicht.

Zweitens: Welche Wirkung hat die Impfung? Wir wissen es nicht. Die Impfstoffe wurden zugelassen, weil sie das Risiko einer Infektion mit einigen HPV-Stämmen senken, die nachweislich Krebs verursachen. Zudem verringern sie das Risiko für Zellveränderungen, die Vorläufer von Krebs sein können. Aber sie schützen nur zu etwa 70 Prozent gegen diese HPV-Stämme und es gibt andere Stämme, die Krebs hervorrufen können. Wir wissen nicht, ob diese anderen Stämme sich vermehren und Krebs verursachen werden, und wir wissen nicht, wie viele Jahre lang die Impfstoffe schützen können. Zudem verschwinden die meisten Zellveränderungen, wenn man sie nicht behandelt.[14] Das heißt: Es ist zwar sehr wahrscheinlich, dass die Impfstoffe die Todesfälle durch Gebärmutterhalskrebs verringern, doch nachgewiesen ist es nicht.

Drittens sollte man sich immer eine entscheidende Frage stellen: Wann tritt die Wirkung ein? Die meisten Leute sind überrascht zu hören, dass etwa die Hälfte der Frauen, die an Gebärmutterhalskrebs sterben, über 70 Jahre alt ist. Offizielle Statistiken zeigen, dass in Dänemark nur etwa zwölf Frauen im Jahr an diesem Krebs sterben, bevor sie 45 Jahre alt werden. Wenn wir annehmen, dass alle Zwölfjährigen geimpft werden und dass die Impfstoffe zu 70 Prozent wirksam sind, werden etwa acht Frauen im Jahr gerettet. Wir wissen nicht, wie viele Menschen von den Impfstoffen ernsthaft geschädigt werden, weil die Hersteller es uns sehr schwer machen, die Häufigkeit von Schäden zu untersuchen, da es in ihren Studien keine Placebo-Gruppen gab. Trotzdem fand ein systematischer Review der veröffentlichten Studien im Jahr 2017 mehr Todesfälle in den Impfgruppen als in den Vergleichsgruppen (14 vs. 3; $p = 0{,}01$), mehr schwerwiegende systemische unerwünschte Ereignisse bei Mädchen, die den Neunfach-Impfstoff erhalten hatten, als bei denjenigen, die den Vierfach-Impfstoff erhalten hatten (3,3 vs. 2,6; $p = 0{,}01$); doch keines der schwerwiegenden unerwünschten Ereignisse wurde auf den Impfstoff zurückgeführt.[21] Ich finde es ziemlich »interessant«, dass klinische Forscher – die wahrscheinlich Interessenskonflikte aufgrund von Beziehungen zu dem finanzierenden Pharmaunternehmen haben – zu dem Schluss kommen, dass keines der schwerwiegenden unerwünschten Ereignisse auf den Impfstoff zurückzuführen ist.

Außerdem gibt es Berichte über Todesfälle, von denen man gewiss nicht behaupten kann, dass sie nicht mit dem Impfstoff zusammenhingen. In Spanien erlitt eine junge Asthmatikerin einen schweren Anfall, nachdem sie die erste Spritze mit dem Impfstoff erhalten hatte. Trotzdem bekam sie einen Monat später eine zweite Injektion. Zwölf Stunden später traten eine schwere Atemnot und Krampfanfälle auf. Sie wurde in eine Intensivstation gebracht, wo sie zwei Wochen später starb. Ein Gerichtsurteil bestätigte, dass zwischen dem Tod und der Impfung ein Kausalzusammenhang bestand.[22]

In Schweden ertrank ein Mädchen nach der Impfung in der Badewanne. Nach den Informationen, die ich vom Uppsala Monitoring Centre erhielt, traten innerhalb von zwei Wochen nach der ersten Impfung Symptome auf und sie wurde wegen Kopfschmerzen, Erschöpfung und Ohnmachtsanfällen in eine Klinik gebracht. Man überwies sie an einen pädiatrischen Neurologen, der aufgrund einiger kleiner Veränderungen im EEG eine Epilepsie diagnostizierte. Ich halte es für wahrscheinlicher, dass sie nach einer Ohnmacht ertrank, nicht wegen »Epilepsie«. In der Uppsala-Datenbank sind noch viele andere Todesfälle nach HPV-Impfungen verzeichnet.

Im Jahr 2013 führte die WHO neue Kriterien für die Beurteilung der Kausalität individueller unerwünschter Ereignisse nach einer Impfung ein.[23] Diese Kriterien werden scharf kritisiert, meiner Ansicht nach zu Recht. Sie machen es fast unmöglich, Anzeichen für schwere Schäden nach Impfungen festzustellen, einschließlich der Todesfälle.[24] Ich habe nie zuvor so viele Kommentare bei PubMed gesehen wie diejenigen, bei denen es um die Zusammenfassung der neuen WHO-Kriterien ging. Bei der Lektüre beider Artikel bekommt man eine Gänsehaut.[23,24]

Obendrein führt die Propaganda über die Unbedenklichkeit der HPV-Impfstoffe dazu, dass viele Ärzte schweigen, wenn sie den Verdacht schwerwiegender Schäden haben – entweder, sie ignorieren sie, weil ihnen öffentlich versichert wird, dass die Impfstoffe unbedenklich sind, oder sie möchten sich mit einem Bericht keinen Ärger einhandeln.

Im September 2008 schickte Kent Woods, der Leiter der britischen Arzneimittelbehörde (der Medicines and Healthcare products Regulatory Agency oder MHRA) den Ärzten einen Brief, in dem es um den HPV-Impfstoff ging. Das Immunisierungsprogramm für Cervarix hatte gerade begonnen und Woods bat die Ärzte, vermutete negative Reaktionen über das Yellow Card Scheme zu melden. Er riet davon ab, Ohnmachtsanfälle zu melden, zu denen es während einer Impfung oder kurz danach kam, weil diese eine psychische Reaktion auf den Einstich der Nadel seien.

Ein Jahr später, im Oktober 2009, schickte Woods einen zweiten Brief, in dem er schrieb, in den Zeitungen seien Artikel über negative Reaktionen, zum Beispiel chronische Erschöpfung, erschienen, dass es aber – basierend auf den gemeldeten Ereignissen im Vergleich zu den zu erwartenden Hintergrundinzidenzraten – keinen Grund zu der Annahme gebe, dass ein kausaler Zusammenhang zwischen dem Impfstoff und chronischer Müdigkeit bestehe.

Da man die Ärzte ein Jahr zuvor aufgefordert hatte, über unerwünschte Ereignisse zu berichten, und ihnen nun mitteilte, die Berichte hätten keine Probleme identifiziert, hielt der zweite Brief wahrscheinlich einige Ärzte davon ab, chronische Erschöpfung sowie POTS- und CRPS-Symptome als unerwünschte Ereignisse zu melden. Der Brief wurde genau in der Mitte des Zeitraumes einer Studie abgeschickt, auf die die EMA sich 2015 berief, um die Bedenken wegen schwerwiegender neurologischer Schäden durch die HPV-Impfstoffe zurückzuweisen.[25] Eines der wichtigsten Argumente der EMA, das in ihrem offiziellen Bericht nicht weniger als zehn Mal auftauchte, lautete: Es gab keinen Unterschied zwischen den Beobachtungen und der erwarteten Hintergrundinzidenz für schwerwiegende Schädigungen. Alle Autoren des Artikels, der über diese Studie berichtete, waren Mitarbeiter der britischen Arzneimittelbehörde. Die eigentliche Datenanalyse basierte auf spontanen Berichten, die mit der Hintergrundinzidenz verglichen wurden, und da die Periode der Datensammlung für die Studie mit den ersten beiden Jahren des HPV-Programms zusammenfiel, schloss sie die Periode ein, in der man Ärzten davon abgeraten hatte, über Verdachtsfälle zu berichten. Das wurde in dem Artikel nicht erwähnt.

Ich muss zugeben, dass mir nach dem Studium der Ereignisse hinter den Kulissen klar wurde, warum so viele Menschen misstrauisch gegenüber Impfungen sind. Einige der hartgesottensten Skeptiker sind dabei nicht rational, aber einige andere sind es bestimmt. Wir müssen Fragen stellen. Es gibt viele Beispiele dafür, dass Ärzten von Behörden abgeraten wurde, vermutete schwerwiegende Impfschäden zu melden. Die oben erwähnte WHO-Initiative ist wahrscheinlich das schlimmste Beispiel.

Um den Blick auf die öffentliche Gesundheit wird großes Aufhebens gemacht und die möglichen Schäden werden heruntergespielt oder gänzlich verschwiegen. Der individuelle Blickwinkel unterscheidet sich davon erheblich. Was habe ich davon, wenn ich mich impfen lasse? Sehr wahrscheinlich nichts außer dem Risiko, schwere neurologische Schäden zu erleiden, über das wir zu wenig wissen. Wie viele Impfungen sind notwendig, um ein Leben zu retten? Diese Zahl sehen wir nie. In Dänemark gibt es etwa 32 000 zwölfjährige Mädchen. Angenommen, wir können jedes Jahr acht von ihnen retten (siehe oben), dann beträgt die Anzahl der notwendigen Impfungen pro gerettetem Leben (number needed to treat, kurz: NNT) etwa 4000. Die Chance eines Nutzens beträgt demnach nur eins zu 4000. Wie viele Impfungen sind notwendig, um einen Menschen schwer zu schädigen? Das wissen wir nicht. Vielleicht stimmt es, wenn die Behörden behaupten, die Impfstoffe hätten mehr Vorteile als Nachteile; aber in Wahrheit wissen wir es nicht.

Was kann ein Mädchen tun, anstatt sich impfen zu lassen? Sie kann regelmäßig zur Vorsorgeuntersuchung gehen. Das ist keine ideale Methode, weil sie zu vielen Konisationen führt (Entfernung von Teilen des Gebärmutterhalses), da viele Zellveränderungen festgestellt werden. Wenn Sie wissen wollen, wie groß das Risiko für Frühgeburten nach einer Konisation ist, können Sie *conisation risk preterm birth meta-analysis* googeln. Das führt zu einer neueren Metaanalyse, die feststellte, dass das Risiko sich verdoppelte, von 5,4 auf 10,7 Prozent.[26] Da sich viele Zellveränderungen nie zu einem Tumor entwickeln, sollte es möglich sein abzuwarten. Dann müsste die Zahl der Konisationen deutlich zurückgehen.

Leider hat sich die Debatte über HPV-Impfstoffe inzwischen sehr polarisiert und sie vereinfacht zu sehr. Oft wird sie auf die Frage reduziert, ob jemand für oder gegen Impfungen ist. Mein Zentrum hat sich nie dazu geäußert, ob die Impfungen mehr Vorteile als Nachteile haben, abgesehen von der Aussage, dass wir es für wahrscheinlich halten. Mein stellvertretender Direktor impfte seine beiden Töchter und meine Frau impfte unsere beiden Töchter. Aber meine Frau und ich – die wir beide Erfahrung mit Infektionskrankheiten haben – hatten Zweifel, als sie 2008 unsere ältere Tochter impfte. Schon damals lagen den Behörden Tausende von Berichten über Nebenwirkungen vor, zum Beispiel über Übelkeit, Lähmung und Tod, und viele Eltern und Ärzte machten sich Sorgen über die Risiken der Impfstoffe, obwohl schwer zu sagen ist, ob die Nebenwirkungen etwas mit ihnen zu tun hatten.[27] Die wissenschaftliche Ungewissheit zeigt sich auch darin, dass mein Stellvertreter seine Töchter auch heute impfen würde, während wir es nicht tun würden.

Am zwölften Geburtstag unserer älteren Tochter erhielten wir einen Brief eines Arztes, der uns aufforderte sie für eine Studie über den HPV-Impfstoff anzumelden, den GlaxoSmithKline herstellte. Ich teilte meinem

Kollegen mit, dass wir darüber nachdächten, dass wir aber den Prüfplan sehen wollten, um eine gut begründete Entscheidung treffen zu können. Obwohl unser Wunsch sehr vernünftig war, erwartete ich nicht, dass man ihn erfüllen würde. Viele Jahre später, als wir darum baten, Prüfpläne für im Gang befindliche Studien in Dänemark einsehen zu dürfen, um sie für ein Forschungsprojekt über Einwilligung nach erfolgter Aufklärung zu verwenden, lehnten mehrere örtliche Ethikkomitees unsere Bitte ab.[28] Wir beschwerten uns beim nationalen Ethikkomitee, das uns vollständigen Zugang anbot, vorausgesetzt, wir unterzeichneten eine Vertraulichkeitsvereinbarung, in der stand, dass wir kommerziell vertrauliche Informationen im Prüfplan nicht weitergeben würden. Trotz dieser Zusicherung weigerten sich mehrere Firmen, uns ihren Prüfplan zu zeigen, und schalteten ihre Anwälte ein. Sanofi-Aventis verklagte das nationale Komitee, verlor aber den Prozess.

Zu meiner großen Überraschung schickte mir mein Kollege den Prüfplan,[29] nachdem ich eine Vertraulichkeitsvereinbarung unterschrieben und versprochen hatte, ihn nach dem Lesen zurückzuschicken. Ich erklärte ihm, dass ich zwei Bedenken hätte:

»In dem 105 Seiten starken Prüfplan steht nichts über schädliche Wirkungen, abgesehen von einigen nichtssagenden Kommentaren wie ›generell unbedenklich und gut toleriert‹. Dazu werden die Leser auf die Prüferinformation verwiesen. In dieser Broschüre für die Eltern ist zu lesen, dass der Impfstoff das Nervensystem, Blutkörperchen, die Schilddrüse und die Nieren beeinflusst hat. Es wäre wichtig für uns zu erfahren, was das bedeutet und wie häufig solche potenziell schwerwiegenden Schäden auftraten. Wenn diese Informationen in der Prüferinformation stehen, ist es hoffentlich möglich, uns diese zu schicken. Eine fundierte Entscheidung ist nicht möglich, wenn keine Zahlen über die Nebenwirkungen zur Verfügung stehen.

Den Seiten 79–83 des Prüfplans ist zu entnehmen, dass Glaxo die Daten besitzt und dass die Forscher keine realistische Möglichkeit haben, die Studie ohne die Erlaubnis des Unternehmens zu veröffentlichen, unter anderem deshalb, weil das Unternehmen Veröffentlichungen billigen muss und weil der einzelne Forscher keinen Zugang zu allen Daten der Studie erhält, nur zu seinen eigenen.«

Außerdem schrieb ich meinem Kollegen, er könne erwägen, »zusammen mit anderen Hauptprüfern von Glaxo die schriftliche Zusicherung

5. Infektionen

zu verlangen, dass die Studie unabhängig vom Ergebnis veröffentlicht werde. Das Unternehmen würde die Mädchen und ihre Eltern verhöhnen, wenn es beschließen sollte, die Ergebnisse nicht zu veröffentlichen, zum Beispiel weil es zu viele schwerwiegende Schäden gäbe oder weil die Wirkung schlecht wäre, wenn man die Mädchen gegen Hepatitis A und B und gegen das Papillomavirus gleichzeitig impfen würde.«

Mein Kollege erwiderte, es sei ihm leider nicht möglich, mir die Broschüre zu schicken. Einen Grund nannte er nicht.

Mehrere Eltern von Freundinnen unserer Töchter wurden ebenfalls angeschrieben und fragten mich, ob sie ihre Tochter für die Studie anmelden sollten. Ich riet ihnen davon ab und erklärte ihnen, warum ich es nicht getan hatte.

Ist es wahrscheinlich, dass die schweren neurologischen Schäden auf eine Immunreaktion zurückgehen, bei der der Körper sein eigenes Nervengewebe angreift? Ich glaube, ja. Autoantikörper, die das autonome Nervensystem angreifen, wurden bei Patienten mit POTS und anderen Störungen der autonomen Funktionen beschrieben. Eine dieser Studien belegte, dass diese Antikörper bei Patienten mit POTS in größerer Menge vorhanden waren als bei Patienten mit vasovagaler Synkope (plötzlichem Bewusstseinsverlust) oder bei gesunden Kontrollpersonen und dass eine pharmakologische Blockade die klinische Wirkung dieser Antikörper bei Patienten mit POTS, nicht aber bei Kontrollpersonen verringerte.[30] Eine andere Studie wies nach, dass bei den meisten Mädchen mit POTS nach der Impfung Antikörper gegen β2-Adrenozeptoren vorhanden waren, ebenso andere Symptome einer Dysautonomie. Bei Gesunden war dies nur bei einer Minderheit der Fall (Brinth, L., persönliche Mitteilung).

Manche Ärzte vermuten, dass diese Mädchen ein psychiatrisches Problem haben. Das mag bisweilen zutreffen, aber ich bezweifle, dass es häufig vorkommt, und die Behauptung, alle von ihnen bildeten sich die Symptome nur ein, ist nicht nur falsch, sondern auch höchst beleidigend. Als ich ein Kind war, wurden Frauen mit Menstruationskrämpfen hysterisch genannt (*hysteros* bedeutet im Griechischen Uterus oder Gebärmutter). Das änderte sich, als man herausfand, dass Prostaglandine die Schmerzen verursachten und dass Prostaglandin-Synthetase-Hemmer diese Schmerzen linderten. Aber alte Gewohnheiten legen die Menschen nur schwer ab.

Grippeähnliche Krankheiten

Die Impfung gegen Grippe ist ebenfalls umstritten. Wer von Grippe spricht, meint oft grippeähnliche Krankheiten. Der wichtigste Cochrane-Review dazu ist leicht zu finden: *influenza vaccination cochrane*.[31] Die vorbeugende Wirkung des Grippeimpfstoffs bei gesunden Erwachsenen ist gering: Man muss mindestens 40 Menschen impfen, um eine grippeähnliche Krankheit zu verhindern, und 71 Menschen, um einen Fall von Grippe (Influenza) zu verhindern. Die Impfung zeigte keine nennenswerte Wirkung auf ausgefallene Arbeitstage oder Krankenhauseinweisungen.

Weil das Virus ziemlich schnell mutiert, können wir nicht sicher sein, dass die Wirkung der Impfung die Gleiche ist wie bei randomisierten Studien. Wie bei allen Interventionen ist es außerdem wichtig, die Schäden zu berücksichtigen. Als Ärzte ihre Kollegen zum ersten Mal darauf aufmerksam machten, dass Pandemrix, einer der Impfstoffe, die während der Pandemie von 2000 bis 2011 verwendet wurden, bei Kindern und Jugendlichen mit einem bestimmten Gewebetyp Narkolepsie auslösen konnte, wurden diese Ärzte verspottet. Heute ist nachgewiesen, dass Pandemrix noch mehrere Jahre nach der Impfung bei Kindern und Jugendlichen Narkolepsie verursachen kann, eine sehr schwere Krankheit, und dass diese Krankheit immunvermittelt ist.

Wir müssen zudem die Wahrscheinlichkeit berücksichtigen, sich ohne Impfung anzustecken. Sie ist sehr gering, weil Pandemien selten vorkommen und weil selten große Teile der Bevölkerung betroffen sind. Deshalb habe ich mich nie gegen Grippe impfen lassen und mehrere Kollegen, die Spezialisten für Infektionskrankheiten sind, sagen das Gleiche.

Mit Blick auf die öffentliche Gesundheit mag man zu einem anderen Schluss kommen, da man annimmt, dass Impfungen Menschenleben retten können. Aber stimmt das tatsächlich? Um diese Frage zu beantworten, müssen wir uns Cochrane-Reviews zu Impfungen bei kränklichen Menschen anschauen. Die Suche nach Influenza in der Cochrane Library liefert nur 49 Reviews, die schnell überflogen sind.

Es gibt einen Review zu Menschen im Alter von 65 Jahren und darüber; aber da nur eine einzige Studie dazu gefunden wurde, ließen sich keine Schlüsse ziehen.[32]

Einige Fundamentalisten, vor allem in den USA, sehen nur positive Folgen dieser Impfungen. Wenn solche Leute großen Einfluss haben, ist der Schaden groß. Einer Lehrstuhlinhaberin im Fachbereich Medizin an der New York University, die keinerlei klinische Arbeit verrichtete, wurde gekündigt, weil sie sich nicht gegen Grippe hatte impfen lassen.[33] Die Universität erklärte: »Die Immunisierung gegen Grippe ist äußerst wichtig zum Schutz unserer Patienten, Besucher und Kollegen. Da wir leider keinen Nachweis über Ihre Impfung bekommen haben, wird Ihre nicht vergütete Tätigkeit im Fachbereich mit sofortiger Wirkung beendet.«

Die USA verlangen häufig Impfungen und die Impfung von Kindern ist meist die Voraussetzung für die Aufnahme in eine Schule. Interessant ist, dass bei Lehrern manchmal aus »religiösen Gründen« eine Ausnahme gemacht wird.

Bei einem Cochrane-Review geht es um die Impfung von medizinischem Personal, das ältere Menschen versorgt.[34] Fast 13 000 Fachkräfte wurden in den Review einbezogen, doch die Autoren fanden keine schlüssigen Beweise für den Nutzen der Impfprogramme bei im Labor nachgewiesener Grippe, Infektionen der unteren Atemwege, Einweisungen ins Krankenhaus, Tod infolge von Krankheiten der unteren Atemwege oder der Gesamtsterblichkeit.

Kanadische Forscher prüften kürzlich ebenfalls die wissenschaftlichen Befunde und stimmten mit den Cochrane-Forschern überein.[33] Es gibt keine schlüssigen Beweise für die Behauptung, die Impfung des medizinischen Personals schütze Patienten vor Grippe. Eine Wissenschaftlerin erklärte, die Impfung gegen den Subtyp H3N2 sei zu etwa 40 Prozent wirksam gewesen. Das bedeutet, dass drei von fünf geimpften Mitarbeitern gegen H3N2 so empfänglich blieben, als wären sie nicht geimpft worden. Sie fügte hinzu: »Sich ausschließlich auf das Risiko zu konzentrieren, das von nicht geimpften Mitarbeitern ausgeht – sie wie Aussätzige zu behandeln oder, schlimmer noch, ihnen zu kündigen –, und das Risiko zu ignorieren, das von geimpften Mitarbeitern ausgeht, kann die Patienten gefährden.«

In der Tat. Die Impfung könnte dem Personal ein falsches Sicherheitsgefühl vermitteln. Eine Folge könnte sein, dass sie sich seltener die Hände waschen und dass die Gefahr, Patienten anzustecken, nicht sinkt, sondern steigt.

Die Grippeschutzimpfung wird in meinem Land niemals zur Pflicht werden – wir schätzen unsere individuelle Freiheit zu sehr. Aber wir brauchen nur nach Großbritannien zu blicken, das immer mehr den USA ähnelt,[5] um einen Mangel an persönlicher Freiheit festzustellen.[35] Mitarbeiter des staatlichen Gesundheitsdienstes (NHS), die sich nicht gegen Grippe impfen lassen, müssen ihrem Arbeitgeber Gründe dafür nennen. Der Leiter des NHS sagte dazu: »Wir alle haben die berufliche Verantwortung, uns zu schützen und dadurch unsere Patienten besser zu schützen und den Druck auf den NHS zu verringern.« Das ist der typische Unsinn, den wir von Führungskräften ständig hören. Er ist nicht evidenzbasiert, er ist unangemessen patriarchalisch und er verletzt Grundrechte. Was in aller Welt geschieht hier seit einigen Jahren?

Es gibt noch einige Cochrane-Reviews zur Grippeschutzimpfung bei Patienten mit verschiedenen Krankheiten, die Sie bei Interesse nachlesen können.

Grippe ist ein »umstrittenes« Thema, weil sehr viel Geld auf dem Spiel steht. Die meisten Leute haben von Oseltamivir (Handelsname Tamiflu) gehört. Wirkt es? Nicht besonders gut. Haben wir Milliarden darauf verschwendet? Ja. War Betrug im Spiel? Ja. Wie ich so sicher sein kann? Weil ich eng mit Dr. Tom Jefferson in Rom zusammenarbeite, der maßgeblich zur Aufklärung dieses Betrugs beigetragen hat.

Wenn Sie *oseltamivir cochrane* googeln, finden Sie Jeffersons parallele Veröffentlichung im *BMJ*, die kürzer und einfacher zu lesen ist als sein Cochrane-Review.[36] Kurz gesagt: In prophylaktischen Studien linderte Oseltamivir eine symptomatische Grippe, aber man musste 33 Personen behandeln, damit eine davon profitierte. Das lohnt sich meiner Meinung nach nicht.

In Therapiestudien verringerte Oseltamivir die Zeit bis zur ersten Symptomlinderung um 17 Stunden. Das kann durchaus eine statistische Verzerrung sein statt einer echten Wirkung. Zudem würde man kein teures Medikament einnehmen, um diese Wirkung zu erzielen, selbst wenn sie wahr wäre.

Es gab keine sichere Wirkung auf wichtige klinische Ergebnisse: Todesfälle, Krankenhauseinweisungen, Lungenentzündung und als schwer eingestufte Komplikationen. Zudem wurde das Virus nicht seltener auf andere übertragen. Oseltamivir erhöht das Risiko für psychiatrische Nebenwirkungen, Kopfschmerzen, Nierenstörungen, Übelkeit und Erbrechen.

Darüber habe ich in einem anderen Buch geschrieben[5] und möchte hier nur ein wenig davon wiederholen. Roche hat etwas getan, was meiner Meinung nach der größte Diebstahl der Geschichte sein könnte; doch

5. Infektionen

niemand klagte das Unternehmen wegen seiner Betrügereien an. Roche weigerte sich, den größten Teil der Daten aus seinen klinischen Studien zu veröffentlichen und sie Jefferson und anderen unabhängigen Cochrane-Forschern auszuhändigen. Auf der Basis unveröffentlichter Studien behauptete Roche, Tamiflu verringere die Krankenhauseinweisungen um 61 Prozent, sekundäre Komplikationen um 67 Prozent und Infektionen der unteren Atemwege, die Antibiotika erforderlich machen, um 55 Prozent. Ich halte das für Betrug. Wie bereits erwähnt, ist Betrug eine ungerechtfertigte oder kriminelle Täuschung in der Absicht, finanzielle oder persönliche Vorteile zu erzielen. Der Betrug besteht meist darin, dass fälschlicherweise Errungenschaften oder Eigenschaften behauptet oder einer Sache zugeschrieben werden.

Die FDA schickte Roche eine Warnung und forderte das Unternehmen auf, nicht mehr zu behaupten, Tamiflu verringere die Schwere und die Häufigkeit von sekundären Komplikationen. Seltsamerweise schluckte die EMA hingegen den Köder und akzeptierte die Behauptung, das Medikament verringere Komplikationen in den unteren Atemwegen.

Zanamivir, das Medikament von GlaxoSmithKline, wurde vom beratenden Ausschuss der FDA abgelehnt, weil es nicht besser wirkte als ein Placebo, wenn die Patienten andere Medikamente wie Paracetamol einnahmen. Doch nach einem Protest der Firma überstimmte die FDA ihren eigenen Ausschuss und ließ das Medikament zu.

Viele Leute fragen sich, warum die WHO für Leitlinien zu Grippemitteln Autoren aussuchte, die von Unternehmen bezahlt wurden, die diese Medikamente vermarkten, und die dies in ihren Berichten nicht offenlegten; und warum daraus ein solches Geheimnis gemacht wird, dass Außenstehende nicht einmal erfahren durften, wer im WHO-Ausschuss saß.

Die Skandale scheinen endlos zu sein. Nachdem die US-amerikanischen CDC und ihre Stiftung dafür kritisiert worden waren, dass sie von Roche eine zweckgebundene Spende für die CDC-Kampagne »Nimm 3« angenommen hatten, in der sie der Öffentlichkeit raten, »antivirale Medikamente einzunehmen, wenn Ihr Arzt sie Ihnen verschreibt«, veröffentlichte die Behörde auf ihrer Webseite einen Artikel mit dem Titel »Warum die CDC antivirale Medikamente empfehlen«.[37] Die Behörde zitierte mehrere von der Industrie finanzierte Beobachtungsstudien, darunter eine Metaanalyse, die sie als »unabhängig« bezeichnete, obwohl sie von Roche finanziert wurde und alle vier Autoren finanzielle Verbindungen mit

Roche, Genentech oder Gilead hatten. In ihrer umfangreichen Liste von Studien war die Metaanalyse von Cochrane nicht aufgeführt.

Der Direktor der CDC teilte der Öffentlichkeit mit, diese Medikamente könnten »Ihr Leben retten«. Das sah nach einer klassischen Schleichwerbung aus, denn die Unternehmen legten ihre Behauptungen einer vertrauenswürdigen dritten Partei in den Mund. Es gibt keinen zuverlässigen Beweis dafür, dass diese Medikamente Leben retten, und das ist nicht einmal wahrscheinlich.

Roche weigerte sich, den Cochrane-Forschern Zugang zu seinen unveröffentlichten Studien oder zu den Berichten seiner klinischen Studien zu gewähren. Doch nach einer vom *BMJ* unterstützten vierjährigen Kampagne gelang es Jefferson und seinen Kollegen, die benötigten Daten zu bekommen. Die Folge war, dass sie ihre Schlussfolgerungen im Vergleich zu ihrem vorherigen Cochrane-Review, der auf veröffentlichten Studienberichten basierte, vollständig änderten. Es gab schwere Diskrepanzen zwischen den Veröffentlichungen und den Daten, die nur den Arzneimittelbehörden zur Verfügung standen. Wie üblich.[5]

Vitamin C bei Erkältung

Angenommen, Sie lesen in einer angesehenen Zeitschrift, Vitamin C in hohen Dosen könne eine Erkältung kurieren. Ein wenig gesunder Menschenverstand schadet selten, darum lautet Ihre erste Fragen wohl: »Wie wahrscheinlich ist das?« Erkältungen sind so häufig, dass wir von diesem Durchbruch, wenn er wahr wäre, im Fernsehen, im Radio und in Zeitungen hören und lesen würden. Da dies nicht der Fall ist, gibt es höchstwahrscheinlich keine zuverlässigen Daten darüber, dass Vitamin C in hohen Dosen Erkältungen heilt.

Diese Argumentation verwende ich oft, wenn Leute mir erzählen, dieses oder jenes Mittel habe eine wundersame Wirkung auf irgendetwas. Ich kann nicht alles wissen, aber ich weiß, dass ich darüber im *BMJ*, meiner Lieblingsfachzeitschrift, gelesen hätte, wenn es zuträfe.

Hier könnten wir aufhören. Vergessen Sie den Zeitschriftenartikel, stehen Sie Ihre Erkältung wie wir anderen auch durch und akzeptieren Sie, dass nichts hilft. Wir können nicht jedes Mal, wenn jemand von Wundern spricht, hart daran arbeiten, Beweise dafür zu finden; wir brauchen einen kürzeren Weg zur Entscheidung. Da der Schnupfen uns nicht umbringt, ist das keine große Sache.

Wenn Sie mehr tun wollen, wissen Sie, wie es geht. Googeln Sie *common cold cochrane* und lesen Sie den Cochrane-Review über Vitamin C. Das Erste, was Sie sehen, ist die Zusammenfassung für Patienten.[38] Darin steht, dass es über 200 Viren gibt, die Erkältungssymptome auslösen können, und dass Antibiotika nutzlos sind.

Vitamin C wurde in den Siebzigerjahren besonders populär, als der Nobelpreisträger Linus Pauling aus placebokontrollierten Studien den Schluss zog, Vitamin C verhindere und lindere Erkältungen. Paulings Buch darüber ist jedoch ein abstoßendes Beispiel für selektives Zitieren, das man von einem Nobelpreisträger nicht erwarten würde.[39]

Vitamin C wird häufig als vorbeugendes und therapeutisches Mittel verkauft und verwendet.[38] Selbstverständlich, denn es gibt immer Leute, die bereit sind, Mittel zu verkaufen, die nicht wirken, und es gibt immer Leute, die ihren Glauben über Tatsachen stellen.

Auf der Basis von 29 Vergleichsstudien mit insgesamt 11 306 Teilnehmern stellte der Cochrane-Review fest, dass die regelmäßige Einnahme von Vitamin C keinen Einfluss auf die Häufigkeit von Erkältungen hat. Vitamin C beugt also einer Erkältung nicht vor, wie Pauling behauptet hat. Es wirkt auch nicht, wenn die Behandlung nach dem Auftreten von Symptomen beginnt, denn es hat keine überzeugende Wirkung auf die Dauer und Schwere der Erkältungssymptome.

Damit sollte das Kapitel über Vitamin C gegen Erkältungen für immer beendet sein. Aber man sagt uns, die regelmäßige Einnahme habe eine moderate Wirkung auf die Dauer der Erkältungssymptome. Vitamin C kann also die Infektion nicht verhindern oder heilen, aber nun sollen wir glauben, dass unsere Erkältungen nicht so lange dauern, wenn wir jeden Tag, jahrein, jahraus, Vitamin C einnehmen. Wenn das stimmt, was bedeutet es? Bei Erwachsenen wurde die Dauer um banale 8 Prozent verringert. Aber ist diese Information glaubhaft? Wann hört eine Erkältung auf? Das ist unmöglich zu sagen, weil sie allmählich aufhört. In Studien, die nicht vollständig verblindet wurden, würden wir dieses Ergebnis für einen Verzerrungseffekt halten. Eine randomisierte Studie mit Angestellten des US-amerikanischen Nationalen Gesundheitsinstituts zeigte, dass eine statistische Verzerrung den Unterschied von 8 Prozent leicht erklären kann. Die Mitarbeiter nahmen neun Monate lang drei Gramm Vitamin C oder drei Gramm eines Placebos ein. Wenn sie eine Erkältung bekamen, gab man ihnen zusätzliche drei Gramm Vitamin C oder ein Placebo.[40] Die Erkältung dauerte 7,1 Tage mit Placebo und 5,9 Tage mit sechs Gramm Vitamin C. Doch als diejenigen Patienten ausgeschlossen wurden, die errieten, was man ihnen verabreicht hatte, weil das Vitamin sauer schmeckt, betrug die Dauer 6,3 versus 6,5 Tage. Der Unterschied zwischen 7,1 und 5,9 Tagen beträgt übrigens 17 Prozent.

Obwohl diese Studie kritisiert wurde,[38] können wir die Tatsache nicht außer Acht lassen, dass ein Verzerrungseffekt kleine Unterschiede bei sehr subjektiven Ergebnissen leicht erklären kann. Und selbst wenn dieser Unterschied von 8 Prozent wahr wäre, hätte er keine klinische Relevanz. Wenn eine Erkältung ohne Behandlung zwölf Tage dauert, würde sie mit Behandlung elf Tage dauern.

Außerdem haben wir die schädlichen Nebenwirkungen noch nicht angesprochen. Dem Cochrane-Review zufolge berichteten die veröffentlichten Studien nicht über Nebenwirkungen von Vitamin C. Das heißt jedoch nicht, dass es keine gab. Googeln Sie *vitamin c side effects*, und Sie werden es sehen. Der Mayo-Klinik zufolge wird »Vitamin C in hohen Dosen mit mehreren Nebenwirkungen in Verbindung gebracht, unter anderem mit Blutgerinnseln, Tod (mit dem Herzen zusammenhängend), Nierensteinen, prooxidativen Wirkungen, Verdauungsbeschwerden und der Zerstörung von roten Blutkörperchen.«

Vitaminpräparate sind nicht in gleichem Maße Vorschriften unterworfen wie Medikamente und es gibt viele Betrüger, die sie als Goldmine betrachten, weil viele Leute naiv glauben, sie seien gut für sie. Daher werden Sie nicht viel finden, wenn Sie *vitamin c fda* googeln. Aber der erste Eintrag verweist auf eine interessante Warnung aus dem Jahr 2017.[41] Die FDA schreibt der Vitamin C Foundation, sie verstoße gegen das Gesetz, weil sie Vitamin C bewerbe, als sei es ein Medikament. Die Beispiele, die die FDA, auf der Webseite der Firma, inteligentvitaminc.com (»intelligent« mit einem *l*!) fand, sind erstaunlich. Unter anderem zitiert die FDA diese Aussagen:

- Vitamin C verspricht eine ungiftige Chemotherapie im Kampf gegen Krebs zu sein.
- Die Vitamine C und E sowie Selen, oral verabreicht, können die meisten Krebsarten verhindern und die Sterberate bei Pankre-

- askrebs, Magenkrebs, Prostatakrebs und anderen Krebsarten senken.
- Fast alle Vitamin-C-Experten stimmen darin überein, dass Wasserstoffperoxid, das von hohen Vitamin-C-Dosen erzeugt wird, Krebszellen abtötet.
- Die meisten Experten empfehlen, Vitamin C in hohen Dosen intravenös zu verabreichen, um einen Blutspiegel zu erreichen, der notwendig ist, um möglichst viele Tumorzellen abzutöten.
- Um die tumorvernichtende Wirkung zu maximieren, sind Vitamin-C-Injektionen in Dosen bis zu 200 000 Milligramm (200 Gramm), zwei oder drei Mal in der Woche verabreicht, zu empfehlen.
- Fall: Vitamin C heilt Hautkrebs, wenn man es auf die Haut aufträgt.

Dem Vitamin C wurden außerdem antivirale und antibakterielle Eigenschaften zugeschrieben:

- »Ich habe Ihre Therapie gegen Erkältung/Grippe ausprobiert und sie wirkt zu 100 Prozent wie Magie!«
- Vitamin C verhindert und lindert die Symptome von Infektionen der Atemwege, die von Viren verursacht werden.
- Vitamin C tötet Tuberkulosebakterien, die gegen Medikamente resistent sind.
- Vitamin C schützt vor dem Ebola-Virus.

Außerdem wurde behauptet, Vitamin C sei bei allen Arten von Herz- und Gefäßkrankheiten hilfreich:

- Im Jahr 1994 ließen Dr. phil. Lunes Payling und sein Partner Dr. med. Matthias Rath Hemmstoffe patentieren, die an Lp(a) binden, um damit häufige Herz- und Gefäßkrankheiten zu verhindern und zu heilen, deren Ursache ein subklinischer Vitamin-C-Mangel ist.
- Die Behandlung mit hohen Vitamin-C-Dosen ist bei allen Arten von Herz- und Gefäßkrankheiten, einschließlich Herzinsuffizienz, Herzkrankheiten und Schlaganfall, angezeigt.

Anscheinend brauchen wir keine anderen Medikamente als Vitamin C. Das alles ist totaler Unsinn. Nicht einmal die Rechtschreibung ist korrekt. Rath ist ein deutscher Arzt, der in Südafrika Menschen mit HIV Nahrungsergänzungsmittel verkaufte und behauptete, Medikamente gegen Retroviren seien schädlich.[42] Er arbeitete nicht mit »Lunes Payling«, sondern mit Linus Pauling an möglichen therapeutischen Wirkungen von Mikronährstoffen und behauptete, Pauling habe ihn zu seinem Nachfolger ernannt. Die Dr. Rath Foundation verkauft Mikronährstoffe über eine Webseite. Im Jahr 2002 verbot die britische Werbeaufsichtsbehörde ein Mitteilungsblatt von Rath mit dem Titel »Good Health: Do it yourself«, das behauptete, Ergänzungsmittel könnten Krebs und Herzkrankheiten vorbeugen. Im Jahr 2005 begann Rath, eines seiner Produkte, VitaCell, in Khayelitsha in Südafrika an HIV-positive Menschen zu verteilen und attackierte die Pharmaindustrie als profitgierig und skrupellos. Die Treatment Action Campaign, die von Ärzte ohne Grenzen unterstützt wird und deren Ärzte die erste Klinik in Südafrika eröffneten, die Retroviren bekämpft, erklärte, einige Menschen, die die Medikamente eingenommen hätten, hätten sie abgesetzt und stattdessen das Vitaminpräparat eingenommen. Aktivisten und medizinisches Personal bestätigten, dass einige gestorben seien.

Die Autoren des Cochrane-Reviews hatten nicht den Mut, uns zu sagen, was ihr Review wirklich nachwies. Sie kamen zu dem Schluss:
»Die Unfähigkeit einer zusätzlichen Vitamin-C-Einnahme, die Häufigkeit von Erkältungen in der Allgemeinbevölkerung zu verringern, deutet darauf hin, dass die routinemäßige Verabreichung von Vitamin C nicht gerechtfertigt ist. Vitamin C kann jedoch nützlich für Menschen sein, die sich für kurze Zeit körperlich stark anstrengen. Studien zur regelmäßigen Einnahme belegen, dass Vitamin C die Dauer von Erkältungen verringert. Das ließ sich jedoch in den wenigen therapeutischen Studien nicht bestätigen. Angesichts der Wirkung von Vitamin C auf die Dauer und Schwere von Erkältungen in den Studien über regelmäßige zusätzliche Einnahme und den geringen Kosten sowie der Unbedenklichkeit kann es sich für erkältete Menschen lohnen, auf individueller Basis zu testen, ob therapeutisches Vitamin C ihnen nützt. Weitere randomisierte kontrollierte Studien sind erforderlich.«

Um Himmels willen, nein! Das ist der amerikanische »Sprechen Sie mit Ihrem Arzt«-Unsinn. Wie in aller Welt können Menschen herausfinden, »ob therapeutisches Vitamin C ihnen nützt«? Das ist unmöglich. Sie sollten kein Vitamin C einnehmen.

Hustenmittel und Fiebertabletten

Hier ist guter Rat einfach: Nehmen Sie keine Hustenmittel. Sie sind unwirksam und einige von ihnen können Sie umbringen. Vor einigen Jahren habe ich die klinische Forschung geprüft[5] und einen Albtraum aus schlechten und fehlerhaften Studien mit irrelevanten Ergebnissen gefunden.

Wenn Sie *cough cochrane* googeln, finden Sie einen Cochrane-Review mit 29 Studien und insgesamt 4835 Teilnehmern.[43] Sehr eindrucksvoll. Würden diese Arzneien wirken, bräuchten wir nicht mehr als 100 Patienten, um es nachzuweisen. Aber sie wirken nicht. Die Zahl der Studien in jeder Klasse von Hustenmitteln war klein. Viele Studienberichte waren schlecht und machten es schwierig, Verzerrungseffekte einzuschätzen. Sie berichteten nicht über die Verblindung der Ärzte, die das klinische Ergebnis beurteilten, und nicht darüber, ob die Messmethode für die Wirkung auf den Husten validiert wurde. Zudem waren die Ergebnisse bei Studien, die von Pharmaunternehmen oder anderen Leistungsanbietern finanziell unterstützt wurden, meist besser.

Die Schlussfolgerung der Cochrane-Autoren ist ziemlich typisch für Ärzte: »Es gibt keine guten Belege für oder gegen die Wirksamkeit von rezeptfreien Arzneimitteln gegen akuten Husten. Das sollte man berücksichtigen, wenn man erwägt, Kindern Antihistamine und zentral aktive Hustenmittel zu verordnen. Von diesen Medikamenten ist bekannt, dass sie schwere Schäden verursachen können.«

Keine guten Belege. Berücksichtigen. Wenn man erwägt … zu verordnen. Typisches Forscherkauderwelsch. Warum fällt es Ärzten so schwer, Nein zu sagen? Schreiben Sie 500 Mal »NEIN!« an die Tafel, wenn alle anderen zu Bett gegangen sind. Reden Sie so lange mit Ihrem Arzt, bis er das Wörtchen »NEIN!« gelernt hat.

Mehr brauchen wir dazu nicht zu sagen. Wenn man bedenkt, wie tendenziös Studien zu Arzneimitteln sind und dass die meisten von ihnen von der Industrie finanziert und manipuliert werden, ist ein negatives Ergebnis in einem Review, bei dem es um fast 5000 hustende Menschen geht, ein überwältigender Grund, »NEIN!« zu schreien.

Aber das ist der Pharmaindustrie gleichgültig. In den USA verwendeten 39 Prozent der Haushalte im Laufe von drei Jahren rezeptfreie Husten- und Erkältungsmittel.[43] Viele dieser Mittel kamen vor über 50 Jahren auf den Markt, als Medikamente kaum geprüft wurden. Doch innerhalb von sieben Jahren meldeten Giftnotrufe mehr als 750 000 besorgte Anrufe wegen solcher Produkte und die FDA identifizierte in ihrer Datenbank 123 Todesfälle bei Kindern unter sechs Jahren. Nebenwirkungen der Medikamente waren unter anderem Herzrhythmusstörungen, Halluzinationen, Bewusstseinstrübung und Gehirnerkrankungen.

Die Hersteller behaupteten, man könne Schäden verhindern, wenn man die Eltern aufkläre, was eine schreckliche Lüge ist. Im Jahr 2011 gab die FDA bekannt, dass sie 500 Erkältungsmittel vom Markt nehmen werde.[45] Sie hatte festgestellt, dass manche Arzneimittel, zum Beispiel Opiate, die Atmung verlangsamen, den Husten hemmen und Schleim im Brustkorb festhalten können. Der Schleim kann eine Lungenentzündung auslösen. Das gilt heute noch für viele Hustenmittel.

Nach diesem Schlag der FDA gegen rezeptfreie Husten- und Erkältungsmittel für Kinder, die jünger als zwei Jahre sind, gingen die Besuche in den Notaufnahmen wegen unerwünschter Nebenwirkungen um die Hälfte zurück. Dr. Harold Nelson, ein Allergologe im Forschungszentrum National Jewish Health in Denver, erklärte jedoch: »Dies sind anerkannte Medikamente, die seit Jahrzehnten verwendet werden, und es gibt keinen Grund für den Verdacht, dass mit ihnen ein Risiko verbunden ist.« Diese törichte Aussage zeigt recht gut, was viele Ärzte denken. Wenn ich Ärzten erkläre, wie gefährlich viele dieser Mittel sind, wischen sie die Gefahr oft vom Tisch und behaupten, sie hätten in ihrer Praxis noch nie jemanden an diesem bestimmten Medikament sterben sehen. Nun, ich habe noch nie jemanden im Straßenverkehr sterben sehen. Was soll das heißen? Dass es keine Verkehrstoten gibt?

Die Industrie erklärte, sie erwarte in den fünf Jahren vor 2016 eine jährliche Umsatzsteigerung von 1,8 Prozent auf 8,5 Milliarden Dollar (offenbar allein in den USA).[45] Das ist ziemlich viel Geld für ein Mittel, das nicht wirkt und Kinder tötet. Ich sehe keinen großen Unterschied zwischen dem Verkauf dieser Mittel und dem Drogenverkauf auf der Straße.

Sehr viele Menschen nehmen bei Fieber fiebersenkende Medikamente (Antipyretika) ein. Vor vielen Jahren erfuhr ich von einem Kollegen, der auf

5. Infektionen

Infektionskrankheiten spezialisiert war, dass dies keine gute Idee ist, weil die Immunabwehr des Körpers zehn Mal effektiver ist, wenn die Körpertemperatur um ein paar Grad steigt. Das ist eine drastische Zunahme der Wirksamkeit. Ich kann mich nicht daran erinnern, ob er über weiße Blutkörperchen oder etwas anderes sprach, doch als ich dieses Buch schrieb, beschloss ich, es herauszufinden.

Ich spielte mit einigen Suchoptionen auf Google herum, bis ich einen sehr wichtigen Artikel fand. Da ich an diesem Tag viele Webseiten besucht hatte und mich nicht an die Suchbegriffe erinnern konnte, öffnete ich die Chronik des Browsers (z. B. Firefox oder Explorer), drückte Strg+h und wählte die Option, die die zuletzt besuchten Seiten zuerst anzeigt. Die erste relevante Seite war *leucocytes fever – Google Search*. Ich hatte auch *leucocytes activity temperature* und *immune response fever* probiert. Es dauerte nicht lange, bis ich fand, was ich suchte, obwohl ich es für schwierig gehalten hatte. Ich las ein paar Zusammenfassungen, die ich auf der jeweils ersten Google-Seite mit meinen ersten beiden Suchbegriffen fand, und die dritte Suchstrategie traf schließlich genau ins Ziel: Sie verwies auf einen sehr informativen Artikel.[47]

Es war ein Review-Artikel, aus dem ich hier die wichtigsten Teile der ersten zwei Seiten zitiere:

»Die Fieberreaktion ist ein Zeichen für eine Infektion und entstand im Laufe von Hunderten Millionen Jahren der natürlichen Selektion. Die Erhöhung der Körperkerntemperatur um ein bis vier Grad während eines Fiebers erhöht die Überlebenschancen und heilt viele Infektionen. Ein fiebersenkendes Mittel korreliert beispielsweise mit einem Anstieg der Sterberate um 5 Prozent bei Menschen, die mit dem Grippevirus infiziert sind, und hat eine negative Wirkung auf den Krankheitsverlauf von Patienten in der Intensivstation.

Vorklinische Studien bei Kaninchen, die mit dem Rinderpest-Virus infiziert waren, fanden eine erhöhte Sterberate, wenn das Fieber mit Acetylsalicylsäure (Aspirin) gehemmt wurde. 70 Prozent der mit Aspirin behandelten Tiere starben, aber nur 16 Prozent der Tiere in der Vergleichsgruppe. Fieber ist jedoch nicht immer nützlich, vor allem nicht bei extremen Entzündungen. In solchen Fällen hat sich gezeigt, dass eine Fiebersenkung, nicht die Erhöhung der Körpertemperatur eine Schutzwirkung hat. Ungezügeltes Fieber hat also bei Patienten mit Sepsis oder neurologischen Verletzungen eine negative Wirkung, während eine Behandlung mit Hypothermie (Senkung der Temperatur) einen klinischen Nutzen haben kann.

Kaltblütige Wirbeltiere, die zuletzt vor über 600 Millionen Jahren einen gemeinsamen Vorfahren mit den Säugetieren teilten, sind ein »Experiment in der Natur«, mit dem wir die unmittelbare Wirkung von Fiebertemperaturen auf das Überleben untersuchen können. Reptilien, Fische und Insekten erhöhen ihre Kerntemperatur während einer Infektion durch Verhaltensänderungen: Sie suchen einen wärmeren Platz auf (trotz der Gefahr, gefressen zu werden) oder erhöhen die Temperatur im Bienenstock durch intensivere körperliche Aktivität. Die Überlebensrate des Wüstenleguans *Dipsosaurus dorsalis* sinkt um 75 Prozent, wenn man ihn daran hindert, seine Körperkerntemperatur um etwa zwei Grad zu erhöhen, nachdem er sich mit dem gramnegativen Bakterium *Aeromonas hydrophila* infiziert hat.

Die Tatsache, dass die Fieberreaktion im Laufe der Evolution der Wirbeltiere beibehalten wurde, ist ein starkes Indiz dafür, dass es dem Überleben dient. Ein altes Rätsel ist der Schutzmechanismus, mit dem das Fieber Angriffe von eingedrungenen Krankheitserregern abwehrt. Ein Mechanismus besteht in der unmittelbaren Wirkung von Fiebertemperaturen auf das Infektionspotenzial der Erreger. Temperaturen im Fieberbereich (40 bis 41 Grad) verringern beispielsweise die Vermehrung des Poliovirus in Säugetierzellen um mehr als das Zweihundertfache und bewirken, dass ein Serum mehr gramnegative Bakterien vernichtet.«

In meinem Haushalt haben wir nie fiebersenkende Mittel wie Aspirin und Paracetamol eingenommen, wenn wir Fieber hatten, und ich weiß nun, warum es vernünftig ist, solche Medikamente zu meiden. Ein Mechanismus, der überall im Tierreich zu beobachten ist und der wahrscheinlich seit über 600 Millionen Jahren existiert, muss einen sehr großen Wert für das Überleben haben. Darauf deuten auch die experimentellen Studien hin.

Was finden Sie, wenn Sie systematische Reviews über fiebersenkende Mittel lesen? Dass diese die Körpertemperatur senken und vielleicht andere kleine Vorteile wie eine Linderung von Kopfschmerzen haben. Aber das sind keine wichtigen Ziele. Wenn wir an einer Infektion leiden, ist das Überleben am wichtigsten und die Beseitigung der Infektion am zweitwichtigsten.

Denken Sie also nicht über die Vorteile und Nachteile von fiebersenkenden Mitteln nach und ignorieren Sie den üblichen Unsinn: »Fragen Sie Ihren Arzt, ob ein Antipyretikum für Sie das Richtige ist.« Es ist für niemanden richtig, nicht einmal für ein Reptil oder ein Insekt.

Meningitis und Meningokokken-Sepsis

Es ist schwer zu sagen, wann man sich über eine Infektion Sorgen machen muss. Anlass zur Sorge besteht beispielsweise, wenn Sie einen Arzt konsultieren und dieser im Gegensatz zu Ihnen der Ansicht ist, dass Sie nicht an einer schweren Infektion leiden. Ich kann nicht nachdrücklich genug darauf hinweisen, dass Ihr Leben auf dem Spiel steht, nicht das Leben des Arztes. Nichts illustriert das besser als Meningitis und Meningokokken-Sepsis.

Meningitis kann von mehreren Bakterien und von anderen Organismen, zum Beispiel von Viren und Amöben, verursacht werden. Die am meisten gefürchtete Form wird von Meningokokken *(Neisseria meningitidis)* hervorgerufen, die auch eine lebensgefährliche Sepsis auslösen können.

Tod und dauerhafte Behinderung durch Meningitis kommen nur selten vor. Aber es ist unerträglich, wenn diese tragischen Folgen einer banalen Infektion hätten verhindert werden können, aber nicht verhindert wurden. Besonders schmerzlich ist der Tod eines Kindes.

Meningitis wird oft mit anderen Krankheiten verwechselt. In dieser Situation dürfen Ärzte nicht den schlauen Akademiker spielen; sie müssen beim geringsten Zweifel zum Wohl des Patienten handeln. In einem Fall, an dem ich beteiligt war, hatten wir den Verdacht auf Meningitis, aber die Ursache war unklar. Der Patient war ein etwa vier Jahre alter Junge, der in die Abteilung für Infektionskrankheiten eingeliefert worden war, weil sein Arzt den Verdacht hatte, dass das Kind an einer bakteriellen oder viralen Meningitis litt. In solchen Fällen wird immer eine Lumbarpunktion vorgenommen und die Rückenmarksflüssigkeit wird auf Zellen, Eiweiß und Glukose untersucht. Bakterielle Meningitis bewirkt, dass die Zahl der weißen Blutkörperchen steigt und die Glukose, ein Nährstoff für die Zellen, abnimmt. Es ist jedoch nicht immer einfach, auf diese Weise zwischen bakterieller und viraler Meningitis zu unterscheiden, vor allem nicht im

Frühstadium, in dem das Differenzialblutbild der weißen Blutkörperchen atypisch sein kann.

Der leitende Arzt beschloss, zu warten und zu beobachten, wie der Zustand des Jungen sich entwickelte. Seiner Meinung nach war eine virale Meningitis am wahrscheinlichsten. Ich war ganz anderer Meinung. Damals hatte ich keine Kinder, doch ich dachte, wenn der niedliche kleine Junge mein Sohn wäre, würde ich ihm sofort intravenös eine hohe Dosis Penicillin verabreichen. Ich sah keinen guten Grund dafür zu warten, weil wir bereits Blut für eine Bakterienkultur abgenommen und eine Lumbarpunktion vorgenommen hatten.

Ich war ein neu zugelassener Arzt, all das geschah weniger als zwei Jahre, nachdem ich mein Medizinstudium abgeschlossen hatte. Das Krankenhaussystem ist sehr hierarchisch und darum ist es für junge Ärzte schwierig, mit erfahreneren Kollegen zu debattieren. Ich erinnere mich nicht mehr an das Gespräch, aber ich drückte meine Besorgnis darüber aus, dass die Behandlung aufgeschoben werden sollte. Doch als junger Arzt an der Front trägt man seinen Standpunkt im Ernstfall nicht zu hartnäckig vor; man akzeptiert, was ein älterer Kollege sagt.

Es hatte tragische Folgen, dass der leitende Arzt zu akademisch dachte. Als es keinen Zweifel mehr daran gab, dass der Junge an Meningokokken-Meningitis erkrankt war, war es zu spät und der Junge starb. Solche Erlebnisse lassen einen nie los, und ich mache mir heute noch Vorwürfe, weil ich mich gegenüber meinem Vorgesetzten nicht deutlicher ausgedrückt habe, obwohl die Chance gering war, dass er dann seine Meinung geändert hätte.

Ein andermal hörte ein sehr junger Patient plötzlich auf zu atmen, als ich im Zimmer war. Obwohl sich in jedem Zimmer ein Beatmungsbeutel befand, mit dem man Patienten manuell beatmen konnte, blies ich instinktiv sofort mit dem Mund Luft in die Nase des Jungen. Ich weiß nicht, warum er aufgehört hatte zu atmen, doch wie sich herausstellte, hatte er Meningitis. Er erholte sich ohne Komplikationen. Ich bekam vorsorglich ein Antibiotikum.

Einen dritten Vorfall werde ich nie vergessen. Ich war inzwischen Oberarzt, immer noch in der Abteilung für Infektionskrankheiten, als die Notaufnahme mich anrief. Ich war mit akut kranken Patienten sehr beschäftigt und die Notaufnahme war so weit entfernt, dass ich meine Patienten nicht verlassen konnte. Es war jedoch nicht notwendig, den Patienten zu sehen, um zu dem Schluss zu kommen, dass er sehr wahrscheinlich an Meningokokken-Sepsis erkrankt war. Er war hellwach und fühlte sich sehr gut, hatte aber kleine Blutungen in der Haut. Ich teilte dem Assistenzarzt, der mich angerufen hatte, unmissverständlich mit, dass er dem Patienten sofort fünf Millionen Einheiten Penicillin intravenös verabreichen musste, und ich erklärte ihm auch den Grund.

Nach ein paar Stunden hatte ich meine akut kranken Patienten stabilisiert und ging zu dem Patienten.

Was ich sah, erschreckte mich sehr. Ein Mann in den Dreißigern begrüßte mich mit einem breiten Lächeln. Er freute sich darauf, nach Hause entlassen zu werden, sobald wir seine Blutungen versorgt hatten. Das Herz wurde mir schwer, als ich seine Haut betrachtete, die große, zusammenfließende Blutungen aufwies, und als ich hörte, dass der Assistenzarzt dem Patienten trotz meiner Anweisung kein Penicillin verabreicht hatte. Ich sah einen fröhlichen jungen Mann, der nicht wusste, dass er am selben oder am nächsten Tag sterben würde.

In einem Fall wurde das hierarchische System also respektiert, im anderen nicht, doch das tragische Ergebnis war das Gleiche. Eine Infektion mit Meningokokken ist ein äußerst akuter Notfall und es kann von Minuten abhängen, ob ein Patient überlebt oder nicht.

Vor Kurzem starben in Dänemark drei Jungen im Alter von 16 bis 18 Jahren an Meningitis und es gab einen großen Medienrummel. Man wollte wissen, warum diese Todesfälle nicht vermieden wurden. Ein offizielles Gremium, das für die Entschädigung von Patienten zuständig ist, entschied, dass alle drei Jungen möglicherweise überlebt hätten, wenn die Ärzte sie angemessen behandelt hätten.[48] Hier ist eine der Geschichten.[49]

Trine Baadsgaard erwacht mitten in der Nacht, weil ihr fiebernder sechzehnjähriger Sohn Mathias sich übergibt. Der Junge betrachtet seine Hände und sagt: »Schau dir das an, Mama.« Sie sieht rote Flecke. Besorgt sucht Trine im Internet nach einer Erklärung. Sie findet sehr schnell heraus, dass es sich um Meningitis handeln könnte. Trine zittert.

Die dunklen Flecke veranlassen sie, das sogenannte Akuttelefon in Kopenhagen anzurufen. Doch da 35 Leute vor ihr in der Leitung sind, wählt sie die Notrufnummer 112. Sie berichtet, ihr Sohn habe ihrer Meinung nach Meningitis. Ein Krankenwagen kommt. In dessen Akten steht:

»Krankes Kind, über 38,5 Grad Fieber, offenbar schlechter Zustand, juckender Ausschlag, der bei Druck nicht verblasst.«

Ein Arzt im Krankenwagen kümmert sich um Mathias. Doch obwohl der Junge Flecke auf der Haut hat, lehnt der Arzt die Diagnose »Meningitis« ab und gibt ihm kein Penicillin. Mathias wird in die pädiatrische Abteilung der Herlev-Klinik gebracht, eine große Universitätsklinik. Inzwischen hat er noch mehr Flecken. Man untersucht ihn und entnimmt Blutproben, doch ehe das Ergebnis vorliegt, erklärt ein neuer Arzt, es handle sich nicht um Meningitis, sondern um eine weniger ernste Krankheit namens Purpura Schönlein-Henoch, die meist spontan wieder verschwindet. Mathias wird nur auf diese Krankheit untersucht, nicht auf Meningitis.

Nach einer halben Stunde wird der Junge nach Hause geschickt. Seine Mutter freut sich darüber, dass er nicht an Meningitis erkrankt ist. Sie vertraut dem Urteil des Arztes. Die beiden unterhalten sich über einen in wenigen Tagen anstehenden Skiurlaub und die Mutter versichert ihm, er dürfe fahren.

Das Krankenaus ruft an und teilt mit, man habe eine »etwas erhöhte Menge von Bakterien« festgestellt. Es liege kein Notfall vor, aber die Mutter solle ihren Sohn in die Klinik bringen. Inzwischen geht es Mathias schlechter. Seine Mutter hilft ihm beim Anziehen und er übergibt sich. An den Beinen sind mehr Flecke, er ist benommen, hat Kopfschmerzen und Schmerzen in den Gelenken sowie eine Schwellung an der Stirn. Aber der Arzt glaubt immer noch nicht, dass der Junge an Meningitis oder Sepsis leidet.

Während es Mathias immer schlechter geht, fragt sich seine Mutter, warum er keine Antibiotika bekommt. Schließlich schreit sie, ihr Junge solle Medikamente bekommen. Sie versteht nicht, was den Arzt daran hindert, mit der Gabe von Penicillin auf Nummer sicher zu gehen.

Mathias' Vater trifft ein und der Junge begrüßt ihn. Das sind die letzten Worte, die er zu seinem Vater sagt. Kurze Zeit später bekommt er starke Schmerzen, seine linke Gesichtshälfte ist gelähmt und er wird immer verwirrter.

Fünf Stunden nach Trines erstem Anruf bekommt Mathias endlich Antibiotika. Ein paar Stunden später ist er hirntot. Trotz der großen Aufmerksamkeit in den Medien starben die beiden anderen Jungen ein Jahr später.

Es überrascht nicht, dass das Amt für Patientensicherheit entschied, dass Mathias untrügliche Anzeichen für eine Meningitis hatte, als er in der Abteilung ankam, und dass das Personal mit der Antibiotikabehandlung hätte beginnen sollen, bevor es von den Ergebnissen der Tests erfuhr. Es ist unglaublich, dass das passieren konnte. Mathias hätte vielleicht überleben können, wenn er rechtzeitig Penicillin bekommen hätte.

Noch unglaublicher ist, dass die pädiatrische Abteilung trotz der heftigen Kritik ihre Routine zur Diagnose von Meningitis nicht änderte. Zudem enthielt der Bericht der Klinik über den Fall mehrere Fehler, die die Klinik selbst einräumte. Leider ist das alles nur allzu typisch. Systeme schützen sich selbst. Das hat immer Vorrang, obwohl wir so oft hören, der Patient stehe im Mittelpunkt.

Ich finde für die Fehler in diesem Fall keine Entschuldigung. Mathias hatte typische Symptome von Meningokokken-Sepsis und alle Ärzte haben gelernt, wie wichtig es ist, diese nicht zu übersehen oder abzutun. Obendrein sagte seine Mutter die ganze Zeit, sie vermute Meningitis. Nicht alle Ärzte sind gute Ärzte, aber es ist unglaublich arrogant, die Besorgnis der Mutter ohne guten Grund zu ignorieren.

Ärzte forschen viel. PubMed hat mehr als eine Million wissenschaftliche Artikel indexiert, die allein im Jahr 2016 veröffentlicht wurden. Diese enorme Produktivität hat die Versorgung der Patienten jedoch kaum verbessert. Jedes Jahr gibt es eine ganze Menge Arbeiten, die für die Diagnose und Therapie wichtig sind. Eine davon möchte ich hier erwähnen. Die Autoren dieses Artikels schrieben 2006, es habe vor ihrer Studie keine systematische quantitative Studie über das Auftreten von Meningitis-Symptomen vor der Einlieferung in ein Krankenhaus gegeben.[50] Sie sammelten Daten mithilfe von Fragebögen, die von Eltern ausgefüllt wurden, und aus Erstversorgungsakten über den Verlauf der Krankheit bei 448 Kindern bis zu 16 Jahren (darunter 103 Todesfälle) mit Meningokokken-Infektion vor der Aufnahme ins Krankenhaus. Die Forscher stellten fest, dass die typischen klinischen Anzeichen für eine Meningokokken-Infektion im späten Krankheitsstadium auftreten. Die meisten Kinder hatten in den ersten vier bis sechs Stunden nur nichtspezifische Symptome, waren jedoch nach 24 Stunden dem Tod nahe. Nur die Hälfte der Kinder wurde nach der ersten Konsultation ins Krankenhaus geschickt.

Typische Symptome wie punktförmige Blutungen in der Haut, Meningismus (Nackensteifigkeit, Lichtscheu, Kopfschmerzen) und Bewusstseinstrübung traten spät auf (medianer Beginn nach 13 bis 22 Stunden).

Im Gegensatz dazu hatten 72 Prozent der Kinder frühe Sepsis-Symptome (schmerzende Beine, kalte Hände und Füße, abnorme Hautfarbe), die im Median nach acht Stunden auftraten, lange vor der medianen Zeit bis zur Einlieferung ins Krankenhaus, die 19 Stunden betrug.

Deshalb sollten Sie die folgende Regel beachten:
Schmerzende Beine, kalte Hände und Füße sowie abnorme Hautfarbe sind Anzeichen für eine Sepsis.

Wenn Ihr Arzt trotz eines Verdachts auf Meningokokken-Infektion kein Penicillin verabreichen will, nützt es nicht zu schreien. Es könnte aber helfen, wenn Sie sagen, dass Sie den Arzt bei der Klinikverwaltung und der Gesundheitsbehörde melden werden, falls negative Folgen eintreten, und dass Sie gute Kontakte zu Journalisten haben. Ich glaube, es könnte auch nützen, wenn Sie nach Ihrem Mobiltelefon greifen, den Arzt bitten, seine Aussage zu widerholen, und sie aufzeichnen.

Unsere medizinische Ausbildung sollte radikal geändert werden. Ich habe 20 000 Seiten gelesen, um Arzt zu werden. Ich wusste fast alles über Rezeptoren und über die mutmaßliche Wirkung von Medikamenten. Ich konnte die Formeln für die 22 essenziellen und nichtessenziellen Aminosäuren aufschreiben und die lateinischen oder griechischen Bezeichnungen für anatomische Strukturen aufsagen und angeben, wo im Körper sie sich befinden, ganz so, als hätte ich vor, ein Allround-Chirurg zu werden. Aber wie steht es mit den relativ wenigen Krankheiten, die oft tödlich sind, wenn man sie übersieht, und die heilbar sind, wenn man sie erkennt? Diese sollten wir auf jede erdenkliche Weise immer wieder repetieren, mit Krankengeschichten und realen Patienten, damit ein Arzt sie unmöglich übersehen kann.

Zurück zur Forschung: Warum dauerte es so lange, bis jemand beschloss herauszufinden, welche Symptome wichtig sind, um bei Patienten eine Meningokokken-Infektion zu diagnostizieren? Es wird viel zu viel Aufhebens um ein einziges Symptom gemacht: Nackensteifigkeit, und viele Ärzte verneinen die Diagnose Meningitis, wenn dieses Symptom nicht vorhanden ist. Dadurch haben sie viele Todesfälle verschuldet, die vermeidbar gewesen wären.

Während einer langen Laufbahn habe ich immer wieder beobachtet, dass die wichtigsten Projekte, die ich je angepackt habe – diejenigen, die für Patienten am wichtigsten waren – finanziell nicht unterstützt wurden. Ich musste sie ohne Fördergelder bewältigen oder Geld verwenden, das mein Zentrum von der Regierung bekommt. Wenn das wissenschaftliche Vorhaben sehr kompliziert ist und Hightech-Methoden erfordert, sodass niemand es wirklich versteht, ist es viel einfacher, Fördergelder zu bekommen, als wenn man einfach nur Patienten und Ärzten helfen will.

Viele Leute in hohen Positionen vergessen, warum Ärzte Ärzte geworden sind.

Malaria

Malaria fordert auch heute noch viele Menschenleben. Der WHO zufolge sterben in Afrika jedes Jahr etwa 300 000 Kinder vor ihrem fünften Geburtstag an Malaria. In Großbritannien sterben jährlich nur etwa sechs Menschen an Malaria. Warum also erwähne ich sie in diesem Buch? Vor allem deshalb, weil ich das Buch für ein internationales Publikum geschrieben habe, also auch für Menschen in Regionen, die von Malaria heimgesucht werden. Zweitens – das gilt auch für die Meningitis – weil es unerträglich ist, dass Menschen an einer Krankheit sterben, die sich leicht behandeln lässt.

Fieber muss man immer ernst nehmen, wenn Betroffene in einem Malariagebiet leben oder vor Kurzem von dort zurückgekehrt sind. Malaria tropica kann sich zu einer schweren und lebensbedrohenden Krankheit entwickeln, unter anderem zur zerebralen Malaria, wenn sie nicht diagnostiziert und sofort behandelt wird. Reisende, die aus Risikogebieten zurückkehren, sollten daher unbedingt ärztlichen Rat einholen, wenn sie Symptome haben – insbesondere Fieber –, die während der Reise oder innerhalb von zwölf Monaten nach ihrer Rückkehr auftreten. Eine Blutprobe sollte sofort unter dem Mikroskop auf Malaria-Parasiten untersucht werden. Andere Arten von Malaria sind gutartig; da sie jedoch bis zu 30 Jahre nach einem Moskitostich ausbrechen können, vermuten nur wenige Ärzte, dass eine Reise in die Tropen vor vielen Jahren an einem Fieber schuld sein könnte.

Diese bekannten Ratschläge wurden in meinem eigenen Fall ignoriert. Im Jahr 1980 nahm ich mit neun anderen Leuten an einer Expedition in Kenia teil. Wir fuhren in einem offenen Lkw herum, zündeten Lagerfeuer an und schliefen in Zelten. Unser Lkw hatte in einer Wüste in Nordkenia, am schlimmsten Ort, den man sich denken kann, eine Panne und zwei von uns wanderten durch die Nacht, um Hilfe zu holen, obwohl ich sie dringend davor gewarnt hatte. Es sei immer am sichersten, sagte ich, beim Auto zu bleiben, wo uns früher oder später jemand finden werde. Die meisten Toten findet man in der Wüste in einiger Entfernung von einem Auto.

Die Nacht war sehr heiß und die beiden litten an Wassermangel. Der schlankste von ihnen bekam bald schwere Halluzinationen und verlor die Orientierung. Er sah Tiere, die gar nicht da waren, und wollte eine Abkürzung durch die Wüste einschlagen, die viel länger war als die geplante Route und wo es schwierig gewesen wäre, sie zu finden. Er schwankte hin und her und wenn er redete, war er kaum zu verstehen. Er merkte nicht, dass seine Landkarte auf dem Kopf stand. Später wurde auch sein Begleiter verwirrt. Er schlug ebenfalls eine Abkürzung vor und sah Tiere, die nicht existierten.

Die Ureinwohner, die die beiden am nächsten Tag fanden, verstanden nicht, dass jemand so töricht sein konnte, ohne Speer oder andere Waffen durch die Wüste zu wandern. Es gab wilde Hunde und die Löwen waren manchmal so durstig, dass sie Menschen töteten, um ihr Blut zu trinken.

Am Ende der Reise hatte jeder von uns sechs Kilo verloren, weil es dort, wo wir waren, wenig zu essen gab. Ich schrieb ein Tagebuch und las es abends laut vor. Meine Gefährten fanden es so interessant, dass sie mir vorschlugen, ein Buch zu schreiben. Das tat ich später.[51]

Ich hatte mich gut auf die Reise vorbereitet und Bücher gelesen, in denen stand, wie man in den Tropen überlebt. Deshalb wusste ich, dass ich auf der Hut sein musste, falls ich einen Monat nach meiner Rückkehr Fieber bekommen sollte. Damals war Chloroquin die empfohlene Arznei für die Vorbeugung gegen Malaria, obwohl man wusste, dass viele Parasiten dagegen immun geworden waren.

Meine Symptome verschlimmerten sich und wurden typisch für Malaria tropica. Etwa jeden dritten Tag fror und schwitzte ich abwechselnd. Ich hatte Muskelschmerzen und Durchfall und war in einem schrecklichen Zustand. Ich lebte allein in meiner Wohnung und wenn ich zur Toilette gehen musste, empfand ich quälende Schmerzen, sobald ein Fuß den Boden berührte. Es war, als würde mir jemand immer wieder ins Gehirn stechen.

Während meiner Krankheit rief ich zwei Mal Ärzte an, die mich dann besuchten. Sie hielten es nicht für notwendig, mein Blut auf Malaria untersuchen zu lassen, obwohl ich sie um eine Einweisung ins Krankenhaus bat, um mich dort untersuchen zu lassen. Sie wussten, dass ich eben von einer Reise nach Kenia zurückgekehrt war und dort unter primitiven Bedingungen gelebt hatte. Sie wussten auch, dass ich Medizin studiert hatte und befürchtete, Malaria tropica zu haben. Aber das beeindruckte sie nicht im Geringsten.

Einer der Ärzte, ein örtlicher Allgemeinarzt, war geradezu herablassend. Er meinte, ich hätte eine Virusinfektion und solle mir deswegen keine Sorgen machen. Das war angesichts meiner Symptome und meines Zustandes völlig sinnlos. Als ich ihm vorschlug, mein Blut untersuchen zu lassen, war seine Antwort erschütternd. Er sagte, die Ärzte, die sich als Spezialisten für Tropenkrankheiten bezeichneten, wüssten nicht mehr darüber als andere Ärzte; sie hätten nur an einem Kurs in London teilgenommen und zwei Wochen lang ins Mikroskop geschaut. Es sei nicht notwendig, mein Blut untersuchen zu lassen.

Dieser kluge Mann brauchte mich also nur anzusehen und schon wusste er, dass ich keine Malaria hatte! Hier wird meine Geschichte auch für andere interessant. Was genau soll man in einer solchen Situation tun?

Ich war mein Leben lang antiautoritär und konnte Wichtigtuer nie leiden. Und ich wusste, dass ich mein Blut untersuchen lassen musste. Aber die Selbstsicherheit des Arztes lähmte mich. Ich wusste einfach nicht, was ich tun sollte. Ich wollte andere Leute nicht unnötig belästigen, daher kam es mir nicht in den Sinn, dass ich ein Taxi rufen und in eine Notaufnahme gehen konnte. Der Gedanke, einen Krankenwagen zu rufen, lag mir erst recht fern – schließlich hatte ich keinen Herzanfall gehabt.

Heute verstehe ich nicht mehr, warum ausgerechnet ich so naiv sein konnte. Mein Verstand kreischte: Der Arzt irrt sich und ist obendrein verdammt anmaßend. Ich erinnere mich noch an seinen Namen und bin versucht, ihn anzurufen. Aber das würde niemanden glücklicher machen, also lasse ich es bleiben.

Ich kann es nicht nachdrücklich genug sagen: Wenn Sie mit dem Rat Ihres Arztes unzufrieden sind, dürfen Sie ihn nicht einfach akzeptieren. Sie müssen selbst aktiv werden. Das kann über Leben oder Tod entscheiden. Scheuen Sie sich im Gegensatz zu mir nicht, das Gesundheitssystem zu belästigen. Tun Sie das lieber einmal zu oft als einmal zu wenig. Anders ist es nur, wenn Sie an Angstzuständen der Art leiden, die man früher Neurose nannte. Solche Menschen behelligen andere bisweilen andauernd. Sie brauchen eine Psychotherapie, keine überflüssigen Tests aller Art, die ihre Angst nur vergrößern.

Irgendwie bewältigte ich mein Martyrium alleine. Ich erholte mich und als ich meinen Hausarzt aufsuchte, der mich endlich an einen Facharzt für Tropenmedizin überwies, war es zu spät. Obwohl mein Blut auf Malaria-Parasiten und Bakterien und mein Stuhl auf Würmer, Eier und Zysten untersucht wurden, fand man nichts.

Ein paar Monate nach meiner Genesung traten die gleichen Symptome erneut auf, wieder mit Schwankungen der Körpertemperatur, wenn auch viel milder. Da ich eine Menge über Malaria weiß, habe ich dem keine Beachtung geschenkt. Malaria tropica kann noch im folgenden Jahr zurückkehren. Danach ist man geheilt, im Gegensatz zu den gutartigen Formen von Malaria, bei denen die Parasiten viele Jahre lang in der Leber schlummern und dann plötzlich einen neuen Malariaanfall auslösen können. Ich bedaure es, dass ich während meines zweiten Anfalls mein Blut nicht untersuchen ließ, weil ich nun nie wissen werde, ob ich Malaria tropica überlebt habe.

Wenn ich diese Geschichte Kollegen erzähle, höre ich meist, dass niemand Malaria tropica überlebt und dass ich deshalb nicht daran erkrankt gewesen sein könne. Aber das stimmt nicht. Die meisten Kinder in Afrika überleben die Krankheit, ebenso wie die meisten europäischen Forscher, Missionare und Wissenschaftler sie überlebten, bevor es Medikamente gegen Malaria gab. Die Reaktion meiner Kollegen ist ein Beispiel dafür, dass Ärzte manchmal zu undifferenziert denken. Auch aus diesem Grund sollten Patienten ihrer Intuition folgen.

Sieben Jahre nach meiner Krankheit hatte ich einen meiner drei Termine in der Abteilung für Infektions- und Tropenkrankheiten im Rigshospitalet in Dänemark. Ich erzählte einem der Chefärzte meine Geschichte und er kam zu dem Schluss, dass ich wahrscheinlich eine unbehandelte Malaria tropica überlebt hatte.

Es gab mehrere Fälle von Malaria bei Menschen, die in Europa in der Nähe von Flughäfen lebten und nie eine malariaverseuchte Region besucht hatten. Sie infizierten sich, weil eine infizierte Stechmücke in einem Flugzeug nach Europa gelangt war. In Europa können Sie sich auch dann mit Malaria anstecken, wenn Sie eine Bluttransfusion bekommen. In warmen Sommern gab es sogar Malariafälle in nördlichen Ländern wie Finnland.

5. Infektionen

Aber die Gefahr, sich in Europa mit Malaria zu infizieren, ist natürlich äußerst gering. Fälle, die man auf Stechmücken zurückführen kann, die als blinde Passagiere reisen, sind selten, weil die Kabinen aller Flugzeuge, die malariaverseuchte Regionen verlassen, routinemäßig mit Insektiziden besprüht werden. Ich flog einmal mit Air India von Heathrow nach Indien und war sehr überrascht, als ich sah, dass ein Steward ein übelriechendes Aerosol versprühte. Ich wollte den Kanister sehen, fand darauf jedoch keine Angaben über den Inhalt. Ich fragte den Mann auch, warum er die ganze Kabine besprühte, und er sagte, damit wolle man verhindern, dass Insekten nach Indien eingeschleppt würden. Ich antwortete, das durchaus für sinnvoll zu halten und erzählte ihm von ein paar Malariafällen in Heathrow. Indien hat genug eigene Malaria, warum also sollte es noch mehr davon importieren? Es gab noch mehr amüsante Überraschungen im Flugzeug. Ein Sikh-Steward fragte mich, ob ich Nichtvegetarier sei. Ich sagte, ich sei keine Nichtperson, ich sei jemand und verzehre die meisten Sachen. Außerdem sei ich weder nichtweiblich noch nichthomosexuell. Mein Humor gefiel ihm nicht, wohl aber meinem Sitznachbarn. Er war Inder und erklärte mir, viele Inder, zum Beispiel Hindus, äßen Fleisch nur einmal in der Woche oder gar nicht und die Frage des Sikhs sei daher nachvollziehbar gewesen.

Sollen wir gegen Malaria vorbeugen? Ich tue es nie, weil ich weiß, wie die Symptome aussehen. Wenn irgendein Risiko besteht, dass ich mit Malaria infiziert sein könnte, werde ich eine Blutuntersuchung verlangen. Außerdem weiß ich, dass Malaria behandelbar ist und dass die Vorbeugung sowohl unwirksam als auch schädlich sein kann. Ich habe darüber mit Spezialisten für Infektionskrankheiten gesprochen und keiner von ihnen traf vorbeugende Maßnahmen. Das soll nicht heißen, dass Sie es auf keinen Fall tun sollen; es heißt nur, dass es ein Vorteil ist, Arzt zu sein.

Apropos schädliche Wirkung: Wir veröffentlichten einmal einen Artikel über neuropsychiatrische Schäden, die Mefloquin verursachte, ein Medikament, das häufig zur Vorbeugung verwendet wurde.[52] Außerdem verglichen wir in einer randomisierten Studie Kombinationen aus zwei vorbeugenden Medikamenten, die das Risiko einer Parasitenresistenz verringern sollten. An dieser Studie nahmen 767 Skandinavier teil, die nach Kenia oder Tansania reisten.[53] Trotz der Vorbeugung erkrankten sieben Reisende (1 Prozent) an Malaria tropica, obwohl die meisten von ihnen sich weniger als vier Wochen in Ostafrika aufhielten.

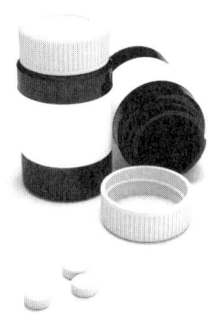

6. Mehr über das Herz und die Blutgefäße

Wie unsere nahen Verwandten, die Schimpansen, können wir Menschen ziemlich kampflustig sein. Einer der erbittertsten Kriege in der Medizin wird rund um das Cholesterin ausgetragen. Man kann fast das Schreien und Kreischen zwischen den Zeilen hören, als würden Schimpansen andere Affen in den Baumkronen angreifen.

Der Cholesterin-Krieg

Manche Ärzte sagen, Statine hätten keine Nebenwirkungen und jeder solle sie einnehmen, weil sie die Gefahr von Herz- und Gefäßschäden verringerten. Andere Ärzte meinen, Statine würden viel zu häufig eingesetzt und richteten mehr Schäden an, als die Leute zugäben.

Wer hat recht? Wenn Sie *statins* googeln, sehen Sie sofort ein Minenfeld. Fünf der neun Einträge auf der ersten Seite handeln von Nebenwirkungen. Das ist sehr ungewöhnlich für ein Arzneimittel und es deutet darauf hin, dass die Schäden durch Statine nicht ernst genommen werden. Oder ist es nur ein Zeichen dafür, dass ein Krieg im Gange ist, mit grimmigen Gläubigen auf beiden Seiten und wenig rationalem Denken?

Wenn Sie *statins cochrane* suchen, finden Sie sogar dort Kontroversen. Eine der Optionen, die Google vorschlägt, ist *cochrane statins controversy*. Der erste Artikel unter dieser Überschrift ist »Cholesterol confusion and statin controversy« (Cholesterin-Verwirrung und Statin-Kontroverse).[1] Die Autoren behaupten: »Die Rolle des Cholesterin-Blutspiegels bei der koronaren Herzkrankheit (KHK) und die wahre Wirkung cholesterinsenkender Medikamente sind umstritten. Besonders strittig ist, ob Statine tatsächlich die Sterberate bei Herzerkrankungen senken und die Lebenserwartung erhöhen. Gleichzeitig hat sich gezeigt, dass die Mittelmeerdiät das Leben verlängert und das Risiko für Diabetes, Krebs und KHK senkt.«

Nun, diese Aussagen waren selbst umstritten. Obwohl seit Jahrzehnten behauptet wird, der Nutzen der Statine habe vielleicht nichts mit ihrem Einfluss auf das Cholesterin zu tun, bezweifeln nur wenige Leute, dass Statine die Sterbequote senken. Ich gehöre nicht dazu, obwohl ich weiß, dass neuere Studien weniger überzeugend sind als ältere.

Bei der Kontroverse geht es vorrangig darum, ob Menschen mit Statinen behandelt werden sollten, bei denen keine Herz- und Gefäßkrankheiten vorliegen. Dazu gibt es einen Cochrane-Review,[2] doch wenn ich solche Reviews sehe, lautet meine erste Frage immer: Waren diese Menschen gesund wie ich oder waren sie nicht so gesund, wie sie sein sollten? Wir reden schließlich über die Primärprävention einer Krankheit.

Der Cochrane-Review stammt aus dem Jahr 2013. Als ich damals mein Buch[3] schrieb und die vorherige Version des Reviews aus dem Jahr 2011[4] las, fiel mir auf, dass das Durchschnittsalter der Teilnehmer 57 Jahre betrug und dass sie von Anfang an nicht sehr gesund waren. Manche Studien zogen nur Patienten mit Diabetes, Bluthochdruck oder erhöhtem Blutfettspiegel heran, einige auch Patienten mit früheren Herz- und Gefäßkrankheiten. Zudem lag der Anteil der Raucher in den Studien, die darüber Auskunft gaben, bei 10 bis 44 Prozent. Und schließlich prüfe ich immer, ob die Studien von der Industrie finanziert wurden. Wenn die Ergebnisse enttäuschend sind, wird die Studie möglicherweise nie veröffentlicht oder Todesfälle und Herzinfarkte werden bewusst aus der Interventionsgruppe gestrichen.[3] Tatsächlich wurde vielen Studien über Herz-Kreislauf-Krankheiten, die von der Industrie finanziert wurden, Betrug nachgewiesen.[3]

Nur eine der Studien, die Daten über die Gesamtsterblichkeit lieferte, war öffentlich finanziert. Mir scheint – und die Autoren des Cochrane-Reviews bestätigten das im Diskussionsteil –, der Rückgang der Gesamtsterblichkeit um 16 Prozent, den die Studie ermittelte, war stark übertrieben. Beispielsweise stellte eine große, öffentlich finanzierte Studie, die ALLHAT-LLT-Studie, die der Review nicht berücksichtigte, weil mehr als 10 Prozent der Patienten vorher Herz-Kreislauf-Krankheiten gehabt hatten, keinen Rückgang der Sterblichkeit fest – relatives Risiko 0,99 (95-Pro-

6. Mehr über das Herz und die Blutgefäße

zent-Konfidenzintervall 0,89 bis 1,11; das bedeutet, wir sind zu 95 Prozent sicher, dass die wahre Wirkung zwischen einem Rückgang der Gesamtsterblichkeit von 11 Prozent und einem Anstieg von 11 Prozent liegt).

Ein solches Ergebnis beunruhigt mich sehr. In einer öffentlich finanzierten Studie, die die Autoren nicht berücksichtigten, betrug der Rückgang der Sterblichkeit nur 1 Prozent, während die von der Industrie finanzierten Studien, die der Review berücksichtigte, einen Rückgang von 16 Prozent feststellten. Zudem sehe ich keinen großen Unterschied zwischen der nicht berücksichtigten Studie und denjenigen, die der Review berücksichtigte und an denen viele Patienten teilnahmen, die früher an einer Herz-Kreislauf-Krankheit gelitten hatten oder bei denen ähnliche Risikofaktoren vorlagen. Man sollte erwarten, dass die ALLHAT-LTT-Studie einen Rückgang der Sterblichkeit in der Nähe des Durchschnitts der anderen Studien feststellte, also 16 Prozent, aber das Konfidenzintervall schloss diese Möglichkeit nicht ein, weil es nur bis 11 Prozent reichte.

Es gibt keine bedeutenden Unterschiede zwischen den Cochrane-Reviews von 2011 und 2013. Die Zahl der Studien und Patienten betrug 14 und 34 272 im Jahr 2011 und 18 und 56 934 im Jahr 2013. Der Rückgang der Gesamtsterblichkeit betrug 16 Prozent im Jahr 2011 und blieb 2013 fast gleich (Quotenverhältnis 0,86, was einem Rückgang von 14 bis 15 Prozent entspricht). Geändert haben sich jedoch die Schlussfolgerungen der Autoren. Im Jahr 2011 schrieben sie, an einigen Studien hätten auch Patienten mit Herz-Kreislauf-Krankheiten (HKK) teilgenommen und: »Es gab nur begrenzte Hinweise darauf, dass eine Primärprävention mit Statinen möglicherweise kosteneffektiv ist und die Lebensqualität der Patienten verbessert. Menschen mit niedrigem kardiovaskulärem Risiko sollte man Statine zur Primärprävention nur umsichtig verordnen.« Diese Warnung fehlte zwei Jahre später. Die Autoren schrieben nur noch, Statine senkten die Gesamtsterblichkeit und verringerten schwere vaskuläre Komplikationen und Revaskularisierungen, ohne dass bei Menschen ohne Anzeichen für HKK übermäßig viele Nebenwirkungen aufträten, wenn sie Statine einnähmen.

Dr. John Abramson, einer der Forscher, die darauf hingewiesen haben, dass Statine auch schaden können, veröffentlichte 2015 einen Artikel über die Kontroverse.[5] Die wichtigste Frage lautet: Wie hoch muss das Risiko für Herz-Kreislauf-Krankheiten innerhalb der nächsten fünf oder zehn Jahre sein, um die Verordnung eines Statins zu rechtfertigen? Im Jahr 2014 senkten die NICE-Guidelines die erforderliche Größe des HKK-Risikos, die eine Statin-Therapie rechtfertigt, von 20 auf 10 Prozent innerhalb von zehn Jahren. Der Grund dafür war eine Metaanalyse der Cholesterol Treatment Trialists' Collaboration (CTT), die 2012 veröffentlicht wurde.[6] Sie wies eine durchgängige Risikosenkung für schwere vaskuläre Komplikationen nach, und zwar unabhängig vom Risiko zu Beginn der Studien, und behauptete, dass Männer und Frauen, Alte und Junge sowie Menschen mit oder ohne HKK offenbar von Statinen profitierten und dass die Befunde die Bedenken hinsichtlich möglicher schwerer Komplikationen und möglicher Verzerrungen in den randomisierten Studien, wie der Cochrane-Review von 2011 sie aufgeworfen habe, zerstreut hätten.

Der Ausschuss für Allgemeinärzte der britischen Ärztevereinigung war mit den neuen Richtlinien nicht einverstanden und erklärte, er habe kein Vertrauen zu der Empfehlung, die Risikoschwelle für die Verordnung von cholesterinsenkenden Medikamenten zu senken.[5] Abramson und seine Kollegen veröffentlichten im *BMJ* einen Artikel, in dem sie darauf hinwiesen, dass die Gesamtsterblichkeit bei Menschen mit einem Fünf-Jahres-HKK-Risiko unter 10 Prozent nicht signifikant gesunken sei.[7] Außerdem erwähnten sie Muskelsymptome (und interpretierten eine epidemiologische Studie falsch, was sie später berichtigten), Diabetes, Leberstörungen, akutes Nierenversagen, grauen Star, sexuelle Störungen und psychiatrische Symptome.

Sir Rory Collins von der CTT behauptete, es gebe verlässliche Daten von mehr als 100 000 Menschen, die belegten, dass Statine sehr gut verträglich seien und nur »ein oder zwei gut dokumentierte [problematische] Nebenwirkungen« hätten. Ein Jahr später räumte Collins jedoch ein, dass sein Forschungsteam zwar die Wirkungen der Statine auf Herzerkrankungen und Krebs bewertet, aber andere Nebenwirkungen, zum Beispiel Muskelschmerzen, nicht berücksichtigt hätte.[5]

Es gibt zwei große Probleme mit der Metaanalyse der CTT.[5] Erstens hatte die CTT der Forderung zugestimmt, die Patientendaten, auf die ihre Analysen sich stützen sollten, »streng vertraulich« zu behandeln. Die CTT, die Teil des Clinical Trial Service der Universität Oxford ist, dessen Forschung stark vom Geld der Pharmaunternehmen abhängt, hatte also allein Zugang zu den Patientendaten und durfte diese unabhängigen Experten nicht für Reviews zur Verfügung stellen. Zweitens: Obwohl bei der Bewertung der Wirksamkeit von Medikamenten immer die Belege für schädliche

Wirkungen berücksichtigt werden müssen, schloss die Methode, mit der die CTT die Wirksamkeit beurteilte, dieses Ausbalancieren nicht ein. Die Autoren sammelten nur Daten über Nebenwirkungen bei Krebs und über die Gründe für einen vorzeitigen Ausstieg aus der Studie und der Therapie. Die Häufigkeit von Nebenwirkungen, die sie in ihrer Metaanalyse im Jahr 2012 zitierten, stützte sich auf veröffentlichte Berichte anstatt auf Patientendaten; und wir wissen, dass schädliche Wirkungen in Studien, die die Industrie finanziert, in einem derartigen Umfang ignoriert werden, dass diese Daten praktisch wertlos sind[3] (siehe auch Kapitel 8).

Zum Schluss erklärte Abramson: »Das heißt unter dem Strich, dass so gut wie alles, was wir über die Wirksamkeit und Unbedenklichkeit von Statinen zu wissen glauben, von kommerziellen Interessen stammt, die die tatsächlichen Daten als Firmengeheimnisse behandeln. Da wir kommerzielle Behauptungen über die Wirksamkeit und Unbedenklichkeit nicht nachprüfen können, sollten gesunde Menschen Statine mit Vorsicht anwenden.«[5]

Ich stimme ihm zu. Statine haben viele Nebenwirkungen, von denen einige schwerwiegend sind.[3] Und wer weiß, wie groß der Rückgang der Sterblichkeit ist, wenn man bedenkt, dass Todesfälle, deren Ursache Medikamente sind, in den industriefinanzierten Studien regelmäßig unerwähnt bleiben? Selbst wenn wir den Industriestudien glauben wollen, bleibt der Nutzen gering, auch bei Hochrisikopatienten. Die Cochrane-Autoren erwähnten, dass 2,8 Prozent der Studienteilnehmer starben.[4] Wenn wir diese 2,8 Prozent um 16 Prozent reduzieren, erhalten wir eine Rate von 2,35 Prozent und eine Anzahl der notwendigen Behandlungen (NNT) von $1/(2,8\% - 2,35\%) = 222$. Die Autoren erwähnten aber auch, dass einige Studien früh abgebrochen wurden, wenn die Wirkung groß war, und dass selektive Berichterstattung über die klinischen Ergebnisse häufig vorkam. Das überrascht mich nicht, weil die Unternehmen viele Milliarden verdienen können, wenn sie schwindeln. Die 16 Prozent sind zweifellos zu hoch angesetzt.

Was sollen wir angesichts all dieser Verwirrung tun? Meiner Meinung nach ist die Ungewissheit zu groß, um sichere Schlüsse ziehen zu können, abgesehen davon, dass Statine bei manchen Menschen die Sterblichkeit verringern. Ich bin jedoch der Ansicht, dass wir nicht vorrangig über Effektstärken und die Wahrscheinlichkeit eines Nutzens oder Schadens diskutieren sollten, sondern eher über den philosophischen Aspekt. Was wollen wir mit unserem Leben anfangen? Die Lebenswege der Menschen sind sehr verschieden und wir sollten uns in der Regel nicht einmischen. Manche machen sich keinerlei Sorgen über ein kleines Risiko, in der Zukunft an einer Herz-Kreislauf-Komplikation zu sterben, und haben erst recht keine Lust, bis an ihr Lebensende ein Medikament zu schlucken, das dieses Risiko vielleicht ein wenig senkt. Manche versuchen den Mount Everest zu erklettern, obwohl 10 Prozent der Bergsteiger dabei ums Leben kommen. Andere schätzen die Freiheit, keine Tabletten einzunehmen, die viele normale Vorgänge im Körper verändern. Und schließlich gibt es viel bessere Möglichkeiten als Tabletten, um die Risiken für das Herz und die Gefäße zu verringern. Zum Beispiel: Treiben Sie Sport und vermeiden Sie Übergewicht. Tabletten sind ein schlechter Ersatz dafür.

Bluthochdruck

Medikamente gegen Bluthochdruck werfen in vielerlei Hinsicht die gleichen Probleme auf wie Statine.[3] Sie richten große Schäden an, die Patienten vielleicht nicht bemerken, sondern für Folgen ihres fortgeschrittenen Alters halten, und der Nutzen für Menschen mit geringem Risiko ist klein. Zudem sind körperliche Bewegung und Maßnahmen, die Übergewicht verhindern, vorzügliche Therapien. Und schließlich haben viele Menschen, bei denen Bluthochdruck diagnostiziert wird, keinen hohen Blutdruck – sie hatten zufällig einen erhöhten Blutdruck, als sie ihren Arzt besuchten. Deshalb ist es vernünftig, Medikamente gegen Bluthochdruck allmählich abzusetzen, eines nach dem anderen und in regelmäßigen Abständen, und zu beobachten, was geschieht.

Schlaganfall und Durchblutungsstörung des Gehirns (Transitorische ischämische Attacke, TIA)

Als ich im Jahr 2014 auf meinem Computer schrieb, verschwand plötzlich das *m* in einem Wort und nur der weiße Hintergrund blieb. Etwas später verschwanden hier und da andere Buchstaben und aus einer senkrechten Linie wurde eine gepunktete Linie. Ich erkannte, dass es sich wahrscheinlich um eine transitorische ischämische Attacke (TIA) handelte – eine vorübergehende Durchblutungsstörung des Gehirns –, und rief einen Neurologen in meiner Klinik an, der mir riet, sofort zu kommen.

Während ich fünfzig Minuten später geduldig auf eine Neurologin wartete, testete ich mein Sehvermögen. Als ich mein linkes Auge prüfte, hatte ich den Eindruck, ein Vorhang werde langsam vor ihm zugezogen, und ich wurde innerhalb von Sekunden blind. Ich sprang auf, ergriff den Arm einer Krankenpflegerin und verlangte, dass sofort etwas unternommen werde. Etwas später kam die Neurologin, und als sie mich testete, war mein Sehvermögen zum größten Teil zurückgekehrt.

Als ich vier Jahre zuvor wegen Verdachts auf eine koronare Herzerkrankung im selben Krankenhaus gewesen war (siehe Kapitel 4), hatte ich es nach dem Studium der wissenschaftlichen Literatur abgelehnt, Aspirin einzunehmen. Der zweite Neurologe, der mich untersuchte, vermutete bei mir jedoch ein anfallsweise auftretendes Vorhofflimmern und empfahl mir, sowohl Aspirin als auch Dabigatran (Pradaxa) einzunehmen. Ich lehnte Pradaxa ab, weil es kein Gegenmittel gegen mögliche Blutungen gab (für Blutungen, die Warfarin auslöst, gibt es ein Gegenmittel). Zudem war ich Sportler und lief manchmal im Wald 100 Meter in maximalem Tempo oder fuhr so schnell ich konnte auf meinem Rennrad. Daher fürchtete ich, mein Blut werde nach einem möglichen Sturz mit einhergehender Kopfverletzung zu langsam gerinnen. Der Neurologe erklärte, Pradaxa werde von seinen Leitlinien empfohlen, und versuchte, mich zur Einnahme dieses Medikaments zu überreden. Seiner Meinung nach war Warfarin ein Rattengift, das die Aufsichtsbehörden keinesfalls zulassen würden, wenn man es heute entdeckte.

Ich hatte das Gefühl, dass er zu oft Pharmavertretern von Boehringer Ingelheim, dem Hersteller von Pradaxa, oder dessen bezahlten Verbündeten unter den Ärzten zugehört hatte, weil man genau solche Aussagen von unzuverlässigen Quellen erwartet. Meiner Meinung nach würde man Warfarin heute zulassen. Ich wies darauf hin, dass Boehringer Ingelheim verschwiegen habe, dass starke Blutungen um 30 bis 40 Prozent reduziert werden können, wenn man den Plasmaspiegel von Dabigatran überwacht. Und ich fügte hinzu, es sei ein Marketingtrick, Ärzten den falschen Eindruck zu vermitteln, dass Dabigatran im Gegensatz zu Warfarin nicht überwacht werden müsse. Diese Information, von der er nichts gewusst hatte, überraschte ihn. Ich schickte ihm einen *BJM*-Artikel zu diesem Thema.[8]

Trotzdem versuchte der Neurologe ziemlich hartnäckig, mich zur Einnahme von Pradaxa zu überreden und verwies mehrere Male auf die Leitlinien seiner Abteilung. Ich blieb unbeeindruckt und rief einen Internisten an, der mir voll und ganz zustimmte. Zwei seiner Patienten, die Pradaxa eingenommen hatten, waren vor Kurzem gestorben.

Als der Neurologe die Unterlagen über meine Brustschmerzen studierte, deretwegen ich damals im Krankenhaus gewesen war, stellte er fest, dass es nicht sicher war, dass ich damals an Vorhofflimmern gelitten hatte. Deshalb änderte er seine Meinung und riet mir, wegen meiner TIA Aspirin und Clopidogrel einzunehmen.

Ich informierte mich bei der Europäischen Arzneimittelagentur (ema. europa.eu/ema) über Clopidogrel und fand einen Cochrane-Review, der die Wirkung von Aspirin bei Patienten mit hohem Risiko für Gefäßkrankheiten mit der Wirkung von Thienopyridin – zum Beispiel Clopidogrel – verglich.[9] Es gab zehn Studien mit insgesamt 26 865 Patienten und das Risiko für einen schwerwiegenden Gefäßschaden sank bei Einnahme von Thienopyridin um 11,6 Prozent und bei Einnahme von Aspirin um 12,5 Prozent. Das bedeutet, dass ein schwerwiegender Gefäßschaden vermieden wird, wenn man 100 Patienten etwa zwei Jahre lang behandelt. Mir war eine derart geringe Aussicht auf einen Nutzen zu wenig, um Clopidogrel statt Aspirin einzunehmen.

Als ich *clopidogrel cochrane* googelte, fand ich noch einen Cochrane-Review, der die Wirkung von Clopidogrel, kombiniert mit einer standardmäßigen langfristigen Einnahme von Aspirin, zur Vorbeugung von Herz- und Gefäßschäden bei Hochrisikopatienten und bei Kranken verglich.[10] Es ging also nicht um TIA, dennoch las ich den Review. Zu erwarten waren 13 Herz- und Gefäßschäden je 1000 Patienten, die mit dieser Kombination behandelt wurden. Gleichzeitig würden sechs starke Blutungen ausgelöst. Deshalb entschied ich mich gegen die Kombination anstelle von Aspirin allein.

Es gab noch einen sehr wichtigen Grund für meine Bedenken gegen Medikamente. Während der 24 Stunden, die ich im Krankenhaus verbrachte, studierte ich zahlreiche wissenschaftliche Studien und berücksichtigte dabei, dass bei mir keinerlei Risikofaktoren für TIA vorlagen. Ich vermutete, dass bei vielen Patienten in den Studien, die die Cochrane-Reviews zusammenfassten, verschiedene Risikofaktoren vorlagen, da es im Interesse der Pharmaindustrie liegt, Hochrisikopatienten in ihre Studien aufzunehmen, damit sie belegen können, dass ihre Medikamente wirken. Deshalb ließen sich die Ergebnisse der Cochrane-Reviews nicht auf mich anwenden. Ich habe nicht Diabetes, mein Blutdruck betrug bei der Aufnahme nur 118/76, mein Serum-Cholesterin nur 5,3 mmol/l und das sogar nach dem Mittagessen. Außerdem erschien nichts auf dem EKG, während ich 16 Stunden lang überwacht wurde. Ich hatte die ganze Zeit einen Sinusrhythmus.

Man schob meinen Kopf in einen MR-Tomografen. Doch weil die Krankenschwester mir nicht sagte, was mir bevorstand, war es kein erfreuliches Erlebnis. Ich wollte wissen, wie lange die Untersuchung dauern würde, fragte aber nicht, weil es nichts geändert hätte. Ich war starkem Lärm ausgesetzt, manchmal bebte meine Liege ziemlich heftig und es gab lange Pausen, in denen ich glaubte, es sei vorbei. Das Ganze dauerte etwa eine Dreiviertelstunde und selbst als es vorbei war, blieb ich still liegen und wartete sehr lange, während der Arzt die Ergebnisse prüfte. Es war unheimlich, als läge ich in einer futuristischen Fantasiewelt. Mit dem Kopf immer noch im Magneten, rief ich mehrere Male hinaus und fragte, wie lange es noch dauern würde. Ich erhielt keine Antwort, wahrscheinlich deshalb, weil die Schwester nicht mehr im Raum war. Ich war allein, aber nicht so sehr, dass ich auf den Ballon hätte drücken müssen.

Endlich kam die Schwester zurück. Sie sagte, es seien weitere Aufzeichnungen notwendig. Ich hatte genug davon und verlangte, dass der Arzt seine Entscheidungen auf der Grundlage der vorhandenen Ergebnisse treffen solle. Später fragte ich, was der Zweck des MR-Scans gewesen sei, und erfuhr, dass man nach Anzeichen für frühere Thrombosen und totem Hirngewebe gesucht habe. Wenn diese vorlägen, müsse man genauer nach möglichen Ursachen der Blutgerinnsel suchen.

Am nächsten Tag wollte ich die Abteilung verlassen, weil ich mich wohlfühlte und in einer anderen Stadt einen wichtigen Vortrag halten musste (dieser wurde gefilmt und auf YouTube von mehr als 50 000 Menschen angeschaut: youtube.com/watch?v=i1LQiow_ZIQ&t=186s). Der Arzt stimmte zu, obwohl man das Herz normalerweise 48 Stunden lang überwachte. Zwei Tage später kam ich zurück, um meine Halsarterien per Ultraschall untersuchen zu lassen. Zum Personal hatte ich scherzhaft gesagt, man werde nicht das geringste Anzeichen für Arteriosklerose finden, weil ich Herzkranzgefäße wie ein Student hätte. Wie erwartet waren die Gefäße glatt.

Die letzte geplante Untersuchung war eine Echokardiografie, doch der Chefarzt und ich waren uns einig, dass sie Zeitverschwendung gewesen wäre, weil ich erst vier Jahre zuvor eine Echokardiografie gehabt hatte, die völlig normal gewesen war.

Die wissenschaftliche Literatur nützte mir meiner Meinung nach nicht viel, weil das Risiko für eine weitere TIA bei mir viel geringer sein musste als bei anderen Patienten mit all ihren Risikofaktoren. Deshalb sagte ich dem Chefarzt, ich hätte kein Interesse daran, Tabletten zu schlucken. Wir diskutierten ein wenig und ich erklärte mich bereit, drei Monate lang niedrig dosiertes Aspirin einzunehmen. Selbst dazu hatte ich keine große Lust. Nach einer Belastungsdosis in der Abteilung wartete ich mehr als eine Woche, bis ich es wieder einnahm (die Wirkung hält sehr lange an). Dann teilte ich die 500-mg-Tabletten mit einem Küchenmesser und nahm jeden Tag eine sehr kleine Dosis.

Diese Episode lehrte mich, wie schwierig es sein kann, evidenzbasierte Medizin zu praktizieren. Wir sollten uns nicht streng an Vorgaben halten, wie beim Kochen nach Rezept. Es ist sehr wichtig, das Wissen, das randomisierte Studien und andere Forschungsergebnisse uns vermitteln, zu individualisieren und auf jeden Patienten abzustimmen. Das kostet Zeit, aber in unseren Krankenhäusern hat niemand genug Zeit für individuelle Entscheidungen. Der Zeitmangel richtet eine Menge Schaden an, weil jeder Patient gleich behandelt wird: nach den Leitlinien. Das größte Problem sind Patienten, die bereits verschiedene Medikamente bekommen. Wir haben keine Ahnung, was geschieht, wenn wir ihnen noch ein Medikament verabreichen. Wir wissen nur, dass das Sterberisiko mit der Zahl der eingenommenen Medikamente steigt.

Kurz bevor ich das Krankenhaus verließ, kam eine Schwester in das Aufenthaltszimmer, in dem ich an meinem Computer arbeitete, und maß meinen Blutdruck am linken Arm. Er betrug nur 99/70. Ich sagte, das könne nicht stimmen, weil ich nie einen Blutdruck unter 100 gehabt hätte, und schlug vor, noch einmal am rechten Arm zu messen. Dort betrug der Blutdruck 130/100. Auch das konnte nicht stimmen, aber die Schwester erwiderte, der Blutdruck sei nicht unbedingt an beiden Armen gleich. »Das weiß ich«, sagte ich, »aber der Unterschied sollte nicht so groß sein.« Deshalb bat ich sie, meinen Blutdruck an beiden Armen zu messen, wenn ich im Bett lag. Dort stand ein stationäres Gerät zur Verfügung. Wie erwartet waren die Werte nun an beiden Armen gleich und ähnlich niedrig wie bei meiner Ankunft. Ich riet der Schwester, das mobile Gerät von einem Techniker überprüfen zu lassen. Wie Sie sehen, ist es einfach, die falsche Diagnose »Bluthochdruck« zu bekommen!

Während meines 24-stündigen Krankenhausaufenthalts gab es noch andere Überraschungen. Die Neurologin informierte mich über meine Bluttests. Mein Homocystein-Wert betrage etwa 20 und der obere Normbereich gehe nur bis ungefähr 15. Daraus schloss sie, dass ich möglicherweise an Vitamin-B_{12}-Mangel litt. Ich beruhigte sie, versicherte ihr, es gehe mir gut, und sagte, ich würde es auf sich beruhen lassen. Sie schien damit einverstanden zu sein. Zu Hause recherchierte ich im Internet und fand heraus, dass Homocystein in jeder Hinsicht ein ziemlich unzuverlässiger Indikator ist und dass man es daher nicht als Grundlage für den Verdacht verwenden sollte, dass etwas nicht stimmt.

Außerdem erfuhr ich von der Neurologin, dass mein MR-Scan ein Aneurysma erkannt habe, was jedoch ziemlich häufig vorkomme. Mir ist klar, dass bei jedem MR-Scan ein erhebliches Risiko besteht, dass etwas gefunden wird, was ziemlich normal ist. Darum machte ich mir keine Sorgen. Was mir jedoch einige Sorgen bereitete, war, dass die Schwester, die meine beiden Halsarterien scannte, mir sagte, eine von ihnen sei sehr gewunden. Sind mechanische Hindernisse, die Turbulenzen auslösen, nicht genau das, was die Gefahr von Blutgerinnseln in den Arterien erhöht? Ich bin ziemlich sicher, dass ich das während meines Medizinstudiums gelernt habe. Doch wenn es stimmte, konnte ich nichts dagegen tun. Warum informierte man mich über etwas, was ich nicht ändern konnte und was mir daher nur schaden konnte, weil es mich nervös machte?

Niemand wusste so recht, was mir fehlte. Genau wie vier Jahre zuvor, als ich wegen Angina pectoris aufgenommen worden war. Amaurosis fugax (flüchtige Erblindung) kann von einem Embolus (ein über die Blutbahn verschleppter Gefäßpfropf) verursacht werden, doch der Chefarzt war der Meinung, das Verschwinden von Buchstaben lasse auf einen Thrombus (ein am Entstehungsort verbliebenes Blutgerinnsel) im Hinterhauptslappen, dem hintersten Teil des Großhirns, schließen. Anscheinend bin ich ein ziemlich seltsamer Mensch, der immer wieder den Lehrbüchern trotzt.

Ich verließ das Krankenhaus und ließ alles hinter mir. Ich hasse es, Patient zu sein, weil ein Patient seine Freiheit verliert und von anderen abhängig wird. Darum machte ich den Refrain in dem Lied »Don't worry, be happy« von Brian McFerrin zu meinem Motto. Man kann den Song auf YouTube hören und sich den unglaublich lustigen Videoclip ansehen.

Die Mitarbeiter der neurologischen Abteilung waren hervorragend und sehr freundlich. Ich traf nicht weniger als drei Schwestern, die Julie hießen. Das ist recht praktisch, falls man dement wird.

Natürlich informierte ich mich über das Rückfallrisiko. Das Risiko, dass eine TIA erneut auftritt, beträgt rund 7 Prozent. Ein Jahr später sah ich eine halbe Stunde lang doppelt und zwei Jahre danach litt ich plötzlich an einer Sehtrübung, die etwa fünf Minuten dauerte. Vielleicht sollte ich wieder Aspirin einnehmen. Aber ich zweifle daran, und wann immer Sie im Zweifel sind, wenn es um Medikamente geht, gilt: Nehmen Sie sie nicht. »Don't worry, be happy.« Wir alle sterben ohnehin.

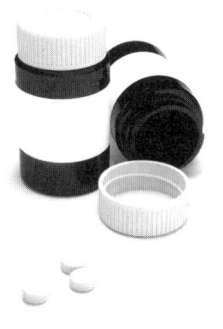

7. Mehr über Vorsorgeuntersuchungen

Es ist sehr verlockend, Gesunde auf Krankheiten zu untersuchen. Es scheint auch richtig zu sein, denn »Vorbeugen ist besser als heilen.«, »Früherkennung ist wichtig.« oder »Wenn Sie noch keine Mammografie hinter sich haben, müssen Sie mehr als Ihre Brüste untersuchen lassen.«, wie es in einer Anzeige der Amerikanischen Krebsgesellschaft heißt.[1] Mammografien werden als Geschenk zum Muttertag angeboten und die Amerikanische Krebsgesellschaft behauptete, 80 Prozent der Frauen im Alter von 30 bis 50 Jahren hätten ein hohes Risiko und sollten eine Mammografie anfertigen lassen. Daraufhin sagte ein Epidemiologe, es sei mathematisch absurd zu behaupten, bei mehr als der Hälfte könne ein hohes Risiko vorliegen.[2]

Die Propaganda ist allgegenwärtig und kommt von überallher: von nationalen Gesundheitsbehörden, Ärzten, Privatunternehmen, der Pharmaindustrie, Patientenorganisationen, Leitlinien, den Medien und Ihren besten Freundinnen und Freunden. Aufforderungen zur Vorsorgeuntersuchung, auch Screening genannt, werden sogar an die Seiten von Bussen geklebt.

Es ist überwältigend. Trotzdem ist es meist falsch, sich einem Screening zu unterziehen. Man erfährt keinen Dank, wenn man darauf hinweist. Einige der schlimmsten persönlichen Angriffe, die ich erlebt habe, kamen von Screening-Fanatikern. Eigentlich sollten die bloßen Fakten genügen, um die Leute davon zu überzeugen, dass Vorsorgeuntersuchungen in der Regel eine schlechte Idee sind, doch die Gläubigen umgehen die Fakten mit wissenschaftlicher Unehrlichkeit. Wie andere Menschen werden auch Forscher oft von Emotionen, Karrieredenken, starken Überzeugungen, Geld und Ruhm angetrieben anstatt von Tatsachen und Logik. Ein Forscher erhält viel leichter Geld für Studien über Screening, wenn seine vorherigen Studien den Menschen gesagt haben, was sie hören wollten, nämlich, dass Screening Leben rette und keine Nachteile habe, über die man sich Sorgen machen müsse.

Ich habe gründlich über die Mammografie nachgeforscht und ein Buch veröffentlicht, in dem ich darauf hinweise, dass die meisten Studien fehlerhaft sind, und zwar oft absichtlich, damit sie politisch annehmbare Ergebnisse liefern.[2] Wenn Sie ein gutes Buch über Krebsvorsorge im Allgemeinen lesen wollen, empfehle ich Ihnen »Should I be tested for cancer? Maybe not and here's why.«[3] Der Autor ist US-Amerikaner, was interessant ist, weil die USA zu den Ländern dieser Welt gehören, die Screening am meisten lieben. »Nimmst du am jährlichen Gesundheitscheck teil?«, fragen mich Kollegen aus den USA. »Nein«, antworte ich dann, »das habe ich nie getan und werde es nie tun, weil ich nachgewiesen habe, dass es nichts nützt« (siehe unten).

Das Screening soll Krankheiten bei Gesunden entdecken, bevor Symptome auftreten, oder Risikofaktoren ermitteln, um diese Krankheiten oder Risikofaktoren zu behandeln. Das klingt vernünftig, doch wenn Sie die wissenschaftlichen Belege dafür prüfen, werden Sie sich darüber wundern, dass das Screening so populär ist.

Wir könnten die philosophische Frage stellen: Entdeckt das Screening *wirklich* eine Krankheit? Nein. Der Mensch war gesund und ist es immer noch. Wenn bei ihm zum Beispiel Prostatakrebs festgestellt wird, ist er immer noch gesund, ebenso seine Prostata. Wir wissen aus Autopsiestudien, dass die meisten alten Männer Krebszellen in der Prostata haben, und die Häufigkeit entspricht ungefähr dem Alter. Das heißt, etwa 60 Prozent der 60 Jahre alten Männer haben Prostatakrebs.[3] Aber nur 3 Prozent sterben daran. Darum sagt man: Die meisten Männer sterben *mit* Prostatakrebs, nicht *an* ihm.

Überdiagnosen sind ein grundlegendes Übel aller Vorsorgeuntersuchungen. Es kann sich um Vorstufen zum Krebs handeln (Carcinoma in situ) oder um Tumore, die ohne Screening während der Lebenszeit des Betroffenen nie entdeckt worden wären. Manche Menschen, die nach dem Screening die Diagnose »Krebs« erhalten, sterben aus anderen Gründen, bevor der Krebs jemals klinisch bemerkt worden wäre. Für solche Menschen ist das Screening schädlich. Es führt zu Maßnahmen, von denen manche tödlich sein können.

Schilddrüsenkrebs

Autopsiestudien belegen, dass wahrscheinlich jeder Mensch jenseits eines bestimmten Alters Krebszellen in der Schilddrüse hat. Aber es ist sehr selten, dass jemand daran stirbt.[2,3] In den USA sterben nur 0,08 Prozent der Menschen an Schilddrüsenkrebs. Trotzdem empfehlen Wichtigtuer wie die Light of Life Foundation mit dem Slogan »Check Your Neck« (Lassen Sie Ihren Hals untersuchen) den Amerikanern, sich vorsorglich auf Schilddrüsenkrebs untersuchen zu lassen. Auf der Webseite der Stiftung befindet sich eine Audioaufzeichnung mit dem Rockstar Rod Stewart, der wegen Schilddrüsenkrebs behandelt wurde. Es sagt, dieser Krebs sei der am schnellsten wachsende beim Menschen, er könne jeden treffen, die Früherkennung habe zum Glück seine Stimme und sein Leben gerettet und jeder solle seinen Arzt bitten, ihn auf Schilddrüsenkrebs zu untersuchen. Unter Stewarts Propaganda befinden sich Schwarzweißfotos von Cindy Crawford und Brooke Shields ohne Erklärung, warum sie dort abgebildet sind. Aber sie sehen hübsch aus.

Die Webseite behauptet, Schilddrüsenkrebs könne »bei jedem vorkommen«, was irgendwie lustig ist, weil dieser Krebs tatsächlich bei jedem vorkommt. Natürlich können Sie Geld spenden und die Liste der Spender und Partner umfasst beispielsweise Eisai, Bayer, Veracyte, Sanofi, Shire und Interpace Diagnostics.

Diese Webseite ist typisch für Kampagnen, die das Bewusstsein für Krankheiten schärfen sollen. In den USA haben die meisten Körperteile eine Lobbygruppe, Politiker oder Sportler, die mit Slogans für Screening werben.[5] Die Light of Life Foundation wirbt Stars zu ihrer Unterstützung an und liefert beängstigende Informationen, ohne die Nachteile des Screenings zu erwähnen oder zu sagen, ob das Screening Leben rettet. Die Webseite enthält keinerlei Zahlen und keine Verweise auf wissenschaftliche Belege. Gäbe es solche Hinweise, könnte man leicht erkennen, dass eine Vorsorgeuntersuchung auf Schilddrüsenkrebs eine äußerst schlechte Idee ist.

In Korea empfehlen das nationale Krebszentrum und viele Universitätskliniken Ultraschalluntersuchungen bei Gesunden, um Schilddrüsenkrebs zu entdecken.[6] Das hat zu einer Epidemie von Scheinkrankheiten geführt. Die Zahl der Schilddrüsenkrebsfälle steigt jedes Jahr um etwa 25 Prozent und macht diesen Krebs zum häufigsten in Korea. Es gibt dort 15 Mal so viele neue Fälle wie in Großbritannien. Die Sterberate ist jedoch in den vergangenen 30 Jahren fast gleich geblieben. Deshalb ist klar, dass diese von Menschen gemachte Krebsepidemie der Bevölkerung großen Schaden zufügt. Mehr als 90 Prozent der Menschen, bei denen dieser Krebs diagnostiziert wird, lassen sich die Schilddrüse chirurgisch entfernen. Ironischerweise ist Stimmverlust eine mögliche Folge dieser Operation. So viel zu Rod Stewarts Propaganda. Es gibt viele weitere Nebenwirkungen dieses Eingriffs, die Sie googeln können.

Viele Leute verstehen nicht, dass Krebs bei allen Menschen, auch bei ziemlich jungen, entdeckt werden kann, wenn man gründlich genug danach sucht. Doch die meisten Tumore, die wir im Körper beherbergen, sind völlig harmlos. Entweder sie verschwinden spontan oder sie wachsen so langsam, dass sie keine Symptome hervorrufen, bevor wir aus anderen Gründen sterben.[2,3]

Mit ganz wenigen Ausnahmen kann das Screening daher, falls es zu einem positiven Befund führt, hier und jetzt nur eines bewirken: den Menschen zu schaden. Sie sind nicht mehr gesund im psychologischen Sinne, weil die Diagnose sich negativ auf sie auswirkt.

Insofern gleicht das Screening den Medikamenten. Das Erste, was uns zu beiden einfällt, ist, dass sie uns schaden können. Darum sollten wir nur dann zur Vorsorgeuntersuchung gehen oder Medikamente einnehmen, wenn beide Maßnahmen uns im Durchschnitt mehr nützen als schaden, und wir sollten auf zuverlässigen randomisierten Studien bestehen, die genau das nachgewiesen haben. Doch Letzteres ist nur selten der Fall, und es gilt nicht einmal für das Mammografie-Screening.

Mammografie-Screening

Das Mammografie-Screening ist sehr umstritten. Doch wenn Sie *mammografy screening* googeln, könnten Sie auf den Gedanken kommen, es sei eine gute Idee mitzumachen. Das zeigt, wie wirksam die Propaganda ist. Die erste Seite hatte bei meiner Suche zwölf Einträge. Einer heißt »Was

7. Mehr über Vorsorgeuntersuchungen

Sie wissen müssen«, zwei stammen vom US-amerikanischen Nationalen Krebsinstitut und sind im Grunde gleich, zwei stammen von Radiologen, zwei von der Amerikanischen Krebsgesellschaft, einer von Web MD, einer von der Britischen Krebsforschung, einer vom britischen Gesundheitsdienst und einer von der WHO.

Der zwölfte Eintrag ist eine Zusammenfassung, die mein Stellvertreter schrieb, als er 2013 Doktor der Medizin wurde. Er fasste fünf seiner Studien zusammen.[7] Seine Dissertation ist frei zugänglich, aber sehen wir uns einmal die Zusammenfassung an, die ziemlich aufschlussreich ist:

»Die Begründung für die Brustkrebsvorsorge mit Mammografie ist trügerisch einfach: Sie soll dabei helfen, den Krebs früh zu erkennen, die Sterblichkeit zu senken und die Notwendigkeit einer Brustamputation zu verringern ... Brust-Screening verschiebt den Zeitpunkt der Diagnose nur leicht nach vorne, verglichen mit der Lebenszeit eines Tumors ... Screening führt zur Entdeckung und Therapie von Brusttumoren, die andernfalls nie entdeckt worden wären, weil sie sehr langsam oder gar nicht wachsen und deshalb während der Lebenszeit der Frau nicht entdeckt würden. Das Screening macht also Frauen unnötig zu Krebspatientinnen, mit lebenslangen seelischen und körperlichen Folgen. Bei der Debatte über die Rechtfertigung des Brustscreenings geht es daher nicht einfach um die Frage, ob das Screening die Brustkrebs-Sterblichkeit senkt. Diese Dissertation quantifiziert den primären Nutzen und Schaden des Mammografie-Screenings. Dänemark hat eine nicht untersuchte »Kontrollgruppe«, weil lange Zeit nur zwei geografische Regionen ein Screening anboten, was international betrachtet einzigartig ist. Diese Tatsache nutzten wir, um die Brustkrebs-Sterblichkeit, Überdiagnosen und Brustamputationen zu untersuchen. Ein systematischer Review zu Überdiagnosen in fünf anderen Ländern ermöglichte uns den Nachweis, dass etwa die Hälfte der durch Screening entdeckten Tumore überdiagnostiziert ist. Eine Wirkung auf die Sterblichkeit durch Brustkrebs ist heutzutage zweifelhaft und Überdiagnosen führen zu mehr Brustamputationen ... Die Informationen, die den Frauen in schriftlichen Einladungen zum Screening und im Internet angeboten werden, übertreiben den Nutzen, sie empfehlen eine Teilnahme und spielen die Schäden herunter oder verschweigen sie, obwohl Einigkeit darüber besteht, dass fundierte Entscheidungen das Ziel sind. Das führt zu einer ethischen Diskussion über Autonomie kontra Paternalismus und über die Schwierigkeit, den Nutzen gegen den Schaden abzuwägen.

Abschließend werden finanzielle, politische und berufliche Interessenskonflikte erörtert, ebenso die Gesundheitsökonomie.«

Und was ist mit den anderen elf Einträgen? Webseiten mit Überschriften wie »Was Sie wissen müssen« sind meist nicht vertrauenswürdig. Aber das war hier nicht der Fall: »Im November 2011 veröffentlichte die Canadian Task Force on Preventive Health Care (CTFPHC) ihre aktualisierten Leitlinien zum Brustkrebs-Screening. Die Reaktion war eine hitzige Debatte über das Pro und Kontra der Mammografie. Auf beiden Seiten der Diskussion standen Ärzte, Brustkrebs-Organisationen und Brustkrebs-Überlebende. Rethink Breast Cancer stimmt mit den Leitlinien der CTFPHC überein und wir wollen jede Verwirrung rund um die Frage ›Soll ich zum Screening gehen?‹ beseitigen.« Das hört sich viel besser an, als ich erwartet hatte. Es gibt keine Daten, aber die Empfehlungen in den Leitlinien werden zitiert:

»Frauen 40–49: Für diese Gruppe wird das Screening nicht mehr empfohlen. Ein Überblick über die wissenschaftlichen Befunde zeigt, dass Screening die Sterblichkeit bei Frauen mit durchschnittlichem Risiko in dieser Altersgruppe nicht senkt. Frauen 50–69: Gehen Sie routinemäßig alle zwei bis drei Jahre zum Mammografie-Screening. Frauen 70 oder älter: Sprechen Sie mit Ihrem Arzt über Ihre individuellen Risikofaktoren und darüber, wie oft Sie eine Mammografie vornehmen lassen sollten.«

Da war es wieder. In Nordamerika lieben sie das. Sprechen Sie mit Ihrem Arzt. Schieben Sie die Verantwortung Ihrem Arzt zu, anstatt Nein zu sagen, was klar, einfach und richtig wäre. Kurz bevor diese Leitlinien im *Canadian Medical Association Journal* veröffentlicht werden sollten, fragte mich der Redakteur, ob ich einen Leitartikel dazu schreiben wolle. Ich akzeptierte und der Titel lautete: »Zeit, mit dem Mammografie-Screening aufzuhören?«[8] Meiner Meinung nach waren diese Leitlinien ausgewogener als vorherige Empfehlungen, die ich gelesen hatte, und sie stimmten besser mit den wissenschaftlichen Befunden überein. Dennoch schrieb ich, es sei vielleicht besser, in jedem Alter ganz auf das Screening zu verzichten, und ich erklärte den Grund dafür. Vier Jahre später war ich weniger zurückhaltend und veröffentlichte den Artikel »Mammografie-Screening ist schädlich und sollte abgeschafft werden«.[9]

Das Nationale Krebsinstitut in den USA beging schon in der Schlagzeile einen Fehler: »Was sind die Vorteile und möglichen Nachteile des Mammografie-Screenings?«

7. Mehr über Vorsorgeuntersuchungen

Erkennen Sie das Problem?

Der Fehler ist groß, aber er wird immer wieder gemacht. Es wäre besser gewesen, über mögliche Vorteile und Nachteile zu sprechen anstatt über Vorteile und mögliche Nachteile. Da es kein Screening ohne Nebenwirkungen geben kann, ist es falsch, von *möglichen* Nachteilen zu sprechen. Hingegen wäre es richtig, von möglichen Vorteilen zu sprechen, weil diese Vorteile, zum Beispiel ein Rückgang der Sterblichkeit bei einem bestimmten Krebstyp, vielleicht nie zum Tragen kommen. Abgesehen von der Schlagzeile waren die Informationen recht gut. Aber es wurden keine Zahlen genannt, die wir für evidenzbasierte Entscheidungen brauchen.

»Inside Radiology« aus Australien fragt nicht, ob man am Mammografie-Screening teilnehmen soll, sondern setzt das voraus: »Warum würde mir mein Arzt das Mammografie-Screening empfehlen?« Wie es für Ärzte, die von diagnostischen Tests leben, typisch ist, sind die mitgelieferten Zahlen falsch. Der Text verweist auf einen unabhängigen Review zum Mammografie-Screening aus Großbritannien. Darin steht, dass drei Mal mehr Frauen überdiagnostiziert werden, als dem Tod durch Brustkrebs entgehen.[10] Dann aber fügt er hinzu: »Nach einer anderen Schätzung werden je Überdiagnose durch das Mammografie-Screening zwei bis zweieinhalb Leben gerettet.« Die Webseite verschweigt, dass diese Schätzung von Leuten stammt, die nicht unabhängig sind, sondern enorme Interessenskonflikte hinsichtlich des Screenings haben,[11] und dass die Schätzung extrem unzuverlässig ist, wie wir bewiesen haben.[12] Das von den Autoren genannte Nutzen-Schaden-Verhältnis ist 20 bis 25 Mal günstiger als die Schätzung des Cochrane-Reviews auf der Basis der randomisierten Studien, den wir veröffentlicht haben.[13] Unser Cochrane-Review ist die gründlichste Literaturanalyse, die je angefertigt wurde, und er wurde unzählige Male von Kollegen besprochen, auch nachdem wir ihn 2001 veröffentlichten und auch von Leuten, die für das Mammografie-Screening eintreten.

Der Artikel, der um das Zwanzig- bis Fünfundzwanzigfache danebenlag, was eine Art Rekord darstellt, ist derart schrecklich, dass er alles, was Forscher für möglich halten, bei Weitem übersteigt. Die Daten beruhen auf Rosinenpicken; einige Zahlen sind nachweisbar falsch und stehen in krassem Kontrast zu offiziellen Daten; die Autoren widersprechen sich selbst; eine Fußnote beschreibt eine unklare Methode; die Grafiken sind schwer irreführend und verbergen wichtige Daten, die eine ganz andere

Geschichte erzählen; die Autoren bereinigen um einen Trend, der nicht existiert; und Interessenskonflikte werden nicht angegeben, obwohl einer der Autoren 1980 Mammography Education Inc. gründete und 1999 in Schweden ein Einkommen von fünf Millionen Kronen erklärte, was nach nordischen Maßstäben ein sehr hoher Betrag ist. Der Artikel[11] ist ein Meisterstück der Manipulation.[12] Ich glaube, ich habe in der medizinwissenschaftlichen Literatur noch nie etwas gesehen, was so schlecht war wie dieser Artikel. Natürlich wurde er in der Lieblingszeitschrift der Screening-Fanatiker veröffentlicht, im *Journal of Medical Screening*. Lesen Sie nichts in dieser Zeitschrift, wenn Sie am Screening interessiert sind.

Die andere Radiologie-Webseite ist die der Radiological Society of North America. Dort ist die Rede vom Nutzen und vom Risiko des Mammografie-Screenings. Das ist falsch. Risiko bedeutet, dass etwas geschehen kann, aber nicht muss. Screening führt jedoch *immer* zu Schäden, und das ist schlimmer als ein bloßes Risiko. Als Risiken werden nur die Strahlenbelastung durch die Mammografie und falsch positive Ergebnisse genannt. Obwohl die Webseite aus dem Jahr 2017 stammt, sagt sie nichts über die wichtigsten Nachteile: Überdiagnosen und Übertherapie, obwohl die unnötige Behandlung gesunder Frauen einigen von ihnen das Leben kostet. Die Webseite nennt sich »RadiologyInfo.org For Patients«. In meinem Land ist es gesetzlich verboten, Patienten zu informieren, ohne sie über die schwerwiegendsten Schäden der empfohlenen Maßnahmen aufzuklären. Außerdem sind gesunde Frauen, die zum Screening gehen, keine Patienten, sondern Bürgerinnen.

Die Amerikanische Krebsgesellschaft hat immer sehr aggressiv für die Krebsvorsorgeuntersuchung geworben, sehr oft ohne Rücksicht auf die Fakten.[2] Sie sagt, Frauen im Alter von 40 bis 44 Jahren sollten auf Wunsch das Recht haben, sich jährlich auf Brustkrebs untersuchen zu lassen. Frauen im Alter von 45 bis 54 sollten jedes Jahr zur Mammografie gehen. Frauen ab 55 Jahren sollten sich alle zwei Jahre untersuchen lassen oder beim Jahresrhythmus bleiben. Das Screening solle fortgesetzt werden, solange eine Frau bei guter Gesundheit sei und eine Lebenserwartung von weiteren zehn Jahren habe. Außerdem wird einigen Frauen empfohlen, sich neben der Mammografie auch einem MR-Scan zu unterziehen.

»Sprechen Sie mit einem Arzt über Ihr Brustkrebsrisiko und den besten Screening-Plan für Sie.« Sprechen Sie mit Ihrem Arzt, der Ihnen womöglich einen falschen Rat gibt, weil er dann mehr Geld verdient.

7. Mehr über Vorsorgeuntersuchungen

Die andere Webseite der Amerikanischen Krebsgesellschaft heißt »Mammogram Basics«, zu Deutsch: Basiswissen zur Mammografie, oder auch: Einmaleins der Mammografie. Die Rubrik »Why do I need mammograms?« (Warum brauche ich Mammografien?) lässt keinen Zweifel daran, dass Sie sich untersuchen lassen sollen. Vom Gespräch mit Ihrem Arzt ist hier keine Rede. Wir erfahren, dass Mammografien unbedenklich sind, aber ich fand keine Informationen über Vorteile und Nachteile des Screenings. Das ist weniger als ein »Einmaleins« oder Basiswissen.

Das WebMD von 2015 erklärt, sich widersprechende Leitlinien von führenden Ärztegruppen hätten dieses Thema undurchsichtiger gemacht denn je. Der wichtigste Experte, den Sie konsultieren könnten, sei Ihr Arzt. Das ergibt keinen Sinn. Wenn die Uneinigkeit so groß ist, müssen die Ratschläge, die Sie bekommen, von Arzt zu Arzt sehr unterschiedlich sein. »Sprechen Sie mit Ihrem Arzt« schiebt die Verantwortung wieder einem anderen zu.

WebMD ist ehrlich, was die Schäden anbelangt. Das trifft nur auf wenige Webseiten zu. Laut WebMD sind falsch positive Ergebnisse und Überdiagnosen die größten Risiken. »Es kann eine Belastung sein, wenn Sie zu einer weiteren Mammografie oder zu einer Biopsie aufgefordert werden. In einer Metaanalyse beschrieben 40 Prozent der Frauen, denen das passierte, es als ›sehr beängstigend‹ oder als ›die schlimmste Zeit meines Lebens‹ … Manche Frauen werden operiert, bestrahlt oder einer Chemotherapie unterzogen, weil Ihre Ärzte vorsichtig sind, obwohl die Frauen diese Behandlung nicht brauchen.« Außerdem lesen wir: »Eine Studie stellte fest, dass bis zu zehn Frauen überdiagnostiziert werden, damit ein Todesfall vermieden wird.« Genau das haben wir in unserem Cochrane-Review berichtet.

Cancer Research UK spricht korrekt von Vorteilen und Nachteilen des Screenings und fügt hinzu, dass auf jede Frau, die vor dem Tod durch Brustkrebs bewahrt wird, etwa drei überdiagnostizierte Frauen kommen.[10]

Leider sind die Informationen der britischen Gesundheitsbehörde wie üblich furchtbar. Zunächst wird den Leuten Angst eingejagt: »Bei etwa einer von acht Frauen in Großbritannien wird im Laufe ihres Lebens Brustkrebs diagnostiziert. Die Chance auf Genesung ist gut, wenn er im Frühstadium entdeckt wird.« Man hätte die tröstliche Nachricht hinzufügen können, dass nur etwa 4 Prozent aller Frauen an Brustkrebs sterben. Außerdem behauptet die Behörde: »Wenn Brustkrebs in einem frühen Stadium entdeckt wird, ist es zudem weniger wahrscheinlich, dass eine

Mastektomie (Entfernung der Brust) oder eine Chemotherapie notwendig wird.« Das ist völlig falsch, weil das Screening wegen der Überdiagnosen *häufiger* zu einer Mastektomie oder Chemotherapie führt.[2,13] Von Vorteilen und Nachteilen ist nicht die Rede, nur von Vorteilen und Risiken.

Das Positionspapier der WHO zum Mammografie-Screening stammt aus dem Jahr 2014 und hat 82 Seiten. Es benutzt das GRADE-System und bewertet die Qualität der Befunde in verschiedenen Altersgruppen insgesamt als moderat oder gering. Der Bericht stellt fest, dass das Mammografie-Screening für ein Land, dessen Bürger im Durchschnitt ein niedriges oder mittleres Einkommen hätten, nicht kosteneffektiv sei, wenn man gut organisierte, bevölkerungsbezogene Programme anstrebe.

Ich habe viele Vorbehalte gegen die Aussagen der WHO in diesem Bericht. Sie behauptet zum Beispiel, dass Frauen, bei denen nach dem Screening eine Folgeuntersuchung erforderlich sei, kurzfristig große Angst empfänden. Sie ist nicht kurzfristig. Noch drei Jahre später litten Frauen, die eine falsch positive Diagnose erhalten hatten, an Angst und anderen psychischen Problemen. Das Angstniveau lag zwischen dem bei Frauen mit Brustkrebs und dem bei Frauen, denen man gesagt hatte, sie hätten keinen Krebs.[14] Der Bericht erörtert die Gesamtsterblichkeit nicht, weil nur ein sehr kleiner Teil davon auf die Sterberate bei Brustkrebs entfalle und weil die Nachbeobachtungszeit der Studien nur elf Jahre betrage. Aber die Brustkrebssterblichkeit ist die falsche Zielvariable,[9] nicht nur, weil sie zugunsten des Screenings verzerrt ist, sondern auch, weil die Behandlung überdiagnostizierter, gesunder Frauen das Sterberisiko erhöht.[9] Eine Strahlentherapie kann zum Tod durch eine Herzkrankheit und Lungenkrebs führen und diese iatrogenen (von Ärzten verursachten) Todesfälle werden nicht als Todesfälle durch Brustkrebs erfasst. Wenn wir die Todesfälle berücksichtigen, deren Ursache eine Strahlentherapie war, und ziemlich großzügig annehmen, dass das Screening die Brustkrebssterblichkeit um 20 Prozent senkt und nur in 20 Prozent aller Fälle zu Überdiagnosen führt – in Übereinstimmung mit dem Bericht von Independent UK –, ist offenbar kein positiver Einfluss auf die Sterblichkeit vorhanden.[15] Über dieses Resultat kann man diskutieren – zum Beispiel könnte die moderne Strahlentherapie weniger schädlich sein. Doch wenn man bedenkt, dass das Screening die Häufigkeit von fortgeschrittenen Tumoren nicht verringert und daher nicht wirksam sein kann,[9,16-18] senkt das Screening die Gesamtsterblichkeit wahrscheinlich nicht.

Ich habe dieses Thema recht eingehend erörtert, weil ich zeigen wollte, wie verwirrend das alles ist, wenn Sie nicht tun, was Sie in den vorigen Kapiteln gelernt haben. Wir haben zunächst *mammography screening* gegoogelt, was uns zu vielen falschen Informationen führte. Es ist daher am besten, *mammography screening cochrane* zu suchen, was als ersten Eintrag den Cochrane-Review liefert. Der zweite Eintrag führt zu einer Broschüre über das Mammografie-Screening, die wir 2008 schrieben und 2012 aktualisierten, weil die Informationen, die Frauen in allen Ländern erhielten, sehr einseitig, tendenziös und oft rundweg falsch waren.[19-23] Unsere Broschüre wurde so populär, dass Freiwillige in 16 Ländern sie in ihre Sprache übersetzten, unter anderem ins Chinesische, Russische und Arabische.[24]

Sollten Sie sich einem Mammografie-Screening unterziehen? Nein. Angesichts des ungewissen Nutzens und der sicheren Nachteile kann eine Nutzwertanalyse nicht positiv ausfallen, also nicht zugunsten des Screenings.[9] Deshalb fordern gut begründete Artikel unabhängiger Forscher inzwischen, mit dem Screening aufzuhören.[25]

Anzahl der notwendigen Behandlungen, um einer Person zu nützen oder zu schaden

Fragen Sie immer: »Wie wahrscheinlich ist es, dass ich davon profitiere, und wie wahrscheinlich ist es, dass ich Schaden erleide?«

Es ist überraschend schwierig, Antworten auf diese einfachen und wichtigen Fragen zu finden. Die Informationen unserer Gesundheitsbehörden sind oft Propaganda, die die Menschen dazu überreden soll, zu tun, was die Autoritäten ihnen raten. Der Einfluss auf die Sterblichkeit wird fast immer als relatives Risiko angegeben, zum Beispiel: 25 Prozent geringere Sterblichkeit durch eine bestimmte Krankheit. Das sieht viel eindrucksvoller aus als die Aussage: Wenn 200 Menschen fünf Jahre lang behandelt oder untersucht werden, bleibt einer von ihnen am Leben, der ohne die Intervention gestorben wäre. Das bedeutet, dass 200 Behandlungen notwendig sind, damit ein Mensch davon profitiert (number needed to treat (NNT) = 200). Solche Zahlen sehen wir nicht. Noch unwahrscheinlicher ist es, dass man uns sagt, dass die 199 Menschen, die keinen Nutzen haben, einen Schaden erleiden. Beispielsweise treten bei vielen, die mit einem Medikament behandelt werden, schädliche Nebenwirkungen auf und meist müssen alle einen Teil der Kosten selbst tragen, was ein wirtschaftlicher Schaden ist. Außerdem müssen sie sich mehr mit Krankheit und Tod beschäftigen, was ein psychischer Schaden ist.

Vielleicht denken Sie nun, dass die Zahl der Behandlungen, die notwendig sind, um einem Menschen zu schaden, eins beträgt, weil 200 minus 199 eins ergibt.

Es ist einfach, die NNT auszurechnen, wenn Sie das relative Risiko und das absolute Risiko für eine unerwünschte Reaktion kennen. Hier ist das Ergebnis einer randomisierten Studie mit 200 Patienten in jeder Gruppe. Das entspricht den eben erwähnten Zahlen:

	Medikament	Placebo
Gestorben	3	4
Überlebt	197	196
Gesamtzahl	200	200

Um ein Leben zu retten, müssen wir 200 Menschen mit dem Medikament behandeln, da die Zahl der Todesfälle von vier auf drei sinkt. Rechnerisch sieht das so aus:

Wenn ein Placebo verabreicht wird, beträgt das Sterberisiko 4/200 = 2 Prozent.
Wenn das Medikament verabreicht wird, beträgt das Sterberisiko 3/200 = 1,5 Prozent.
Die Risikodifferenz beträgt daher 2 Prozent − 1,5 Prozent = 0,5 Prozent = 0,005.
Der Kehrwert der Risikodifferenz ist die NNT: 1/0,005 = 200.

Das Risk Ratio (auch relatives Risiko genannt) ist das Risiko bei Einnahme des Medikaments, dividiert durch das Risiko bei Einnahme des Placebos: 1,5 Prozent/2 Prozent = 0,75. Das sehen Sie meist in Zeitschriftenartikeln und in anderen Arten von Propaganda. Das Risiko sank um 1 − 0,75 = 0,25 oder 25 Prozent. Ein Risk Ratio von 1 bedeutet, dass das Medikament nicht besser ist als das Placebo.

Wie ist es, wenn Sie nur wissen, dass das Risiko um 25 Prozent sinkt, zum Beispiel weil eine Broschüre der Gesundheitsbehörde Sie ermuntert, sich einem Mammografie-Screening zu unterziehen, und behauptet, dass dadurch Ihr Risiko, an Brustkrebs zu sterben, um 25 Prozent sinke?[2] Sie können die NNT berechnen, wenn Sie die offizielle Statistik über die Sterblichkeit bei Brustkrebs nachschlagen. Wenn Sie *risk of dying from cancer* googeln, finden Sie die Statistik der Amerikanischen Krebsgesellschaft als ersten Eintrag. Dort sind viele Arten von Krebs aufgelistet. Das Lebenszeitrisiko für Tod durch Brustkrebs beträgt 2,7 Prozent. Vielleicht wundern Sie sich darüber, dass um diesen Krebs so viel Aufhebens gemacht wird – mit rosa Bändern, Laufwettbewerben für Heilmittel und jährlichen Aufklärungskampagnen –, wenn so wenige Frauen daran sterben. Ich wundere mich auch. Zehn Mal so viele Frauen sterben an Herz-Kreislauf-Krankheiten. Deshalb ist Laufen gut, aber nicht für ein nicht existierendes Heilmittel für Brustkrebs und nicht nur einmal im Jahr. Sie sollten jeden Tag laufen, um Ihr Risiko, an Herz-Kreislauf-Krankheiten zu sterben, zu verringern.

Wenn es zuträfe, dass die Mammografie die Brustkrebs-Sterblichkeit um 25 Prozent senkt, könnten Sie nun die NNT für das Screening berechnen. Wir erhöhen das Sterberisiko ein wenig, weil die meisten Amerikanerinnen zur Vorsorgeuntersuchung gehen. Nehmen wir also an, dass die 2,7 Prozent bereits einem Rückgang von 25 Prozent entsprechen. Das bedeutet, dass das Risiko ohne Screening 2,7 Prozent/0,75 = 3,6 Prozent beträgt. Da die Risikodifferenz 3,6 Prozent – 2,7 Prozent = 0,9 Prozent beträgt, erhalten wir eine NNT von 1/0,009 = 111. Wenn also 111 Frauen regelmäßig und viele Jahre lang am Mammografie-Screening teilnehmen, bleibt einer Frau der Tod durch Brustkrebs erspart. Das stimmt jedoch nicht und wir haben zudem nicht berücksichtigt, dass das Screening die Sterblichkeit infolge anderer Ursachen erhöht. Ein Rückgang der Gesamtsterblichkeit durch Teilnahme am Screening wurde nie nachgewiesen und es ist nicht einmal wahrscheinlich, dass es überhaupt einen gibt.

Gesundheitschecks

In den USA heißen die jährlichen ärztlichen Untersuchungen *health checks*. Sie sind mit den regelmäßigen Inspektionen des Autos vergleichbar. Beiden ist gemeinsam, dass vieles entdeckt wird, das man nicht behandeln sollte. Die Folge sind hohe Rechnungen für unsere alten Autos, weil Teile ausgetauscht werden, die man nicht austauschen muss. Gegen den Automechaniker haben wir keine Chance. Einer meiner Freunde ließ sein Auto nie inspizieren; er ließ es reparieren, wenn es ein Problem gab, und sparte damit im Laufe der Jahre eine Menge Geld. Im Grunde brauchen Sie kaum etwas zu tun, damit ein Auto läuft. Natürlich ist es ratsam, ab und zu die Bremsbeläge und ein paar andere Dinge zu prüfen; aber ich frage mich, warum wir nicht alle dem klugen Beispiel meines Freundes folgen – auch wenn es um unsere Gesundheit geht.

Wenn Sie *health check cochrane* googeln, finden Sie unseren Cochrane-Review als ersten Eintrag.[26] Als wir mit dem Review begannen, den wir auch im *BJM* veröffentlichten,[27] erwarteten wir nicht, viel zu finden. Wir waren sehr überrascht, als wir 14 Studien mit relevanten Daten zu den Zielvariablen fanden, die Erwachsene mit und ohne Gesundheitschecks, nicht nach Krankheiten oder Risikofaktoren selektiert, miteinander verglichen. Die mediane Nachbeobachtung war mit neun Jahren lang und es gab 11 940 Todesfälle, was eine hohe Anzahl ist. Gesundheitschecks senkten nicht die Gesamtsterblichkeit: Risk Ratio 0,99 (95-Prozent-Konfidenzintervall 0,95 bis 1,03); nicht die Herz-Kreislauf-Sterblichkeit: Risk Ratio 1,03 (0,91 bis 1,17) und nicht die Krebssterblichkeit: Risk Ratio 1,01 (0,92 bis 1,12).

Wir fanden keine Wirkung auf klinische Ereignisse oder andere Maßstäbe für die Erkrankungsrate, doch eine Studie kam zu dem Ergebnis, dass Bluthochdruck und ein hoher Cholesterinspiegel aufgrund der Untersuchungen häufiger diagnostiziert wurden, und eine andere Studie stellte fest, dass die Zahl der selbstberichteten chronischen Krankheiten stieg. Einer weiteren Studie zufolge stieg die Gesamtzahl der neuen Diagnosen je Teilnehmer im Laufe von sechs Jahren im Vergleich zur Kontrollgruppe um 20 Prozent. Keine Studie verglich die Gesamtzahl der Verordnungen, aber zwei von vier Studien stellten fest, dass mehr Patienten Blutdrucksenker einnahmen. Zwei von vier Studien fanden eine kleine vorteilhafte Wirkung auf die selbstberichtete Gesundheit, aber der Grund dafür könnte Voreingenommenheit sein, da die Studien nicht verblindet waren. Wir fanden keinen Einfluss auf die Zahl der Einweisungen ins Krankenhaus sowie auf Arbeitsunfähigkeit, Angst, zusätzliche Arztbesuche oder berufliche Fehlzeiten, doch die meisten dieser Folgen wurden nur unzureichend untersucht.

7. Mehr über Vorsorgeuntersuchungen

Es gab keine brauchbaren Daten über die Zahl der Überweisungen an Fachärzte, die Zahl der Folgeuntersuchungen nach positiven Screening-Ergebnissen und die Zahl der Operationen. Wichtige Folgeschäden, zum Beispiel die Zahl der folgenden diagnostischen Prozeduren oder die psychischen Folgen, wurden oft nicht untersucht oder berichtet, und viele Studien hatten methodische Schwächen. Leider vergessen Ärzte allzu oft, selbst die offensichtlichsten Folgeschäden zu registrieren.

Insgesamt kamen wir zu dem Schluss, dass allgemeine Gesundheitschecks wahrscheinlich nicht nützlich sind. Das hatte politische Folgen. Im Jahr 2007 hatte der Verband der dänischen pharmazeutischen Industrie versucht, Parlamentarier zu beeinflussen, und einige von ihnen davon überzeugt, dass regelmäßige Gesundheitschecks Krankheiten vorbeugen können. Auf die Frage eines Journalisten, ob es dabei nicht eher um höhere Umsätze gegangen sei, gab der Sprecher der Industrie in einem seltenen Anfall von Ehrlichkeit zu, dass dies der Fall sei.[28] Im Jahr 2011 standen bei unserer neuen Regierung regelmäßige Gesundheitschecks auf der Agenda, aber ich informierte die Gesundheitsministerin darüber, dass unser eben beendeter Cochrane-Review keinen Einfluss auf die Sterblichkeit festgestellt habe. Ich hatte einen Kollegen zu dem Treffen eingeladen und er berichtete der Ministerin von einer großen dänischen Studie, die soeben abgeschlossen worden war und ebenfalls keine Wirkung gefunden hatte.[29] Während der zehnjährigen Nachbeobachtungsphase dieser Studie waren 3163 Menschen gestorben.

Wir erklärten der Ministerin, Gesundheitschecks seien wahrscheinlich schädlich, weil sie zu mehr Diagnosen, mehr Medikamenten, mehr Nebenwirkungen und mehr psychischen Problemen führten, wenn Menschen zu hören bekämen, sie seien nicht so gesund, wie sie geglaubt hatten. Die Ministerin gab ihre Pläne sofort auf und sagte, dies sei das erste Mal, dass die neue Regierung aufgrund evidenzbasierter Erkenntnisse ein Wahlversprechen breche.

Wenn Menschen ihre Hausaufgaben nicht machen, ehe sie Schlüsse ziehen, können schlimme Fehler die Folge sein. Der berüchtigte Statistiker Bjørn Lomborg bestritt in seinem Buch *The Sceptical Environmentalist* den Klimawandel. Dabei stützte er sich auf eine äußerst selektive Quellensammlung. Er arrangierte 2011 die Kopenhagener Konsenskonferenz, bei der drei Gesundheitsökonomen behaupteten, Gesundheitschecks seien die profitabelste Investition in die Gesundheit: Jede ausgegebene dänische Krone erspare uns 26 Kronen.[30] Ein ziemlich eindrucksvoller Gewinn für etwas, das nicht funktioniert.

Es ist sehr schwierig, etwas aufzuhalten, was bereits in Gang gesetzt wurde. Die Reaktionen in Großbritannien auf unseren Review waren – mit britischem Understatement – »interessant«. Der allgemeine Gesundheitscheck des NHS untersuchte Menschen zwischen 40 und 74 Jahren auf Herz- und Gefäßkrankheiten, Diabetes und chronische Nierenerkrankungen. »Es gibt Beweise dafür, dass dies klinisch sinnvoll und kostengünstig ist.« Ein Diavortrag versicherte, der Gesundheitscheck verhindere jedes Jahr mindestens 9500 Herzinfarkte und Schlaganfälle, 2000 Todesfälle sowie 4000 Diabeteserkrankungen, die weitere Krankheiten und vorzeitigen Tod bedeutet hätten. Diese Informationen wurden vor dem Hintergrundbild eines Friedhofs mit zwei Kreuzen bei Sonnenuntergang gezeigt, um niemanden im Unklaren darüber zu lassen, was geschehen würde, wenn man nicht an den Gesundheitschecks teilnahm.

Unser Cochrane-Review wurde im Oktober 2012 veröffentlicht und im selben Monat erklärte ein Vertreter des Gesundheitsministeriums in den BBC News: »Wenn wir Menschen aufspüren, bei denen ein Risiko für Herzinfarkte, Diabetes, Schlaganfälle und Nierenkrankheiten besteht, können wir ihnen helfen, diese zu verhindern. Unsere Gesundheitschecks basieren auf Empfehlungen von Experten.«

Aha. Bevor unser Review veröffentlicht wurde, basierten die Gesundheitschecks auf wissenschaftlichen Befunden. Dann entlarvte der Review, was von diesen angeblichen Befunden zu halten war. Und nun basierte das Programm auf Empfehlungen von Experten!

Ein Jahr später, als wir genug von all dem Unsinn hatten, den britische Behörden von sich gaben, um ihre nicht zu verteidigenden Gesundheitschecks zu verteidigen, veröffentlichten wir in der *Times* einen Brief, der ein Interview auf der Titelseite nach sich zog. Die Schlagzeile lautete: »Gesundheitschecks bei über Vierzigjährigen als ›nutzlos‹ verdammt.« Der Artikel erstreckte sich über fast eine halbe Seite neben einem ebenso großen Foto von Prinz William, seiner Frau, seinem Kind und dem königlichen Hund. An anderer Stelle gab Public Health England (eine vollziehende Behörde des britischen Gesundheitsministeriums) bekannt, sie werde ein Expertengremium einberufen, um die Wirksamkeit und Kosteneffektivität der britischen Gesundheitschecks zu überprüfen. Der Grund dafür seien wiederholte Aufforderungen, das Programm zu streichen, weil es wissenschaftliche Beweise dafür gebe, dass Gesundheitschecks Geld- und Zeitverschwendung seien. Die *Daily Mail* schrieb, Minister beharrten darauf, dass man jährlich 650 Leben retten könne. Das war ein drastischer Schwenk, denn vorher hatten sie noch behauptet, man könne 2000 Leben retten. Barbara Young, die Geschäftsführerin von Diabetes UK, unterstützte Routineuntersuchungen ebenfalls und behauptete, sie könnten etwa 850 000 Menschen mit nicht diagnostiziertem Diabetes Typ 2 aufspüren. Das ist eine lustige Aussage. Es ist völlig sinnlos, Hunderttausenden gesunden Menschen eine Krankheit anzuhängen. Wir müssen wissen, ob ein Diabetes-Screening nützlich ist, und unser Review fand heraus, dass dies nicht der Fall ist. Mehrere Studien hatten eben dieses Diabetes-Screening getestet.

Die Seifenoper war inzwischen so bizarr, dass ich beschloss, an diesem Vergnügen mitzuwirken.[32] Als Titel wählte ich ein Zitat aus der vierten Folge der BBC-Serie »Yes, Minister«. Jim Hacker, der Minister für Verwaltungsangelegenheiten, sagt dort zu Sir Humphrey: »Ich will nicht die Wahrheit, ich will etwas, was ich dem Parlament sagen kann!«:

Public Health England will ein Expertengremium einberufen, um die Wirksamkeit und Kosteneffektivität der britischen Gesundheitschecks zu überprüfen und die wirtschaftliche Modellierung zu aktualisieren, die dem Programm zugrunde liegt. Außerdem hören wir: »Uns ist zwar bewusst, dass das Programm nicht von unmittelbaren randomisierten und kontrollierten Studien gestützt wird, aber es gibt einen dringenden Bedarf, die wachsende Krankheitsbelastung anzugehen, die mit der Lebensweise und bestimmten Entscheidungen zusammenhängt.«

Die Wahrheit – dass Gesundheitschecks unwirksam und wahrscheinlich schädlich sind – ist für Public Health England anscheinend unerträglich. Ein Expertengremium ist die moderne Version des Orakels von Delphi und die Erstellung statistischer Modelle ist so, als würde man einem Zauberer ins Ohr flüstern, welches Ergebnis man gern hören möchte. Die Aussage, es bestehe ein dringender Bedarf, die wachsende Krankheitsbelastung anzugehen, als Vorwand für das Leugnen eindeutiger, durch randomisierte Studien ermittelter Beweise, erinnert mich an eine andere Folge von »Yes, Minister«, in der geschickt begründet wird, warum für ein Krankenhaus ohne Patienten eine riesige Zahl von Verwaltungsangestellten benötigt wird.

Wir kennen das schon. Der Marmot-Bericht über das Mammografie-Screening war ebenfalls einer »Yes, Minister«-Folge. Selbst anhand der zu optimistischen Schätzungen in diesem Bericht wies Mike Baum nach, dass die Strahlentherapie mindestens so vielen gesunden, überdiagnostizierten Frauen das Leben kostet, wie das Screening nach den Schätzungen des Berichts rettet. Wie Gesundheitschecks ist auch das Mammografie-Screening schädlich, doch von solchen Nebensächlichkeiten ließen sich weder der NHS noch die britische Regierung beeindrucken.

Wenn das Leben zu absurd wird, greife ich zu meinen »Yes, Minister«-DVDs und lache herzhaft. Das ist wahrscheinlich gesünder als Weinen.

Einen Monat später veröffentlichten wir im *BJM* einen Brief über den Mangel an Fairness.[33] Die Diabetes and Kidney Care des NHS und das Gesundheitsministerium hatten auf der Webseite des NHS-Vorsorgeprogramms ein Bulletin mit dem Titel »Antwort auf den Cochrane-Review« veröffentlicht, das wie eine ernsthafte Kritik an unserer Arbeit aussah. Es war jedoch unbegründet und irreführend. Daher schickten wir dem Direktor der Diabetes and Kidney Care eine Erwiderung und baten ihn, sie auf der Webseite zu veröffentlichen. Das wurde abgelehnt. In dem Brief, den die Behörde uns schickte, hieß es, die Regierung habe bereits beschlossen, die Gesundheitschecks »zu einer nationalen Priorität« zu machen. Die Webseite sei kein Forum für Diskussionen über den Nutzen solcher Untersuchungen und es gebe »andere, geeignetere Orte, um über die Regierungspolitik zu diskutieren«. Totale Zensur in einem Land, das sich demokratisch nennt. Wir fragten uns, warum die Webseite kein Forum war, in dem man über den Nutzen der Gesundheitschecks diskutieren durfte, obwohl die Behörde genau das tat – ohne uns eine Erwiderung zu gestatten. Warum hatte sie ihre Kritik nicht dem *BJM* geschickt, wo wir unseren Review veröffentlicht hatten? Dann hätten wir darauf eingehen können. Die Antwort liegt auf der Hand. Der NHS würde den Kampf verlieren.

Der absolute Tiefpunkt kam fünf Monate später, als NICE, das eine unabhängige Einrichtung sein soll, sich vor den Karren des NHS spannen ließ.[34] Das Institut gab eine Presseerklärung heraus, in der es hieß:

»In der heute veröffentlichten neuen NICE-Verlautbarung geht es vor allem darum, die örtlichen Behörden darin zu unterstützen, Menschen dazu zu ermuntern, an den Gesundheitschecks des NHS teilzunehmen und ihnen dabei zu helfen, ihre Lebensweise zu ändern, um ihre Gesundheit zu verbessern ... Diese neue Veröffentlichung ist Teil einer Serie von Presseerklärungen, die NICE herausgibt, um die örtlichen Behörden zu unterstützen ... und zugleich höchste Kosteneffektivität zu gewährleisten ... Nach einem Bericht von Public Health England könnte die Überprüfung des Blutdrucks, des Cholesterinspiegels, des Gewichts und der Lebensweise bei Menschen dieser Altersgruppe Probleme früher aufspüren und jährlich 650 Todesfälle, 1600 Herzinfarkte und 4000 Diabetes-Diagnosen verhindern ... NICE kennt die Debatte über die Effektivität der Gesundheitschecks, die zur Zeit der Veröffentlichung der Presseerklärung andauert. Das Vorsorgeprogramm des NHS ist derzeit Teil des englischen Gesundheitssystems, darum versucht NICE, eine effektive Verbreitung dieser Maßnahmen zu unterstützen.«

4000 verhinderte Diabetes-Diagnosen im Jahr? Diabetes UK hatte eben erst behauptet, Routineuntersuchungen könnten etwa 850 000 Menschen mit nicht diagnostiziertem Diabetes Typ 2 aufspüren. Wie passt das zusammen? Sollen wir 850 000 Diabetiker identifizieren oder sollen wir 4000 Diabetes-Diagnosen verhindern?

Zwei Tage nach der NICE-Presseerklärung sprach einer meiner britischen Kollegen von Stalinismus im NHS und verwies auf einen neuen Artikel.[35] Parlamentarier waren nicht so leichtgläubig wie NICE, sondern erklärten in einem sehr kritischen Bericht des Gesundheitsausschusses über Public Health England, die Gesundheitschecks des NHS gäben Anlass zur Besorgnis. Unter anderem bemängelten sie, dass Mediziner unter Druck gesetzt würden, damit sie das Projekt nicht öffentlich kritisierten. Weil nur etwa die Hälfte der Bevölkerung zu den Gesundheitschecks ging, erklärte Public Health England, man wolle die Quote auf rund 70 bis 75 Prozent erhöhen. Das kommt meiner Meinung nach einer Zwangstherapie nahe, wie wir sie ansonsten nur in der Psychiatrie kennen – und nun auch in Form von Gesundheitschecks. Was ist aus der Einwilligung nach erfolgter Aufklärung und aus der Freiheit des Individuums geworden? Ich finde, die Bevölkerung ist klüger als Public Health England.

Man hätte annehmen sollen, dass wenn Sie nicht *health check cochrane* googeln, sondern nur *health check* oder *annual physical*, es dann schwieriger wäre, unseren Cochrane-Review zu finden. Aufgrund unserer Erfahrungen mit Public Health England und aufgrund der Tatsache, dass die jährlichen Gesundheitschecks in den USA so verbreitet sind, dass sie den gleichen rituellen Status haben wie der regelmäßige Besuch beim Zahnarzt, hätte ich erwartet, mit diesen kurzen Suchbegriffen sehr irreführende Webseiten zu finden. Aber ich wurde angenehm überrascht. Das Medieninteresse war enorm, als unser Review veröffentlicht wurde, und die Menschen haben sich mit ihm beschäftigt. Viele Webseiten, sogar solche in den USA, zweifelten an den Gesundheitschecks. Als wir 2009 dänische Webseiten überprüften, war das Ergebnis anders.[36] Wir fanden 36 verschiedene Tests auf 56 Webseiten über Gesundheitschecks. 21 Tests wurden auf mindestens 10 Prozent der Webseiten angeboten und 17 von ihnen wurden nicht durch wissenschaftliche Beweise gestützt oder die Beweise sprachen dagegen, sie zu Screening-Zwecken zu verwenden. Keine der Webseiten erwähnte Folgeschäden und sie verwendeten im Mittel nur einen der 15 Punkte, die der WHO und der dänischen Gesundheitsbehörde zufolge abgefragt werden sollten, wenn man Gesunde untersucht.

Vorsorgeuntersuchungen auf andere Krankheiten

Die meisten Vorsorgeuntersuchungen, die unsere Behörden oder Patientenorganisationen empfehlen, richten mehr Schaden an, als sie nützen. Nur drei Programme fallen einem sofort als sinnvoll ein. Die Untersuchung auf Phenylketonurie bei Neugeborenen kann die Entwicklung einer schweren mentalen Retardierung und von vielen anderen Probleme durch eine spezielle Diät verhindern. Bei der Untersuchung auf Gebärmutterhalskrebs werden Krebsvorstufen entdeckt, sodass Tumore verhindert werden können. Die Suche nach Blut im Stuhl oder nach Polypen und Tumoren mit dem Sigmoidoskop kann den Tod durch Dickdarmkrebs verhindern und führt nicht zu Überdiagnosen; weil sie Polypen aufspürt, verringert sie tatsächlich das Darmkrebsrisiko.[37]

Ich habe den Respekt vor mehreren Organisationen verloren, die bis vor Kurzem sehr angesehen waren. Wie bereits erwähnt, unterstützt NICE die regelmäßigen Gesundheitschecks von Public Health England, obwohl sie ineffektiv und wahrscheinlich schädlich sind. Der britische NHS empfiehlt Screening auf Demenz, obwohl es sehr wahrscheinlich schädlich ist.[38]

Die US Preventive Services Task Force schockte die Welt, als sie im Jahr 2016 Vorsorgeuntersuchungen auf Depression bei Erwachsenen empfahl, auch bei Schwangeren und bei Frauen nach der Entbindung.[39]

Der Cochrane-Review zum Screening auf Depression riet dringend davon ab, nachdem er zwölf Studien mit 6000 Teilnehmern ausgewertet hatte.[40] Die diagnostischen Kriterien für Depression sind so weit gefasst und ungenau, dass das Screening viele Gesunde fälschlicherweise für krank erklären würde. Der Screening-Test, den die WHO empfiehlt, ist so schlecht, dass 36 000 von 100 000 Gesunden eine falsch positive Diagnose erhalten würden.[28,41] Das Screening auf Depression ist eine Katastrophe im Gesundheitswesen, die die bereits vorhandene Katastrophe – etwa 10 Prozent der US-Amerikaner nehmen schon Tabletten gegen Depression ein – noch verschlimmert.

Im Jahr 2017 ging Google eine Partnerschaft mit der US-amerikanischen Nationalen Allianz für psychische Krankheiten ein, die früher Nationale Allianz für psychisch Kranke (NAMI) hieß.[42] NAMI erhält von der Pharmaindustrie eine Menge Geld (siehe nami.org),[28] obwohl sie sich als »die größte Basisorganisation für psychische Gesundheit« bezeichnet, »deren Ziel es ist, das Leben von Millionen Amerikanern zu verbessern, die unter psychischen Krankheiten leiden«. US-Amerikaner, die nach *depression* googeln, werden aufgefordert, einen Fragebogen auszufüllen, um zu prüfen, ob sie davon betroffen sind.[42] Googles Initiative wird wahrscheinlich die Zahl der Suizide und Morde erhöhen. Fast alle Amokläufer in Schulen; der Germanwings-Pilot, der sein Flugzeug absichtlich in den Alpen zum Absturz brachte und 150 Menschen mit in den Tod riss; der belgische Busfahrer, der 22 Schulkinder und vier Lehrer ermordete, indem er in den Alpen gegen eine Bergwand fuhr; und viele andere Massenmörder der letzten Zeit nahmen Tabletten gegen Depression ein.

8. Seelische Schmerzen

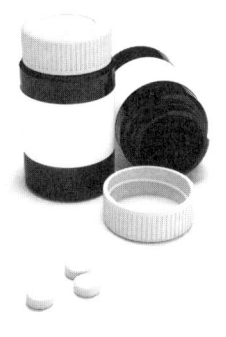

Ich beginne mit meinen Schlussfolgerungen und werde sie später erklären. Die Psychiatrie ist eine Katastrophe innerhalb des Gesundheitswesens, und zwar aufgrund ihrer exzessiven Medikation und ihrer Zwangsbehandlungen.[1] Sie ist das einzige mir bekannte medizinische Fachgebiet, das mehr schadet als nützt. Ein Anzeichen dafür ist die Tatsache, dass Berufsunfähigkeitsrenten wegen psychischer Krankheiten in allen Ländern zugenommen haben, die darüber Statistiken führen, und zwar zur gleichen Zeit, zu der auch die Einnahme von Psychopharmaka zugenommen hat.[2]

Durch organisiertes Leugnen der Tatsache, dass Psychopharmaka schlecht und gefährlich sind, ist es den Psychiatern gelungen, die Menschen davon zu überzeugen, dass diese Medikamente gut für sie sind.[1] Es dürfte jedoch nur eine Frage der Zeit sein, bis das Kartenhaus in sich zusammenfällt. Der Widerstand gegen den Status quo nimmt zu, auch unter den Psychiatern selbst.

Ich kenne viele hervorragende Psychiater und einer der besten ist Peter Breggin. Er hat an mehreren Universitäten gelehrt und führte 50 Jahre lang eine Privatpraxis in Ithaca im US-Bundesstaat New York. Er hat zahlreiche wissenschaftliche Arbeiten und etwa 20 Bücher verfasst, die sehr lehrreich und deren Inhalte gut belegt sind. Er verordnet keine Psychopharmaka, außer in seltenen Fällen, wenn die Entzugssymptome nach dem Absetzen eines Medikaments, das einer seiner Kollegen verschrieben hat, unerträglich geworden sind. Dann verordnet er manchmal für kurze Zeit ein Medikament. Einmal riet Breggin Menschen mit einer psychischen Störung öffentlich davon ab, einen Psychiater zu konsultieren, weil das zu gefährlich sei. Bevor ich anfing, einige seiner Bücher zu lesen, war ich bereits zu dem Schluss gelangt, dass Psychopharmaka mehr schaden als nützen. Trotzdem hat Breggin mich sehr inspiriert. Meine Schlussfolgerungen lauten:

Nehmen Sie keine Psychopharmaka. Die einzige Ausnahme, die ich mir vorstellen kann, ist eine ernste, akute Störung. Doch selbst dann sollte man das Medikament möglichst bald wieder absetzen. Wenn Sie bereits Psychopharmaka einnehmen – sei es ein Mittel oder gleich mehrere –, sollten Sie ernsthaft erwägen, damit aufzuhören.

Warnung! Psychopharmaka machen süchtig. Man darf sie nicht plötzlich absetzen, weil die Entzugserscheinungen aus mehreren psychischen und physischen Symptomen bestehen können, die möglicherweise gefährlich sind.

Viele Patienten wollen ihre Psychopharmaka loswerden und es würde ihnen ohne sie besser gehen. Leider wissen die meisten Ärzte nicht, wie man diese Medikamente am besten und sichersten absetzt, und offizielle Leitlinien schweigen darüber oder empfehlen ein Ausschleichen, das viel zu schnell ist. Das ist ein erstaunliches Versäumnis, wenn man bedenkt, dass in westlichen Ländern etwa 5 Prozent der Gesamtbevölkerung von Psychopharmaka abhängig geworden sind.[1] Deshalb hat der Wissenschaftsjournalist Robert Whitaker einem seiner Bücher den treffenden Titel »Anatomy of an Epidemic« gegeben.[2] Die Psychopharmaka-Epidemie ist wahrscheinlich die schädlichste Epidemie, die es derzeit gibt, schlimmer noch als unsere Fettleibigkeits-Epidemie, weil Fettleibigkeit nicht unser Gehirn verändert.

Im Nordic Cochrane Centre in Kopenhagen haben wir beschlossen, etwas dagegen zu tun. Einer meiner Doktoranden forscht über Verfahren, die Menschen helfen, Psychopharmaka gefahrlos abzusetzen. Er und viele andere in unserem internationalen Netzwerk helfen Patienten, auf ihre Medikamente zu verzichten, indem sie ihnen während des Entzugs eine Psychotherapie ermöglichen. Das ist oft entscheidend für einen Erfolg. Auf diese Weise sind die allermeisten von ihnen von den Medikamenten losgekommen, oft nachdem sie es selbst mehrmals erfolglos versucht hatten.

Im Jahr 2017 hielten wir den ersten Kurs über das Absetzen von Psychopharmaka in Dänemark ab. Die Teilnehmer waren Patienten, Angehörige, Psychiater, Psychologen, Hausärzte und andere soziale und medizinische Fachkräfte. Wir lernten eine Menge über uns selbst. Unsere praktischen Leitfäden, YouTube-Videos (mit englischen Untertiteln) und eine Liste von Therapeuten in mehreren Ländern, die Patienten helfen, ihre Medikamente abzusetzen, sind auf meiner Webseite deadlymedicines.dk kostenlos erhältlich.

Ebenfalls 2017 habe ich gemeinsam mit anderen das Internationale Institut für das Absetzen von Psychopharmaka in Göteborg, Schweden (iipdw.com) gegründet, das inzwischen seinen ersten Kurs über das Absetzen für medizinisches Fachpersonal abgehalten hat. Das Interesse daran nimmt zu und wir rechnen damit, dass es bald Außenstellen des Instituts in anderen Ländern geben wird.

Der Entzug kann Monate oder gar Jahre dauern und manche Patienten haben noch lange danach Entzugserscheinungen. In einigen Fällen treten die Symptome nach einer symptomfreien Phase plötzlich wieder auf, zum Beispiel wenn der Patient unter Stress steht. Schlimmstenfalls kommen die Patienten nicht von dem Medikament los, weil sich bei ihnen dauerhafte Hirnschäden entwickelt haben. Dann müssen sie das Mittel bis ans Lebensende einnehmen, obwohl ihnen das weitere Schäden zufügt.

Ich hätte dieses Kapitel »psychische Gesundheit«, »psychische Störungen« oder »Psychiatrie« überschreiben können, aber »seelische Schmerzen« ist der beste Begriff, der mir einfällt. Seelische Schmerzen stehen im Mittelpunkt des Leidens bei psychischen Störungen und sie sind Teil der Definition der meisten psychiatrischen Erkrankungen. Natürlich gibt es Ausnahmen. Ein manischer Patient merkt vielleicht nicht, dass er an seelischen Schmerzen leidet, aber er spürt sie vielleicht, wenn die Manie sich legt und ihm klar wird, was er getan hat, und wenn er davon peinlich berührt ist.

Wenn jemand körperliche Schmerzen empfindet, zum Beispiel wegen eines gebrochenen Beines, können wir testen, ob Aspirin im Vergleich zu einem Placebo die Schmerzen lindert. Das ist der Fall, aber deshalb glauben wir nicht, dass wir das Problem gelöst haben. Wir brauchen kein Aspirin, sondern eine Operation und einen Gipsverband. Ein anderes Beispiel: Wir behandeln Kopfschmerzen nicht jahrelang, ohne nach ihrer Ursache zu suchen, zum Beispiel nach einem Gehirntumor. Psychische Störungen behandeln wir jedoch jahrelang mit Medikamenten, meist ohne danach zu forschen, durch welche Traumata sie möglicherweise verursacht wurden.

Die Wirkung von Psychopharmaka wird beurteilt, indem man in kurzfristigen Studien anhand einer Bewertungsskala die Symptomlinderung misst. Das ist so, als würde man beurteilen, ob Aspirin einen gebrochenen Knochen heilen kann, indem man seine kurzfristige Wirkung auf Schmerzen misst. Seelische Schmerzen mögen ein wenig nachlassen, aber der Patient wird nicht einmal annähernd geheilt. Genau genommen ist es viel schlimmer. Wie ich unten erklären werde, ist es unwahrscheinlich, dass einem Patienten geholfen wird, der ein Psychopharmakon bekommt, während es sehr wahrscheinlich ist, dass er geschädigt wird.

Das illustrieren die meistverordneten Psychopharmaka: Tabletten gegen Depression. Ihre Wirkung wird mit einer Depressionsskala gemessen, die aus verschiedenen Symptomen besteht, geordnet nach ihrer Schwere. Die Punkte werden addiert und ergeben ein Gesamtergebnis. Dieses sinkt nach einigen Wochen ein wenig mehr, wenn der Patient ein Medikament anstelle eines Placebos einnimmt.[1,3] Dann behaupten die Psychiater, das Medikament habe gewirkt.

Psychopharmaka können bestenfalls in akuten Situationen ein wenig Erleichterung bringen. Ich habe zehn Jahre lang über Psychopharmaka geforscht und fünf meiner Doktoranden studieren zurzeit ihre Wirkungen, aber ich konnte keine zuverlässigen Beweise dafür finden, dass irgendein Psychopharmakon irgendeine psychiatrische Störung heilen kann. Diese Medikamente haben lediglich eine symptomatische Wirkung, und daher ist es äußerst irreführend, sie als Antidepressiva oder Antipsychotika zu bezeichnen, was andeutet, dass sie eine ähnliche Heilwirkung haben wie Antibiotika bei Infektionen. Ebenso falsch ist es, die Wirkung dieser Mittel mit der Wirkung des Insulins bei Diabetikern zu vergleichen, was Psychiater leider häufig tun.[1]

Langfristig sind Psychopharmaka sehr schädlich.[1-6] Alle stören höhere Gehirnfunktionen, die uns zu Menschen machen und uns befähigen zu denken, zu fühlen, zu lieben, Mitgefühl zu empfinden, für uns und andere zu sorgen, zu arbeiten und uns zu erinnern. Alle diese Medikamente können wahrscheinlich zu dauerhaften Hirnschäden und zu Abhängigkeit führen. Die Folge sind möglicherweise schreckliche Entzugserscheinungen, wenn Patienten versuchen, die Mittel abzusetzen. Fast alle von ihnen vergrößern das Sterberisiko[1] und können Menschen körperlich und seelisch zu Krüppeln machen. Zudem können sie genau die Störungen hervorrufen, die sie lindern sollen, und obendrein weitere Störungen. Nur

8. Seelische Schmerzen

wenige andere Medikamente oder Substanzen können derart schlimme Schäden anrichten, abgesehen von Opiaten und Straßendrogen. Der Hauptunterschied zwischen Straßendrogen und Psychopharmaka besteht darin, dass wir nur für Letztere ein Rezept von einem Arzt brauchen. Allerdings verkaufen manche Leute Psychopharmaka auf der Straße, nachdem sie sie in einer Apotheke gekauft haben.

Die Tatsache, dass es möglich ist, ganze Bevölkerungsgruppen in einem solchen Ausmaß unter Drogen zu setzen, dass etwa 10 Prozent der US-Amerikaner jeden Tag Tabletten gegen Depression einnehmen, ist ein düsteres Zeugnis für die Macht des Geldes und der Korruption und für das Bestreben, die Zunft der Psychiater und ihre Interessen zu schützen.[7] Hausärzte verschreiben die meisten Psychopharmaka, doch letztlich tragen die Psychiater die Verantwortung dafür, dass die Behandlung psychischer Störungen dermaßen auf Abwege geraten ist. Sie hätten das verhindern können, weil die Politiker auf sie hören, aber sie haben es nicht getan und nur wenige von ihnen äußern Bedauern über die Schäden, die sie verursachen. Führende Psychiater verteidigen den Status quo sogar energisch und bedrohen Kollegen, die anderer Meinung sind. Abweichler setzen daher ihre Karriere aufs Spiel, wenn sie ihre Bedenken äußern. Das habe ich oft von bekümmerten Psychiatern gehört, die erkannt haben, dass der Kaiser der Psychopharmaka keine Kleider trägt.[8] Einige von ihnen vergleichen die Psychiatrie mit einer religiösen Sekte, die Mitglieder ausstößt, die selbständig denken und aus ihren Beobachtungen Schlüsse ziehen.

Wenn es einem Patienten wegen der Medikamente, die er nimmt und die ihm manchmal aufgezwungen werden, schlechter geht, führen Psychiater das selten auf Schäden durch die Medikamente zurück. Sie glauben, die Störung habe sich verschlimmert oder der Patient leide nun an einer weiteren Störung, und deshalb erhöhen sie die Dosis (was nicht hilft, weil eine höhere Dosis nicht die Wirkung, sondern die schädlichen Nebenwirkungen verstärkt) oder verordnen zusätzliche Psychopharmaka. Zudem erhöhen Ärzte routinemäßig die Dosis nach einigen Wochen, wenn Patienten nicht zu sehr über Nebenwirkungen klagen. Das steigert fast nie die Wirkung, sondern nur die Nebenwirkungen, und erhöht das Sterberisiko.

Das ist der Hauptgrund dafür, dass so viele Patienten chronisch krank werden. Sie bekommen so viele Diagnosen und Medikamente, dass niemand mehr weiß, wie alles anfing und wie das Leben war, bevor der Patient krank wurde. Er wird mit Chemikalien in ein Kunstprodukt verwandelt, mit einem Gehirn und einer Persönlichkeit, die nicht mehr dieselben sind. Das Medikament wird zu einem Teil seiner Identität, so wie bei Drogenabhängigen.

Ich bezeichne das als Fliegenfänger der Psychiatrie. Je mehr der Patient zappelt, desto stärker klebt er fest und desto mehr Diagnosen und Medikamente bekommt er. Daraus lernen die Patienten, dass sie ihrem Psychiater nicht alles sagen dürfen, weil sie sonst noch mehr unter Drogen gesetzt werden.

Studien zu Psychopharmaka sind grob fehlerhaft

Veröffentlichte Berichte über Studien mit Medikamenten sind meist fehlerhaft; sie übertreiben den Nutzen der Präparate und unterschätzen ihre schädlichen Nebenwirkungen oder erwähnen sie erst gar nicht. Das ist allgemein bekannt. Doch wenige Leute wissen, dass Studien zu Psychopharmaka in dieser Hinsicht unübertroffen sind.

Das bedeutet, dass Sie das, was ich in früheren Kapiteln erklärt habe, nicht verwerten können, wenn Sie an Psychopharmaka interessiert sind. Es gibt Hunderte von Cochrane-Reviews zu Psychopharmaka, aber sie sind meist irreführend, weil die ausgewerteten Studien unzuverlässig sind. Selbst wenn Cochrane-Autoren sich intensiv bemühen, ihr Bestes zu geben, können sie die vielen Fehler in den veröffentlichten Studienberichten nicht wettmachen.[1] Wir haben Reviews zu Antidepressiva verfasst, die auf klinischen Studienberichten im Umfang von 64 381 Seiten basierten. Die Berichte bekamen wir von Arzneimittelbehörden und wir konnten schädliche Wirkungen nachweisen, die in der veröffentlichten Literatur verschwiegen werden (siehe unten). Es ist wirklich deprimierend. Studien zu Psychopharmaka sind völlig wertlos und missbrauchen die altruistische Bereitschaft der Patienten, die klinische Forschung zu unterstützen.

Da ich darüber ein Buch geschrieben habe,[1] möchte ich hier nur einige der wichtigsten Punkte wiederholen und einige weitere hinzufügen.

Kalter Entzug in der Placebo-Gruppe

In den weitaus meisten Studien zu Psychopharmaka haben die Patienten bereits ein Medikament eingenommen, ähnlich dem, das gegen ein Placebo getestet wird. Nach einer kurzen Auswaschphase, in der Regel nach einer Woche, werden sie nach dem Zufallsprinzip dem neuen Präparat oder dem Placebo zugeordnet. Dieses Hauruckverfahren, mit dem ein kalter Entzug einhergeht, schadet den Patienten in der Placebo-Gruppe und es ist daher kein großes Wunder, dass neue Medikamente bei geschädigten Patienten besser abschneiden als das Placebo. Längere Auswaschphasen nützen nicht viel. Wenn das Gehirn dauerhaft geschädigt ist, wird es durch das Auswaschen nicht geheilt und selbst wenn kein Schaden entstanden ist, leiden manche Patienten monate- oder jahrelang an Entzugserscheinungen.[4,6]

Es gibt Tausende von Studien zu Neuroleptika, doch als wir vor Kurzem nach placebokontrollierten Studien zu Psychosen suchten, deren Teilnehmer zuvor keine derartigen Präparate eingenommen hatten, fanden wir nur eine.[9] Sie stammte aus China und weil die Ergebnisse unmöglich richtig sein konnten, berücksichtigten wir sie nicht. Alle placebokontrollierten randomisierten Studien zu Neuroleptika bei schizophrenen Patienten sind also verzerrt. Das bedeutet, dass die Einnahme von Neuroleptika auf der Grundlage der zurzeit verfügbaren Daten nicht zu rechtfertigen ist.[1]

Um herauszufinden, wie lange Patienten ihr Medikament einnehmen sollten, wurden sogenannte Erhaltungs- oder Entzugsstudien durchgeführt. Auch sie sind wegen der oben erwähnten Probleme in der Placebo-Gruppe äußerst irreführend. Eine große Metaanalyse von 65 placebokontrollierten Studien mit insgesamt 6493 Patienten kam zu dem Ergebnis, dass nur drei Patienten eine Behandlung mit Neuroleptika brauchten, um nach einem Jahr einen Rückfall zu verhindern.[10] Das sieht sehr eindrucksvoll aus, aber das Ergebnis ist unzuverlässig. Die scheinbare Wirkung einer kontinuierlichen Behandlung mit Neuroleptika ließ mit der Zeit nach und näherte sich nach drei Jahren der Nulllinie. Die »Wirkung« nach einem Jahr war also hauptsächlich ein iatrogener Schaden, der jedoch als positiv eingestuft wurde. In einer Nachbeobachtungsphase, die länger als drei Jahre ist, steht zu erwarten, dass das Ergebnis das Gegenteil des kurzfristigen Resultates ist und dass es folglich am besten wäre, eine Therapie mit Neuroleptika *nicht* fortzusetzen. Genau das ist der Fall. In einer randomisierten Studie mit siebenjähriger Nachbeobachtung ging es den Patienten, deren Dosis verringert oder deren Medikament abgesetzt wurde, viel besser als jenen, die ihr Neuroleptikum weiter einnahmen: 21 von 52 versus 9 von 51 hatten sich von ihrer ersten schizophrenen Episode erholt.[11]

Führende Psychiater verstehen das nicht oder sie geben vor, es nicht zu verstehen. Fast alle von ihnen schließen aus den Erhaltungsstudien zu Neuroleptika und Tabletten gegen Depression, dass diese Medikamente neue Psychosen und Depressionen sehr wirksam verhindern[1] und dass die Patienten sie deshalb jahrelang oder gar lebenslang einnehmen sollten.

Fehlendes Verblinden

Wegen der offenkundigen Nebenwirkungen sind angebliche Doppelblindstudien nicht wirklich doppelblind. Ziemlich viele Patienten und ihre Ärzte wissen, wer das Medikament und wer das Placebo bekommt.[1] In einer Studie genügen schon kleine Fehler beim Verblinden, um die registrierten kleinen Unterschiede allein durch Verzerrung beim Beurteilen des klinischen Ergebnisses mit einer subjektiven Bewertungsskala zu erklären.[1]

Daher besteht das Risiko, dass Forscher etwas anderes berichten als das, was tatsächlich geschehen ist, wenn sie Patienten in angeblichen Doppelblindstudien Medikamente verabreichen. Das war in einer berühmten Studie aus dem Jahr 1964 der Fall, die vom US National Institute of Mental Health (das nationale Institut für psychische Gesundheit in den USA) finanziert wurde. Sie wird heute noch als Beweis dafür zitiert, dass Neuroleptika wirksam sind. Es war eine sechswöchige Studie mit 344 neu aufgenommenen Schizophrenie-Patienten, die nach dem Zufallsprinzip einem Phenotiazin, zum Beispiel Chlorpromazin, oder einem Placebo zugeordnet wurden.[12] Die Forscher berichteten, die Medikamente hätten Apathie gelindert, die Bewegungsfähigkeit verbessert und Gleichgültigkeit verringert – genau das Gegenteil dessen, was diese Medikamente bei Patienten anrichten – und was die Psychiater ein Jahrzehnt zuvor selbst zugegeben hatten.[2] Die Wissenschaftler meinten, die Medikamente sollten nicht mehr Beruhigungsmittel genannt werden – genau das sind sie, weil sie Menschen sedieren –, sondern Anti-Schizophrenie-Medikamente. Ihre Studie förderte den irrigen Glauben, Schizophrenie könne mit Medikamenten geheilt werden und man müsse Neuroleptika bis ans Lebensende einnehmen.[13]

In Wahrheit haben diese Medikamente bei Psychosen keine klinisch relevante Wirkung. Selbst mithilfe vieler enormer Verzerrungen – unter anderem durch den kalten Entzug in der Placebo-Gruppe, fehlende Verblindung und Finanzierung durch die Industrie nebst schwerer Datenmanipulationen[1] – sind die Ergebnisse der Schizophrenie-Studien mager.[1] Die kleinste klinisch relevante Wirkung entspricht etwa 15 Punkten auf der Positive and Negative Syndrome Scale (PANSS),[14] die in den Studien häufig benutzt wird. Doch die Ergebnisse der neueren placebokontrollierten Studien, die der FDA vorgelegt wurden, liegen weit unter dieser minimalen Besserung, da sie nur sechs Punkten auf der PANSS entsprechen,[15,16] obwohl es einfach ist, deutlich mehr Punkte zu erzielen, wenn ein Patient von einem Beruhigungsmittel betäubt wird und seine abnormen Gedanken daher weniger häufig äußert.[15]

Bei Depression sieht das Ergebnis ziemlich gleich aus: Die Medikamente wirken nicht. Die kleinste Wirkung, die auf der Hamilton-Depressions-Skala erkennbar ist, sind fünf bis sechs Punkte;[17] aber in fehlerhaften Studien werden nur etwa drei erreicht.[1] Mehrere Metaanalysen fanden heraus, dass die Wirkung von Antidepressiva stärker ist, wenn die Patienten an einer schweren Depression leiden,[3,18,19] und die Tabletten werden meist bei schwerer und manchmal auch bei moderater Depression empfohlen. Die berichtete Wirkung ist jedoch bei allen Schweregraden der Depression gering. In der neusten Metaanalyse betrug sie zum Beispiel 2,7 bei Patienten mit einem Hamilton-Ausgangswert über 23, was als sehr schwere Depression gilt,[19] und 1,3 bei milderer Depression.[3] Zudem handelt es sich wahrscheinlich nur um ein mathematisches Artefakt, wenn die Wirkung bei schwerer Depression scheinbar ein wenig stärker ist.[20] Die placebokontrollierten Studien wurden nicht ausreichend verblindet und die daraus resultierende Verzerrung kann erheblich sein. Sie betrug in einem Review, der alle Krankheiten einschloss, im Durchschnitt 68 Prozent, wenn nicht verblindete Beobachter in denselben Studien mit verblindeten verglichen wurden,[21] aber sie muss nicht einmal groß sein, um die Ergebnisse in den Metaanalysen zu Antidepressiva zu erklären.

Da die Ausgangswerte bei schwerer Depression höher sind als bei milder Depression, beeinflusst jede Verzerrung das gemessene Ergebnis bei Patienten mit schwerer Depression stärker als bei jenen mit milder

Depression. Nehmen wir beispielsweise an, die Verzerrung durch Entblinden betrage 10 Prozent, wenn die Wirkung in der Medikamenten-Gruppe geschätzt wird, und nehmen wir der Einfachheit halber an, in der Placebo-Gruppe gebe es keine Verzerrung und zwischen dem Beginn der Studie und der letzten Visite sei keine Besserung eingetreten. Dann würde ein Hamilton-Ausgangswert von 25 auch nach der Behandlung 25 betragen, doch wegen der Verzerrung gäbe es einen Unterschied von 2,5 Punkten zwischen Medikament und Placebo. Ist der Ausgangswert 15, betrüge der Unterschied nur 1,5.

Es ist im Grunde sehr einfach und daher überraschend, dass wir dieses mathematische Artefakt, soweit wir wissen, als Erste beschrieben haben.[20] Allerdings gibt es sehr vieles, was wir bei Psychiatern nicht verstehen. Sie ignorieren oder leugnen oft, was andere Menschen für offensichtlich halten.[1-8,15,22]

Die geringe Wirkung der Antidepressiva, die fehlerhafte Studien messen, verschwindet, wenn das Placebo Atropin enthält, das ähnliche Nebenwirkungen auslöst wie das Medikament, zum Beispiel Mundtrockenheit.[23] Anscheinend »wirkt« bei Depression fast alles, was Nebenwirkungen hat.[24] Das lässt darauf schließen, dass das, was bei Depressions-Studien auf einer Bewertungsskala gemessen wird, die Verzerrung ist. Offenbar »wirkt« bei Depression auch alles, was Menschen abstumpft oder euphorisch macht, unter anderem Neuroleptika, Medikamente gegen Epilepsie und Anregungsmittel. Drei der 17 Positionen auf der Hamilton-Skala betreffen zum Beispiel Schlafstörungen und allein diese können sechs Punkte auf der Skala liefern.[25] Wenn ein Patient mit maximaler Angst diese Angst ganz verliert, bekommt er acht Punkte. Daher würden Alkohol und Morphin sicherlich bei Depression »wirken«. Trotzdem verschreiben wir depressiven Menschen weder Alkohol noch Morphin.

Irrelevante klinische Ergebnisse

Der Punktwert auf einer Beurteilungsskala sagt wenig oder nichts darüber aus, wie es einem Patienten geht. Mehr als tausend placebokontrollierte Studien wurden durchgeführt, aber ich habe keine einzige gesehen, die gemessen hat, ob das Medikament die Patienten *geheilt* hat, das heißt, ob sie wieder ein normales, produktives Leben mit normalen Beziehungen zu anderen führen können. Gäbe es solche Studien, wüssten wir davon. Außer natürlich, sie belegten, dass die Medikamente *nicht* wirksam waren – oder die Situation sogar verschlimmerten, was sie offenbar tun – und dass sie deshalb tief in den Archiven der Unternehmen begraben wurden, damit niemand sie sieht.[1]

Nach dem DSM-5 (*Diagnostic and Statistical Manual of Mental Disorders* – zu Deutsch *Diagnostisches und statistisches Handbuch für psychische Störungen*) der American Psychiatric Association (zu Deutsch: Amerikanische Psychiatrische Gesellschaft) liegt eine *major depression* (entspricht etwa der »rezidivierenden depressiven Störung«) vor, wenn der Patient an fünf oder mehr von neun möglichen Symptomen leidet, die »ein klinisch signifikantes Leiden oder eine Beeinträchtigung in sozialen, beruflichen oder anderen wichtigen Lebensbereichen verursachen«. Angesichts dieser Definition ist es unverständlich, dass keine Studie über Medikamente diese Kriterien verwendet hat. Das Gleiche gilt für Studien über andere psychoaktive Medikamente.

Neulich fand ich eine Studie, die solch klinische Ergebnisse verwendete, aber ihr Design unterschied sich von dem anderer placebokontrollierter Studien.[26] Sie wurde von Eli Lilly finanziert. Patienten, die mindestens vier Monate lang mit Fluoxetin, Sertralin oder Paroxetin behandelt wurden, legten fünftägige Pausen ein, in denen die Behandlung unterbrochen und das Medikament durch ein Placebo ersetzt wurde. Es ist keine Überraschung, dass die Patienten, die Fluoxetin (ein Produkt von Lilly) bekamen, gut abschnitten, weil dieses Medikament einen aktiven Metaboliten mit einer Halbwertszeit von einer bis zwei Wochen hat. Daher verändert sich während einer fünftägigen Unterbrechung nicht viel.

Es überrascht auch nicht, dass die Patienten, die Paroxetin einnahmen, geschädigt wurden, da dieses Medikament eine Halbwertszeit von 21 Stunden hat. Schon nach dem Überspringen einer einzigen Paroxetin-Dosis nahm die Zahl der unerwünschten Ereignisse signifikant zu und die Symptome verschlimmerten sich wie erwartet während der folgenden fünf Tage.

Dass es so kommen würde, war dank zahlloser klinischer Beobachtungen und einer ähnlichen von Lilly finanzierten Studie schon vorher bekannt.[27] Deshalb halte ich Lillys Studie für grob unethisch. Die Entzugssymptome nach dem Absetzen von Paroxetin waren schwer.[26,27] »Übelkeit, ungewöhnliche Träume, Müdigkeit oder Erschöpfung, Reizbarkeit, Instabilität oder Stimmungsschwankungen, Konzentrationsschwierigkeiten, Muskelschmerzen, Verspannung, Schüttelfrost, Schlafstörungen, Unruhe und Durchfall kamen während der Placebo-Phase signifikant häufiger vor.«[26] In der vorherigen Lilly-Studie[27] verschlimmerten sich bei etwa einem Drittel der Patienten, die Paroxetin oder Sertralin bekamen, Symptome wie Stimmungsschwankungen, Reizbarkeit und Unruhe und ihre Werte auf der Hamilton-Skala stiegen mindestens um acht Punkte. Das ist der Unterschied zwischen leichter und schwerer Depression.[19]

»Patienten, die mit Paroxetin behandelt wurden, berichteten von einer signifikanten Verschlechterung ihrer Arbeitsleistung, ihrer Beziehungen, ihrer sozialen Aktivitäten und ihrer allgemeinen Leistungsfähigkeit.«[26] Es ist aufschlussreich, dass ich solche Ergebnisse in Depressions-Studien nur dann sehe, wenn es für das Pharmaunternehmen nützlich ist, sie aufzuzeichnen! Die Forscher fragten die Patienten, wie es ihnen während der vergangenen vier Tage ergangen sei: Hatten sie Probleme am Arbeitsplatz oder Fehlzeiten? Hatten sie Probleme mit Angehörigen oder Freunden? Fühlten sie sich unwohl bei gesellschaftlichen Aktivitäten oder schränkten sie gewohnte gesellschaftliche Aktivitäten ein? Außerdem wurden die Patienten gebeten, ihre allgemeine Leistungsfähigkeit zu beschreiben.

Ich finde diese Studie äußerst unethisch, weil seit Jahrzehnten bekannt ist, dass die Entzugssymptome, unter denen Patienten nach dem Absetzen von Paroxetin leiden und an denen sie während Lillys Studie voraussichtlich leiden würden, die Neigung zu Suizid, Gewalt und Tötungsdelikten verstärken. Viele Suizide und Tötungsdelikte ereigneten sich, wenn bei Patienten solche Symptome auftraten.[1,5,22] Im Jahr 2001 entschieden Geschworene, dass ein Pharmaunternehmen für durch Paroxetin verursachte Todesfälle haften müsse. Donald Schell, 60 Jahr alt, hatte erst 48 Stunden lang Paroxetin eingenommen, als er seine Frau, seine Tochter, seine Enkelin und sich selbst erschoss.[1] In einem anderen Gerichtsverfahren kam eine unveröffentlichte Unternehmensstudie ans Licht, die bei 80 Patienten schwere Aggressionen belegte, von denen 25 während der Einnahme von Paroxetin zu Tötungsdelikten führten.[1]

Ich habe viele weitere Fälle von Suizid und Tötungsdelikten beschrieben, die sehr wahrscheinlich auf Paroxetin oder andere Medikamente (darunter Fluoxetin und Sertralin) gegen Depression zurückzuführen waren, und ich habe die schmutzigen Tricks und die wissenschaftliche Unehrlichkeit angeprangert, die im Spiel sind, wenn Pharmaunternehmen und führende Psychiater versuchen, uns vom Gegenteil zu überzeugen: dass diese Medikamente vor Suizid und anderen Formen von Gewalt schützen.[1] Sogar die FDA, die fast alles tut, was sie kann, um Pharmaunternehmen zu schützen, die Mittel gegen Depressionen verkaufen,[1] war gezwungen einzulenken, als sie 2007 wenigstens indirekt zugab, dass diese Medikamente in jedem Alter zu Suiziden führen können:[28]

»Alle Patienten, die wegen irgendeiner Indikation mit Antidepressiva behandelt werden, sollten angemessen überwacht und genau auf klinische Verschlechterung, Suizidneigung und ungewöhnliche Verhaltensänderungen beobachtet werden, vor allem in den ersten paar Monaten einer medikamentösen Therapie oder bei einer Erhöhung oder Verringerung der Dosis. Folgende Symptome wurden bei erwachsenen und pädiatrischen Patienten, die mit Antidepressiva behandelt wurden, beobachtet: Angst, Unruhe, Panikattacken, Schlafstörungen, Reizbarkeit, Feindseligkeit, Aggressivität, Impulsivität, Akathisie (psychomotorische Unruhe), Hypomanie und Manie … Angehörigen und Patientenbetreuern sollte empfohlen werden, täglich auf solche Symptome zu achten, da die Veränderungen plötzlich eintreten können.«

Offenbar hat die FDA endlich zugegeben, dass Mittel gegen Depression uns in jedem Alter verrückt machen können und dass diese Medikamente sehr gefährlich sind. Andernfalls wäre tägliche Überwachung nicht notwendig. Diese tägliche Überwachung ist jedoch keine Lösung. Man kann Menschen nicht jede Minute beobachten. Viele Patienten haben sich nach der Einnahme von SSRI das Leben genommen, obwohl es ihnen wenige Stunden zuvor scheinbar gut ging.

Psychopharmaka – wie lautet das Fazit?

Psychopharmaka sind ziemlich tödlich. Gestützt auf die zuverlässigsten Studien, die ich fand, schätze ich, dass sie die dritthäufigste Todesursache nach Herzkrankheiten und Krebs sind.[1] Vielleicht ist es nicht ganz so schlimm, aber ich habe mein Bestes versucht. Mir scheint, dass Psychopharmaka verabreicht werden, damit die Ärzte davon profitieren, nicht die Patienten. Patienten sind weniger lästig, wenn sie auf der Station mit Tabletten sediert werden, und Hausärzte haben das Gefühl, etwas zu tun, wenn sie Tabletten verschreiben. Das dauert nicht lange und ist für sie ein finanzieller Vorteil, im Gegensatz zur Psychotherapie. Leider dreht sich das Gespräch oft um die Tabletten, nicht um die Probleme des Patienten.

Ich bin zu dem Schluss gelangt, dass Psychopharmaka, weil sie so wenig nützen und so stark schädigen, überhaupt nicht verwendet werden sollten, oder allenfalls ein paar Tage lang in akuten Situationen und nur mit Einwilligung des aufgeklärten Patienten.

Neuroleptika

Nach gängiger Meinung in der US-amerikanischen Psychiatrie und in vielen anderen Ländern senken Neuroleptika bei Schizophrenie das Sterberisiko.[1] Man stelle sich vor, was für eine mentale Gymnastik notwendig ist, damit Psychiater behaupten können, Medikamente, die Fettleibigkeit, Stoffwechselstörungen, Diabetes, tardive Dyskinesie, tödliche Herzrhythmusstörungen und so weiter auslösen können, schützten vor dem Tod, obwohl sie genau wissen, dass die Lebenserwartung für Schizophrenie-Patienten etwa 20 Jahre geringer ist als für andere Menschen.

Meiner Meinung nach sollte niemand Neuroleptika einnehmen. Diese stark giftigen Medikamente sollten vom Markt verschwinden. Gesunde, die ein Neuroleptikum schluckten, nur um es auszuprobieren, berichteten mir oder schrieben in Artikeln, dass sie mehrere Tage lang nicht voll funktionsfähig waren![29] Probleme beim Lesen oder Konzentrationsmangel sind häufige Nebenwirkungen, aber der ganze Körper ist betroffen. Es gibt keinen Zweifel daran, dass es sich um starke Gifte handelt. Wenn ein akut verstörter Patient etwas braucht, um sich zu beruhigen, sind Benzodiazepine viel weniger gefährlich und wirken anscheinend besser.[30]

Neuroleptika werden Patienten »zu ihrem eigenen Besten« aufgezwungen. Andernfalls würden nur wenige sie einnehmen. Ich halte viele Vorträge und immer, wenn ich Patienten frage, was sie vorziehen würden, falls sich bei ihnen wieder eine Psychose entwickeln sollte und sie ihrer Meinung nach ein Medikament bräuchten, antworten sie: »Ein Benzodiazepin.« Sie sagen nie: »Ein Neuroleptikum.« Ich habe Chefärzte für Psychiatrie und Krankenschwestern sagen hören, ein Patient leide an einer Wahnstörung, weil er »glaube«, Neuroleptika seien gefährlich, seit er das im Internet gelesen habe! Ich verstehe Patienten sehr gut, wenn sie sagen, dass sie lieber ins Gefängnis als in eine geschlossene psychiatrische

Abteilung gehen wollen. Das Machtungleichgewicht ist an beiden Orten extrem und was Betroffene sagen oder tun, kann gegen sie verwendet werden. Aber in der Psychiatrie können tödliche Medikamente die Strafe sein. Das ist nicht akzeptabel.

Die Gesetze über Zwangstherapie für Geisteskranke sind geisteskrank. In vielen Ländern kann ein Mensch, der als geisteskrank gilt, gegen seinen Willen in eine psychiatrische Abteilung eingewiesen werden, wenn das die Aussicht auf Heilung oder deutliche Besserung erheblich vergrößert. Ich kenne kein Medikament, das dieses Ziel erreichen kann. Die Therapie mit Psychopharmaka muss ebenso freiwillig sein wie die Therapie mit allen anderen Medikamenten.[1]

Der andere gesetzliche Grund für eine Zwangstherapie mit Medikamenten ist eine offensichtliche und erhebliche Gefahr für den Patienten oder andere. Das ist ebenso unlogisch. Psychopharmaka *verursachen* Gewalt,[1] sie schützen nicht davor, es sei denn, Patienten werden derart mit Medikamenten vollgepumpt, dass sie zu Zombies werden.

Lithium

Lithium ist ein stark giftiges Metall, das bei bipolaren und anderen Störungen eingesetzt wird. Psychiater sind stolz auf dieses Medikament und behaupten, es verhindere Suizide. Die Autoren eines Reviews im *BJM*, die zu diesem Schluss kamen, waren jedoch vorsichtig.[31] Es gab nur sechs Suizide in ihrer Metaanalyse, alle in einer Placebo-Gruppe, und sie schrieben, schon eine oder zwei mittelgroße Studien mit neutralen oder negativen Ergebnissen könnten ihren Befund deutlich ändern. Selektive Berichterstattung könnte auch bei den bekannten Studien ein Problem sein. Nur etwa die Hälfte der Suizide und anderen Todesfälle, die in Studien zu Psychopharmaka vorkommen, werden veröffentlicht.[32] Ein weiteres Problem ist der kalte Entzug in der Placebo-Gruppe. Ein schwedischer Psychiater und ich haben daher unsere eigene Metaanalyse durchgeführt und solche Studien nicht berücksichtigt. Wir fanden keine zuverlässigen Belege dafür, dass Lithium die Gesamtsterblichkeit oder die Zahl der Suizide senkt.[33]

Mittel gegen Depressionen

Forschungsergebnisse, die sich auf klinische Studienberichte und andere Daten von Arzneimittelbehörden stützen, belegen, dass Tabletten gegen Depressionen viel gefährlicher sind, als allgemein bekannt.[1,34] Wir stellten fest, dass die Zahl der Ereignisse, die zu Suizid und Gewalt führen können, bei gesunden Erwachsenen nach diesen Belegen doppelt so hoch ist;[35] dass Aggressionen bei Kindern und Jugendlichen zwei bis drei Mal häufiger vorkommen[36] – das ist ein wichtiger Befund, wenn man bedenkt, dass viele Amokläufer in Schulen solche Tabletten einnahmen –; und dass Medikamente gegen Depressionen das Gewalt- und Suizidrisiko bei Frauen im mittleren Alter mit Stressharninkontinenz um das Vier- bis Fünffache erhöhen.[37] Außerdem war die Zahl der Frauen, bei denen ein ausgeprägtes oder potenzielles psychotisches Ereignis vorkam, doppelt so hoch.[37]

Die Suche nach Warnsignalen, die Suizid und Gewalt ankündigen, gleicht der Suche nach Warnsignalen, die Herzkrankheiten ankündigen. Wir sagen, dass Rauchen und Bewegungsmangel das Herzinfarktrisiko erhöhen, und raten den Menschen daher, etwas dagegen zu tun. Führende Psychiater versuchen hingegen ständig, mit unhaltbaren Argumenten davonzukommen. Viele behaupten zum Beispiel, man könne Kindern ohne Bedenken Tabletten gegen Depressionen verabreichen, weil es in den Studien nicht mehr Suizide, sondern nur mehr suizidale Ereignisse gegeben habe – als gäbe es keinen Zusammenhang zwischen den beiden. Wir alle wissen, dass ein Suizid mit suizidalen Gedanken beginnt, denen Vorbereitungen und dann ein oder mehr Versuche folgen.

Da diese Medikamente nur eine symptomatische Wirkung haben, ist es sehr wichtig, was die Patienten sagen, wenn sie den Nutzen dieser Präparate gegen ihre schädlichen Nebenwirkungen abwägen. Das tun sie, wenn sie entscheiden, ob sie sich bis zum Schluss an einer Studie beteiligen oder vorher aussteigen. Auch hier waren die klinischen Studienberichte nützlich. In der Medikamenten-Gruppe gaben signifikant mehr Patienten auf als in der Placebo-Gruppe.[38] Das bedeutet, dass wir uns für das Placebo entscheiden sollten, wenn wir die Wahl zwischen ihm und einem Medikament gegen Depressionen haben! Patienten ziehen das Placebo vor, obwohl ihnen in der Placebo-Gruppe das Medikament zu schnell entzogen wurde, sie heftige Entzugssymptome erlitten und sie dadurch geschädigt wurden. Das kann nur bedeuten, dass die Medikamente ganz schön schlecht sind und vom Markt verschwinden sollten.

Wir wollten auch die Lebensqualität in den Studien untersuchen, aber wir erschraken, als wir herausfanden, dass selbst die klinischen Studienberichte grob unzuverlässig waren.[39] Die selektive Berichterstattung in diesen Berichten hatte ein unglaubliches Ausmaß und die Arzneimittelbehörden unternahmen nichts, um die fehlenden Daten von den Pharmaunternehmen anzufordern, obwohl solche Berichte dazu dienen, die Zulassung für die Medikamente zu erhalten. Ich habe nie daran gezweifelt, dass die Medikamente die Lebensqualität der Patienten verringern. Bei der Hälfte der Patienten ist beispielsweise das Sexualleben gestört oder es wurde unmöglich gemacht, wenn sie die Medikamente einnehmen.[1] Aber ich hatte nicht erwartet, dass der Umfang dieser Nebenwirkungen in Dokumenten für die Behörden unter den Tisch gekehrt wird.

Tabletten gegen das sogenannte ADHS

Medikamente gegen das, was Psychiater ADHS nennen – ich halte es für ein schädliches soziales Konstrukt, nicht für eine Krankheit[1] –, sollten überhaupt nicht verwendet werden. Sie können bewirken, dass Kinder in der Schule still sitzen, doch die Wirkung legt sich ziemlich schnell und die langfristigen Wirkungen sind schädlich wie bei allen anderen Psychopharmaka.[1] Das belegte die große US-amerikanische MTA-Studie eindeutig. Sie registrierte die Ergebnisse nach 3, 6, 8 und 16 Jahren.[40-44] Nach 16 Jahren waren Teilnehmer, die ihre Tabletten regelmäßig einnahmen, fünf Zentimeter kleiner als jene, die nur wenige einnahmen,[44] und es gab viele weitere schädliche Nebenwirkungen. Ich habe Psychiater behaupten hören, Methylphenidat (Ritalin) schütze vor Kriminalität und Substanzmissbrauch. Das ist nicht wahr. Im Gegenteil: Es verursacht ein solches Verhalten.[42]

Zu den Nebenwirkungen der Stimulanzien gehören Tics und Zuckungen sowie andere Verhaltensweisen, die typisch für Zwangsstörungen sind und ziemlich häufig vorkommen.[15,45] Stimulanzien verringern ganz allgemein die spontane mentale und verhaltensbedingte Aktivität, auch das soziale Interesse, was zu Apathie oder Gleichgültigkeit führt. Viele der Kinder – nach manchen Studien mehr als die Hälfte – entwickeln Depressionen und zwanghafte, sinnlose Verhaltensweisen.[6,46] Tierstudien bestätigen das[46] und haben weitere schädliche Folgen dokumentiert. Wir haben zum Beispiel festgestellt, dass die Medikamente die Fortpflanzung stören, selbst wenn man sie den Tieren nicht mehr verabreicht.[47] Das Zwangsverhalten wird oft als Besserung in der Schule fehlgedeutet, obwohl das Kind möglicherweise nur zwanghaft alles abschreibt, was an der Tafel steht, ohne etwas zu lernen. Manche Kinder erkranken an Manie oder anderen Psychosen[6,48] und die schädlichen Folgen der Medikamente werden oft mit einer Verschlimmerung der »Krankheit« verwechselt, was zu zusätzlichen Diagnosen führt, beispielsweise Depression, Zwangsstörung oder bipolare Störung. Dann werden noch mehr Medikamente verabreicht, wodurch die Krankheit chronisch wird.[46]

Es ist schlechte Medizin, zusätzliche Diagnosen zu stellen, wenn ein Mensch unter dem Einfluss einer gehirnaktiven Chemikalie steht, da die Symptome höchstwahrscheinlich vom Medikament ausgelöst werden.[46]

Studien über ADHS-Medikamente sind in ungewöhnlichem Umfang tendenziös, selbst nach psychiatrischen Maßstäben. Ein Cochrane-Review zu Ritalin für Erwachsene war derart schlecht, dass die Kritik, die wir und andere übten, zu seiner Entfernung aus der Cochrane Library führte.[49]

Anstatt die Gehirne unserer Kinder zu verändern, sollten wir ihre Umwelt ändern (und die Gehirne der Psychiater, damit sie Kinder nicht mehr sofort mit Medikamenten behandeln). Ein irischer Kinderpsychiater, den ich traf, wurde suspendiert, weil er seinen Patienten keine Psychopharmaka verabreichte. In der Psychiatrie ist es schwierig, das Richtige zu tun. Ich betrachte Menschen wie ihn als Freiheitskämpfer gegen die Tyrannei der Psychiatrie. Sie verdienen Medaillen, keine Suspendierung oder Entlassung.

Antiepileptika

Mit den restlichen Psychopharmaka ist es nicht besser. Medikamente gegen Epilepsie werden häufig verwendet und wie bei vielen anderen Mitteln, die in der Psychiatrie eingesetzt werden, besteht ihre Hauptwirkung darin, emotionale Reaktionen zu dämpfen, indem sie Menschen abstumpfen und sedieren.[6] Wenn Sie beispielsweise die Packungsbeilage für Gabapentin lesen, sehen Sie, dass dieses Medikament das Suizidrisiko verdoppelt.

Es überrascht nicht, dass Ärzte glauben, Antiepileptika seien gegen Manie wirksam, weil alles, was Menschen betäubt, gegen Manie »wirkt«. Medikamente gegen Epilepsie haben viele schädliche Wirkungen. Zum Beispiel entwickelt sich bei einem von 14 Patienten, die Gabapentin einnehmen, Ataxie; das heißt, sie können Bewegungen nicht mehr willkürlich ausführen. Psychiater nennen diese schrecklichen Medikamente Stimmungsstabilisatoren, obwohl sie das nicht sind, und die Psychiater haben diesen Begriff nie genau definiert.[15] Wen kümmert es schon, dass manche Leute Schlangenöl verkaufen und es Whisky nennen?

Ich begegne oft Patienten, die Lamotrigin einnehmen. Die einzigen zwei positiven Studien zu diesem Medikament wurden veröffentlicht, sieben große negative Studien nicht.[50] Zwei positive Studien sind alles, was für die Zulassung durch die FDA notwendig ist, und die Behörde betrachtet den Rest als missglückte Studien, obwohl es sich eindeutig um missglückte Medikamente handelt!

Ein anderes oft verwendetes Medikament ist Pregabalin mit dem verführerischen Handelsnamen Lyrica. Ja, diese Medikamente können Euphorie auslösen und sind daher beliebt bei Menschen, die Medikamente missbrauchen, und bei einigen Patienten. Ja, Sie können auch mit Marihuana und Kokain high werden, aber dann bekommen Sie vielleicht Ärger mit der Polizei.

In den klinischen Studien zu diesen Präparaten wird massiv betrogen.[1] Das bedeutet, dass Sie nichts darüber lesen sollten, weil es unglaubhaft ist. Vergessen Sie diese Medikamente, es sei denn, Sie leiden an Epilepsie und jemand hilft Ihnen, von ihnen loszukommen.

Psychotherapie

Fast alle Psychiater behaupten, Psychopharmaka seien unentbehrlich. Das stimmt nicht. Es ist lediglich eine schlechte Angewohnheit, sie zu verwenden. Ich kenne Psychiater in mehreren Ländern, die Psychopharmaka oder Elektroschocks – eine weitere Therapie, die dem Gehirn schadet – niemals verordnen.[1] Sie behandeln auch die am schwersten gestörten Patienten mit Geduld, Mitgefühl und Psychotherapie. Gute Psychotherapeuten erzielen viel bessere langfristige Ergebnisse als Ärzte, die Medikamente verabreichen. Das ist keine Überraschung.

Psychologische Therapien haben den Zweck, ein gestörtes Gehirn so zu verändern, dass es wieder normal arbeitet. Manche bezeichnen Psychopharmaka als chemische Psychotherapie, weil sie das Gehirn ebenfalls verändern. Allerdings normalisieren sie es nicht, sondern sie erzeugen einen künstlichen dritten Zustand – ein unbekanntes Territorium –, der weder normal ist noch der Krankheit gleicht, an der der Patient leidet.[51] Das ist problematisch, weil der Patient aus diesem chemisch erzeugten Zustand nicht in einen normalen Zustand gelangen kann, es sei denn, das Mittel wird allmählich abgesetzt – und selbst dann gelingt es nicht immer. Aus dem gleichen Grund sind Elektroschocks abzulehnen. Sie verursachen irreversible Gehirnschäden und viele Patienten leiden nach der Behandlung an dauerhaftem Gedächtnisverlust.[1] Manche Psychiater glauben, Elektroschocks hätten eine wundersame Wirkung, was kaum mit der Tatsache zu vereinbaren ist, dass ein und derselbe Patient oft viele Schocks bekommt und dass die »Wirkung« nach der Therapiephase nicht anhält.

Die humane Therapie seelischer Schmerzen ist sehr wichtig und das Ergebnis hängt mehr von der therapeutischen Allianz ab als davon, ob man Psychotherapie oder Medikamente verwendet.[52] Je mehr der Arzt und der Patient darin übereinstimmen, was für die Heilung wichtig ist, desto besser ist das Ergebnis, was positive Wirkungen, Angst und soziale Beziehungen anbelangt.[53]

Die meisten Probleme psychiatrischer Patienten werden von einem fehlangepassten Umgang mit Gefühlen verursacht und Psychopharmaka verschlimmern die Situation, weil sie selbst zu einem fehlangepassten Umgang mit Gefühlen führen.[54] Die Psychotherapie will dagegen den Patienten zeigen, wie sie mit Gefühlen, Gedanken und Verhaltensweisen besser umgehen können. Deshalb kann eine angepasste Regulation der Gefühle einen Patienten dauerhaft zu seinem Vorteil verändern und ihn stärker machen, damit er die Herausforderungen des Lebens bewältigt. In der Tat haben Metaanalysen festgestellt, dass die Wirkung der Psychotherapie im Vergleich zu Tabletten gegen Depressionen von der Länge der Studie abhängt und dass die Psychotherapie eine dauerhafte Wirkung hat und die medikamentöse Therapie langfristig eindeutig in den Schatten stellt.[55,56]

8. Seelische Schmerzen

Es gibt erhebliche Probleme, wenn man die Psychotherapie mit Medikamenten vergleicht. Die Studien sind nicht effektiv verblindet, weder bei der Psychotherapie noch bei Medikamenten, und es ist zu erwarten, dass der vorherrschende Glaube an das biomedizinische Modell die Beurteilung der medikamentösen Wirkung stärker beeinflusst als die der Psychotherapie. Deshalb sollte man Studien, die eine bessere Wirkung der Kombination aus medikamentöser Therapie und Psychotherapie belegen, mit Vorsicht interpretieren und allein die langfristigen Wirkungen, zum Beispiel nach mindestens einem Jahr, betrachten.

Ich empfehle die Kombinationstherapie nicht. Eine wirksame Psychotherapie kann schwierig sein, wenn das Gehirn eines Patienten durch psychoaktive Substanzen abgestumpft ist. Er merkt vielleicht gar nicht, dass er nicht mehr klar denken und sich selbst nicht mehr gut einschätzen kann. Dieser Mangel an Einsicht in die eigenen Gefühle, Gedanken und Verhaltensweisen wird *medication spellbinding* (etwa: »medikamentöser Bann«) genannt.[4,57] Er wird meist ignoriert, sowohl von Patienten als auch von Ärzten. Das überrascht, weil die Wirkungen von Marihuana wohlbekannt sind und jeder weiß, dass Menschen, die zu viel Alkohol getrunken haben, ihre Fahrtüchtigkeit nicht beurteilen können. Die wichtigste verzerrende Wirkung dieses »medikamentösen Banns« besteht darin, dass man die schädlichen Wirkungen der Psychopharmaka unterschätzt.

Trotz der verschiedenen Verzerrungen in den klinischen Studien gibt es einige schlagkräftige Fakten zur Psychotherapie. Die kognitive Verhaltenstherapie halbierte das Risiko für einen neuen Suizidversuch bei Menschen, die sofort nach einem Suizidversuch eingeliefert wurden.[20] Tabletten gegen Depressionen *erhöhen* das Suizid- und Gewaltrisiko. Es ist unsinnig, dass wir Tabletten verabreichen, anstatt jedem eine Psychotherapie anzubieten. Nicht nur die kognitive Verhaltenstherapie ist wirksam. Die Emotionsregulations-Therapie und die dialektisch-behaviorale Therapie sind auch bei Menschen wirksam, die sich selbst verletzen.[58]

Die Psychotherapie wirkt anscheinend bei allen psychiatrischen Störungen, sogar bei Psychosen.[1,59] Ein Vergleich zwischen Lappland und Stockholm illustriert den Unterschied zwischen einer mitfühlenden Therapie und Medikamenten. Der »offene Dialog« in der Familie und in sozialen Netzwerken, ein Therapieansatz in Lappland, will psychotische Patienten zu Hause behandeln. Die Therapie bezieht das soziale Netzwerk des Patienten mit ein und beginnt innerhalb von 24 Stunden nach dem Kontakt.[60] Die Ergebnisse nach fünf Jahren bei 72 Patienten waren viel besser als bei 71 gut vergleichbaren Patienten in Stockholm.[60,61] Neuroleptika wurden 33 Prozent versus 93 Prozent der Patienten verabreicht (fortgesetzte Anwendung nach fünf Jahren: 17 versus 75 Prozent). Nach fünf Jahren erhielten 19 Prozent der Patienten in Lappland und 62 Prozent in Stockholm eine Invalidenrente oder waren arbeitsunfähig. Das war kein randomisierter Vergleich, doch die Ergebnisse sind so erstaunlich, dass es unvernünftig wäre, sie zu ignorieren; zudem gibt es viele andere Ergebnisse, die die nichtmedikamentöse Therapie stützen.[1] Das Modell des offenen Dialoges hat sich inzwischen in mehrere Länder ausgebreitet.

Die Psychotherapie wirkt nicht bei allen und einige Therapeuten sind nicht gut oder arbeiten mit manchen Patienten nicht gut. Deshalb kann es notwendig sein, mehr als einen Therapeuten auszuprobieren. Einigen Menschen können wir jedoch nicht helfen, einerlei, was wir tun. Das gilt in allen Bereichen der Gesundheitsfürsorge. Außerdem dürfen wir nicht vergessen, dass die Psychotherapie schädlich sein kann. Zwangsrekrutierte Kindersoldaten in Uganda kommen erstaunlich gut zurecht, indem sie ihrem Trauma ausweichen, die Beschäftigung damit vermeiden.[62] Wenn ein Therapeut darauf besteht, solche Menschen mit ihren eingekapselten Traumata zu konfrontieren, kann das schwer ins Auge gehen.

Wer menschlich behandelt werden möchte, hat es in der heutigen Psychiatrie schwer. Wenn Sie in Panik geraten und eine psychiatrische Notaufnahme aufsuchen, sagt man Ihnen wahrscheinlich, dass Sie ein Medikament brauchen, und wenn Sie es ablehnen und einwenden, Sie bräuchten nur Ruhe, um sich zu sammeln, bekommen Sie vielleicht zu hören, dass die Station kein Hotel sei.[63]

Kehren wir zu unserem Beispiel mit dem gebrochenen Bein zurück. Es heilt von selbst. Wir können mit einem Gipsverband und mit Schrauben helfen, aber das Bein heilt auch ohne unsere Hilfe. Ähnlich verhält es sich mit der Psychiatrie. So wie körperliche Schmerzen notwendig sind, damit wir Gefahren meiden, brauchen wir seelische Schmerzen als Wegweiser durchs Leben.[63] Akute Probleme, zum Beispiel Psychosen und Depressionen, hängen oft mit Traumata zusammen und heilen meist von selbst, wenn wir ein wenig geduldig sind. Durch den Genesungsprozess, mit oder ohne Hilfe der Psychotherapie, lernen wir etwas, was für uns wichtig ist und was wir nutzen können, falls wir erneut in Schwierigkeiten geraten. Solche Erfahrungen können zudem unser Selbstvertrauen stärken, während Tabletten verhindern, dass wir etwas lernen, weil sie Gefühle und manchmal auch Gedanken abstumpfen.

Außerdem können Tabletten ein falsches Sicherheitsgefühl vermitteln. Ärzte glauben möglicherweise, dass sie sich nicht sonderlich anstrengen müssen, weil der Patient ja Tabletten schluckt und wahrscheinlich bald gesund sein wird (das ist nicht zu erwarten, weil das Medikament keine relevante Wirkung hat).[63]

Zensur

Führende Psychiater und die Pharmaindustrie sind so geschickt darin, Mythen über die Wirkung von Psychopharmaka zu verbreiten, dass es sehr schwierig ist, eine ehrlichere Darstellung zu veröffentlichen. Meiner Erfahrung nach ist Schweden besonders problematisch, was Zensur, Selbstzensur und Political Correctness anbelangt.

Als mein Buch über Psychiatrie[1] auf Schwedisch erschien, interviewten mich zwei große Zeitungen, *Dagens Nyheter* und *Svenska Dagbladet*, bevor ich einen öffentlichen Vortrag in Stockholm hielt. Ich spreche fließend Schwedisch, sodass es keine Missverständnisse gab. Doch zu meiner großen Überraschung wurde keines der Interviews gedruckt. Einer der Journalisten ignorierte meine E-Mails und der andere erklärte, der Chefredakteur finde meine Aussage, Tabletten gegen Depressionen seien gefährlich, zu gefährlich für die Patienten. Eine dritte große Zeitung, *Aftonbladet*, erlaubte mir hingegen, eine ganze Seite mit einem Artikel zu füllen, den ich selbst schrieb.

Als eine hervorragende schwedische Psychiaterin vor Kurzem ein Buch über ihre Entscheidung schrieb, in ihrer Praxis keine Medikamente anzuwenden[63] – sie ließ sich stattdessen zur Psychotherapeutin ausbilden –, fürchtete ein Kollege, der das Manuskript gelesen hatte, das Buch werde Menschen das Leben kosten. Ein anderer hielt es für eine Katastrophe, wenn Menschen die gestellten psychiatrischen Diagnosen anzweifelten. Ich halte es für ein wundervolles Buch!

Wenn ich zu öffentlichen Vorträgen eingeladen werde, haben die Organisatoren oft Angst vor dem Druck der Psychiater und wünschen, dass einer von ihnen ebenfalls spricht, um angesichts meiner »extremen« Ansichten eine gewisse Ausgewogenheit herzustellen. Das vermeide ich meist und weise darauf hin, dass es keine Ausgewogenheit gibt und dass den Menschen die üblichen Lügen über den Nutzen der Psychopharmaka aufgetischt würden, unter anderem, dass sie Leben retten, obwohl das Gegenteil zutrifft.

Die Zensur in Fachzeitschriften, deren Redakteure oft von der Pharmaindustrie bezahlt werden, ist so verbreitet, dass einige von uns damit begonnen haben, Schreiben, die der Chefredakteur ohne plausiblen Grund zurückgewiesen hat, an anderer Stelle zu veröffentlichen, vor allem auf madinamerica.com, einer Webseite von Robert Whitaker, die jedes Jahr etwa zwei Millionen Besucher hat. Neulich veröffentlichte ich dort einen Artikel, in dem ich erklärte, dass weder der Erstautor noch der Chefredakteur einer Langzeit-Folgestudie der Welt helfen wollte zu verstehen, warum schizophrene Menschen so früh sterben. Sie weigerten sich, uns zu sagen, welche Ursachen die Todesfälle haben und ob sie von Ärzten mit ihren Medikamenten oder von etwas anderem verursacht werden.[64]

Außerdem habe ich auf dieser Webseite redaktionelles Fehlverhalten im *Finnish Medical Journal* bloßgestellt. Ein akademischer Redakteur nahm meinen Artikel über das erhöhte Suizidrisiko bei Konsumenten von Tabletten gegen Depressionen an, doch später lehnte ihn ein Redakteur mit Geschäftssinn ohne überzeugenden Grund ab.[65]

Whitaker veröffentlichte kürzlich einen Artikel mit dem biblischen Titel »Du sollst unsere Medikamente nicht kritisieren«. Es ging um zwei sehr wichtige Schreiben, die einen schwer fehlerhaften Artikel über die langfristigen Folgen von Neuroleptika kritisierten.[66] Der Chefredakteur des *American Journal of Psychiatry*, das der Amerikanischen Psychiatrischen Gesellschaft gehört, einer Organisation, die das Geld der Industrie total korrumpiert hat,[1] wies diese Schreiben zurück; aber man kann sie nun auf Whitakers Webseite lesen.

Das Kopenhagener Dokumentarfilm-Festival, CPH:DOX, das größte der Welt, zeigte 2017 einen sehr bewegenden norwegischen Film mit dem Titel *Todesursache unbekannt*. Darin geht es um die Schwester des Filmemachers, die sehr jung starb, nachdem ihr Psychiater ihr zu hohe Dosen des Neuroleptikums Olanzapin (Zyprexa) verordnet und sie damit zu einem Zombie gemacht hatte. Der Psychiater war derart unkundig, dass er nicht einmal wusste, dass Olanzapin zum plötzlichen Tod führen kann. Ich trete in diesem Film auf und der Filmemacher bat die Organisatoren, mich zu einer Forumsdiskussion einzuladen, die hinterher zu dem Film stattfinden sollte. Als CPH:DOX den Film ankündigte, nannte es nur mich als Teilnehmer der Forumsdiskussion: »Medizin oder Manipulation? Film und Debatte über die Psychopharmaka-Industrie mit Peter C. Gøtzsche.«

So wurde der Film noch sieben Tage vor seiner Aufführung angekündigt. Dann wurde ich unter dem Vorwand hinausgeworfen, die Organisatoren hätten keinen Psychiater gefunden, der bereit gewesen wäre, mit mir zu diskutieren. Wie sich herausstellte, hatte die Lundbeck Foundation dem Festival einen großen Geldbetrag gespendet. Die Lundbeck Foundation wirkt wie eine unabhängige Stiftung, aber sie ist es nicht, weil ihr Zweck darin besteht, das Geschäft von Lundbeck, dem dänischen Psychopharmaka–Produzenten, der auch Neuroleptika herstellt und verkauft, zu fördern. CPH:DOX hat mich nie gefragt, obwohl ich viele Psychiater kenne, die bereit sind, mit mir zu diskutieren.

Abgesehen vom Regisseur und dem Produzenten des Films sowie einer früheren Patientin, die ein Buch über ihre Erfahrungen geschrieben hatte, war die Zusammensetzung des Forums peinlich: Nikolai Brun, ein Verwaltungsleiter, den die dänische Arzneimittelbehörde vier Monate zuvor nach einer langen Laufbahn in der Pharmaindustrie eingestellt hatte, und die Psychiaterin Maj Vinberg. Vinberg hatte finanzielle Interessenskonflikte in Bezug auf Lundbeck und AstraZeneca. Sie steht Psychopharmaka sehr positiv gegenüber, schien aber wenig über sie zu wissen und hat totalen Unsinn über Depression veröffentlicht: Sie werde vererbt und man könne sie auf einem Hirnscan erkennen. Ich hatte bereits früher im selben Jahr auf einen weiteren Unsinn geantwortet, den sie für eine von der Industrie finanzierte dänische Zeitschrift geschrieben hatte. Dort hatte sie die gründlichste je durchgeführte Metaanalyse zu Tabletten gegen Depressionen[3] als »Schmierenkampagne gegen Antidepressiva ... zweifelhafte populistische Diskussion ... Lehnstuhlgymnastik ... durchgeführt von einer Gruppe von Ärzten, Statistikern und Medizinstudenten ohne Fachkenntnisse in Psychiatrie und somit auch über psychiatrische Störungen« bezeichnet (was nicht stimmte). Die Metaanalyse ist Wissenschaft auf hohem Niveau, die nachweist, dass Mittel gegen Depressionen nicht wirken und schädlich sind.[3] Aber Vinberg war wütend: Du sollst die Märchen der Psychiatrie nicht entlarven, ohne den Zorn des Herrn zu erregen!

In der Zeitschrift[67] wies ich darauf hin, dass ich den Artikel »Die Konferenz wurde von Händlern des Todes gesponsert«, zu denen auch einer der industriellen Wohltäter Vinbergs gehörte, geschrieben hätte.

Die Forumsdiskussion war eine totale Farce. Nach 25 sehr langweiligen Minuten – abgesehen von den Beiträgen der Filmemacher – blieben nur noch fünf Minuten übrig. In diesem Augenblick unterbrach eine frühere Patientin Brun, der endlos geredet hatte, und schrie: »Fragerunde!« Die Menschen im Publikum – viele von ihnen hatten einen Angehörigen verloren, weil Psychopharmaka ihn umgebracht hatten – waren immer wütender geworden, weil die Forumsmitglieder nur mit sich selbst diskutiert und es offensichtlich vermieden hatten, die Zuhörer einzubeziehen. Jetzt war nur noch Zeit für drei Fragen.

Eine Frau fragte, warum Neuroleptika nicht verboten würden, obwohl sie Menschen töteten. Brun erwiderte, er sei kein Experte für Psychopharmaka, und fing trotzdem wieder an, endlos zu reden, diesmal über Krebsmedikamente, was völlig irrelevant war. Ja, wir wissen sehr wohl, dass manche Menschen an Krebsmitteln sterben, dass aber viel mehr Menschen von ihnen gerettet werden, und darum verwenden wir sie. Wenn Psychopharmaka jemanden retten, ist das ein Tropfen im Ozean, verglichen mit den vielen, die sie umbringen. Und deshalb sollten sie vom Markt genommen werden.

Ich hatte genug von alledem und rief: »Fragen aus dem Publikum!« Ein junger Mann sagte, er habe mehrere Male erfolglos versucht, von seinen Tabletten gegen Depressionen loszukommen, ohne dass seine Ärzte ihn unterstützt hätten. Jetzt helfe ihm das Nordic Cochrane Centre. Später konnte er sein Medikament absetzen.

Die letzte Frage stellte Anahi Testa Pedersen, eine dänische Filmemacherin, die einen Film über mich und ihre eigene Erfahrung als Psychiatriepatientin gedreht hatte. *Diagnosing Psychiatry* hatte sieben Monate zuvor im selben Kino seine Premiere gefeiert (diagnosingpsychiatry.com). Anahi wollte wissen, warum ich aus dem Forum ausgeschlossen worden war, obwohl ich gute Beiträge hätte leisten können. Ein Sprecher des Festivals antwortete, sie hätten »eine Menge Leute« gefragt, aber niemand habe mit mir diskutieren wollen. Anahi unterbrach ihn und nannte einen Psychiater, der gern gekommen wäre. Der Sprecher ging darauf nicht ein, sondern sagte, der Film sei bereits kritisch und daher gebe es keinen Bedarf für mich; man habe jemanden für die Diskussion gebraucht.

Mitten in den endlosen Ausflüchten des Sprechers schrie jemand aus dem Publikum: »Das ist doch keine Diskussion!« Der Sprecher entgegnete, man werde mich zur »morgigen Diskussion« einladen. Natürlich akzeptierte ich das nicht, weil ich aus der Forumsdiskussion zur Weltpremiere des Films bereits hinausgeworfen worden war.

Sekunden vor dem Ablauf der zugestandenen Zeit erhob ich mich und schrie (weil ich bezweifelte, dass man mir ein Mikrofon reichen würde): »Ich bin sogar hier. Ich diskutiere überall auf der Welt mit Psychiatern, aber in meiner Heimatstadt darf ich das nicht.« Es gab lautes Gelächter und viel Beifall.

Nach dem Filmfestival schrieb Anahi in einer Journalistenzeitschrift über den Vorfall.[69] Sie wies darauf hin, dass man vor meiner Ausladung angekündigt hatte, der Nachdruck liege auf dem übermäßigen Gebrauch von Psychopharmaka und man werde in Frage stellen, ob Medikamente die beste Therapie bei psychiatrischen Störungen seien. Nach meiner Ausladung sei die Beziehung zwischen Arzt, Patient und Industrie das Thema gewesen, worüber ich 2013 ein preisgekröntes Buch geschrieben hätte.[70]

Auf seiner Homepage schreibt CPH:DOX: »Wir haben seit vielen Jahren Erfahrung mit Sponsorenvereinbarungen, die sowohl dem einzelnen Unternehmen als auch dem Festival entgegenkommen. Jede Zusammenarbeit entsteht durch intensive Dialoge mit dem einzelnen Unternehmen und basiert auf gemeinsamen Ansichten, Herausforderungen und Chancen.«[69]

Als Antwort auf Anahis Artikel schrieb Vinberg, es sei schade, dass eine Diskussion, bei der es um bessere künftige Therapien für Menschen hätte gehen sollen, die an einer schweren psychischen Störung in Form von Schizophrenie leiden, in einer recht mäßigen Diskussion über Individuen (nämlich mich) geendet habe.[69] Ihre Ausführungen deckten sich nicht mit ihren ausweichenden Antworten während der Forumsdiskussion.

Doppelmord in den Niederlanden unter dem Einfluss von Paroxetin

Im Jahr 2016 war ich Gutachter der Verteidigung in einem Mordprozess vor einem Berufungsgericht in den Niederlanden. Eine junge Mutter namens Aurélie Versluis hatte am 2. Oktober 2013 ihre beiden Kinder getötet, während sie unter dem Einfluss von Paroxetin stand. Ich betonte in meiner schriftlichen Stellungnahme, dass ärztliche Behandlungsfehler bei dieser Tat eine entscheidende Rolle gespielt hätten.

Nachdem »Symptome, die möglicherweise auf Depression hindeuten«, sich verschlimmert hatten, wurde Versluis 2008 Paroxetin verordnet. Neun Monate später setzte sie es allmählich ab, weil sie an Nebenwirkungen litt. Nach dem Absetzen hielten die Entzugssymptome an, auch die Depression.

Drei Jahre später nahm sie erneut Paroxetin in einer kleineren Dosis. Nach drei Monaten wurde sie wegen suizidaler Äußerungen an einen Klinikpsychiater überwiesen, der ihr riet, weiter Paroxetin einzunehmen. Das ist ein Behandlungsfehler. Wer Tabletten gegen Depression einnimmt und nach drei Monaten suizidal wird, muss so bald wie möglich mit dem Ausschleichen beginnen.

Der zweite Sachverständige war Professor Anton J. M. Loonen. Obwohl er als Arzt und klinischer Pharmakologe gearbeitet hatte und für die langfristige psychiatrische Betreuung von Patienten mit schweren psychiatrischen Störungen verantwortlich gewesen war, nahm er in seinem Gutachten nicht dazu Stellung, ob Versluis nach guten beruflichen Standards behandelt worden war. Er schrieb, sie habe in den Monaten vor den Tötungsdelikten ständig an Nebenwirkungen von Paroxetin gelitten: Benommenheit, Angst, Schwermut und Stimmungsschwankungen. Sie habe oft geweint; sie habe nicht still sitzen können, sondern immer etwas tun müssen, ohne Frieden zu finden; und sie habe ständig herumgezappelt.

Loonen erklärte nicht, was das bedeutet, obwohl es offenkundig ist: Das alles sind starke Warnsignale dafür, dass ein von Medikamenten ausgelöster Suizid oder ein Tötungsdelikt bevorstehen könnte.[1,5,6]

Während dieser Phase fiel Versluis in Ohnmacht und stürzte die Treppe hinunter. Sie erzählte zwei Personen von Albträumen, in denen sie ihren Kindern die Kehle aufgeschlitzt habe. Zwei Tage vor den Tötungsdelikten berichtete sie ihrem »Betreuer«, sie sei krank, und sie sagte zu mehreren Personen, es gehe ihr nicht gut. Außerdem ging sie wegen ihrer Beschwerden zu ihrem Hausarzt (der ihr Paroxetin verschrieben hatte) und zum Betriebsarzt, der sie abwies. Zum Schluss wollte sie zu ihrem Psychologen gehen, der jedoch keine Zeit für sie hatte.

Mir scheint, Versluis tat, was sie konnte, aber die Leute, die sie hätten betreuen sollen, kümmerten sich nicht um ihre ominösen Symptome. Daher schrieb ich in meinem Gutachten: »Schwere Behandlungsfehler waren ein kausaler Faktor, der teilweise oder allein für die beiden Tötungsdelikte verantwortlich war.« Ich fand es äußerst bedenklich, dass Loonen sich in seinem langen Gutachten gar nicht zum abstoßend falschen Verhalten seiner Kollegen äußerte.

Versluis ließ einen Abschiedsbrief zurück und versuchte, sich selbst das Leben zu nehmen, nachdem sie ihre zwei Kinder getötet hatte. Bei ihrer Festnahme war sie teilnahmslos und reagierte weder auf Fragen noch auf Anweisungen. Drei Tage nach der Verhaftung schrieb ein Gerichtspsychiater, sie sei intellektuell und rational gestört und ihre Gefühle, Emotionen und Affekte seien abgestumpft. Sie befinde sich in einer Art Dämmerzustand und habe immer noch den Wunsch, nicht mehr da zu sein. Versluis gab an, sie erinnere sich nur bruchstückhaft und sei erst in ihrer Zelle wieder zu vollem Bewusstsein gekommen.

Loonen schrieb, Versluis sei drei Tage nach der Tat immer noch nicht sie selbst, und räumte ein, dass Tabletten gegen Depression das Bewusstsein auf verschiedene Weise einschränken können.

Versluis litt eindeutig an Akathisie, einer extremen, von Medikamenten ausgelösten Unruhe, die für Suizid und Tötungsdelikte anfällig macht.[1,5,6] Es ist typisch, dass Menschen, die Verbrechen begehen, sich nicht ihrem Charakter entsprechend verhalten; das heißt, sie sind bei der Tat nicht mehr sie selbst. Albträume über Morde sind bei Menschen, die keine Medikamente nehmen, extrem selten, aber sie sind als Nebenwirkung von Tabletten gegen Depression wohlbekannt.

Loonen schrieb, Versluis habe am Tag der Tat sowohl Paroxetin als auch Midazolam (ein Benzodiazepin, das ebenfalls Gewalt auslösen kann) in Überdosen eingenommen. Er fügte hinzu, sie müsse Paroxetin vor den Tötungsdelikten unregelmäßig eingenommen haben und der Paroxetin-Blutspiegel sei viel zu hoch gewesen. Das könne damit zusammenhängen, dass ihre Fähigkeit, Paroxetin abzubauen und auszuscheiden, verringert sei.

Loonen räumte ein, dass eine unregelmäßige Einnahme zu Entzugssymptomen, suizidalem Verhalten, Halluzinationen (also Psychosen) und Aggression führen könne. Er war jedoch der Meinung, es bestehe höchstwahrscheinlich kein monokausaler Zusammenhang mit Paroxetin, und die Symptome hingen vermutlich auch mit ihrem psychischen Zustand zusammen. Für diese gewichtigen Aussagen, mit denen er Versluis enorm schadete, legte er keine Beweise vor.

Versluis' Ärzte schädigten sie weiter. Sechs Monate nach den Tötungsdelikten setzten sie Paroxetin im Gefängnis für psychiatrische Patienten abrupt ab. Zahlreiche Symptome waren die Folge (Benommenheit, Beinahe-Ohnmachtsanfälle, Übelkeit, Angst, emotionale Instabilität, Weinen), die fünf Monate lang andauerten. Mir kommt es surreal vor, dass ein Arzt eine Patientin so schlecht behandeln kann.

Es gab weitere Hinweise auf schwere ärztliche Kunstfehler im Gefängnis. Versluis bekam sieben Monate lang täglich zehn bis zwanzig Milligramm Diazepam, obwohl die Leitlinien empfehlen, Benzodiazepine nicht länger als vier Wochen zu verabreichen, weil ihr Suchtpotenzial groß ist und weil Entzugssymptome zu Gewalt führen können. Sie bekam zwei Benzodiazepine gleichzeitig, was ebenfalls ein Kunstfehler ist.

Versluis wurde vorgeworfen, sie habe ihren Kindern vorsätzlich das Leben genommen. Das ist völlig absurd. Hätte sie ihre Kinder während einer LSD-Psychose getötet, hätte das Gericht diesen Vorwurf wohl kaum erhoben. Zudem schrieb ich in meinem Gutachten für das Gericht, meine Forschungsgruppe habe soeben eine systematische Literaturanalyse placebokontrollierter Doppelblindstudien zu Tabletten gegen Depression, die gesunde erwachsene Freiwillige eingenommen hatten, beendet und dabei festgestellt, dass die Medikamente die Häufigkeit von Schäden verdoppelt hätten, die für Suizidalität und Gewalt anfällig machten.[35]

Loonen schrieb in seinem Gutachten, die Gefahr, dass Tabletten gegen Depression schwere Gewalttaten (Suizid, Tötungsdelikte) auslösten, sei extrem gering. Für die Beurteilung eines Ursache-Wirkung-Zusammenhangs ist es jedoch unerheblich, wie selten ein Ereignis ist. Das Risiko eines Flugzeugabsturzes ist ebenfalls extrem gering, doch wenn ein Flugzeug abstürzt, versuchen wir herauszufinden, warum.

Dem dänischen Strafgesetzbuch zufolge kann ein Verbrechen einer Person nicht zugeschrieben werden, wenn sie zur Zeit ihrer Tat keine Einsicht in die Tragweite und in die möglichen Folgen hatte. Ich finde, das traf auf Versluis eindeutig zu. In meinem Gutachten kam ich zu dem Schluss, es sei sehr wahrscheinlich, dass es nicht zu den Tötungsdelikten gekommen wäre, wenn sie kein Paroxetin eingenommen hätte, und dass ich bei den Ärzten, die sie betreut hätten, mehrere Beispiele für schwere Kunstfehler gefunden hätte. Deshalb war ich der Meinung, dass diese für die Taten, die Versluis unter dem Einfluss eines bekanntermaßen gefährlichen Medikaments begangen hatte, mitverantwortlich gemacht werden sollten.

Mitten in der Verhandlung bat Loonen das Gericht plötzlich um Erlaubnis, einen vierseitigen Brief zu verlesen, den er geschrieben habe. Da er auf Niederländisch geschrieben war, ließ ich ihn mir in der Mittagspause übersetzen. In dem Brief versuchte Loonen, meiner Kritik an seinem Gutachten entgegenzutreten: »Ich bin der Meinung, dass dieser Herr in seinem Gutachten viel zu weit geht und dadurch den Gang der Gerechtigkeit erfolgreich behindert. Ich hoffe, die Fairness im Verfahren gegen Frau Versluis erleidet keinen Schaden.« Das war eine unerhörte Behauptung, wenn man bedenkt, dass ich alles getan hatte, um für einen fairen Prozess zu sorgen, und dass er das Gegenteil getan hatte!

Auf der ersten Seite schrieb Loonen, ich sei eine umstrittene Person und habe mehrere Behauptungen über die Wissenschaftlichkeit der Psychiatrie aufgestellt, die weit über meine Fachkompetenz hinausgingen. Er bezeichnete dies als tragisch und behauptete fälschlicherweise, die Cochrane Collaboration habe sich von meinem Buch über Psychiatrie distanziert.[1] Loonen äußerte den Verdacht, ich leide an einer psychischen Störung, die mich erheblich enthemme, und riet, ich solle mich von einem Arzt untersuchen lassen, um mich vor mir selbst zu schützen.

Ich erklärte dem Gericht, es sei Versluis und mir gegenüber grob unfair, dass Loonen dem Gericht einen Brief vorgelegt habe, den ich zuvor nicht gesehen hätte und daher nicht kommentieren könne, und ich bat das Gericht, diesen Brief zu ignorieren, was die Richter auch taten. Später beklagte ich mich bei mehreren Institutionen, für die er arbeitete, und bei der niederländischen Ärztekammer über Loonens unethisches Verhalten gegenüber einem Kollegen. Letztere wies mich unter dem Vorwand ab, ich sei kein niederländischer Arzt! Jedes Mal bekam ich zu hören, man sei nicht zuständig und ich solle mich an andere Instanzen wenden. Die Universität Groningen, wo Loonen arbeitete, gab mir nicht einmal eine Antwort, außer dass sie den Eingang meiner Beschwerde bestätigte, obwohl ich im Laufe von zwei Jahren mehrere Male um eine Antwort bat.

Zwei Wochen nach der Verhandlung beantragte der Staatsanwalt eine Freiheitsstrafe von 14 Jahren und eine Zwangstherapie. Ich schrieb Versluis' Verteidiger, es gebe absolut nichts, was ihr helfen könne, abgesehen davon, dass sie Psychopharmaka meiden müsse.

Loonen erkannte, dass er in Schwierigkeiten war. Einen Monat nach der Verhandlung schickte er mir einen seltsamen Brief. Darin stand, Versluis sei zu neun Jahren Gefängnis mit anschließender Sicherheitsverwahrung verurteilt worden. Er sprach von Missverständnissen im Gerichtssaal und behauptete, der verleumderische Brief, den er dem Gericht ausgehändigt hatte, sei vertraulich gewesen. Was die Akathasie anbelangte, stimmte er mit mir nicht überein, und er hielt sich für einen Experten auf diesem Gebiet. Zum Schluss wollte er unbedingt wissen, warum ich die Psychiatrie als Pseudowissenschaft betrachtete, und deshalb lade er mich zum Essen ein, um über den Hintergrund meiner »Ideen und Gefühle« zu sprechen. Der Brief begann mit »Lieber Peter« und endete mit »herzlichen Grüßen«. Die Atmosphäre zwischen Loonen und mir ist nicht herzlich. Sie war und ist eiskalt.

Vier Monate nach der Gerichtsverhandlung reiste ich erneut in die Niederlande, weil ich zu einem Vortrag über Psychiatrie auf einer internationalen wissenschaftlichen Konferenz in Leiden eingeladen worden war.[71] Loonen versuchte, meinen Vortrag zu verhindern. Er schrieb an den Veranstalter, verwies auf die Gerichtsverhandlung und behauptete, ich hätte aus persönlichen Gründen meine Geheimhaltungspflicht als Gutachter verletzt, indem ich sein Gutachten veröffentlicht hätte. Das traf nicht zu. Ich hatte den rufschädigenden Brief, den er dem Gericht plötzlich überreicht hatte, einem Journalisten gegeben. Dazu war ich berechtigt, weil nichts an ihm vertraulich war. Bemerkenswert war, dass Allen Frances, ein anderer Redner, der einst als einflussreichster Psychiater in den USA galt, in seinem Vortrag erklärte, ich hätte der Psychiatrie einen enormen Dienst erwiesen.

Gegen das Urteil wurde Berufung eingelegt. Versluis' Anwalt wollte mich als Gutachter haben, aber das wurde vom Gericht abgelehnt, weil ich keine unvoreingenommene Stellungnahme abgeben könne, da ich meine Ansicht bereits vorgetragen hätte. Interessant. Man gibt sein Bestes, um unvoreingenommen zu sein, aber sobald man irgendetwas tut, wird man abgelehnt.

Versluis sollte freigelassen werden. Es ist sinnlos, sie ins Gefängnis zu sperren. Ich halte diesen Fall für einen Justizirrtum.

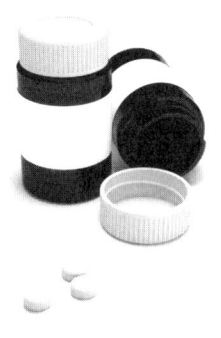

9. Körperliche Schmerzen

Was sollten Sie tun, wenn Sie irgendwo Schmerzen empfinden? Wichtig ist, dass dies bei uns allen vorkommt und dass die Schmerzen meist recht schnell verschwinden. Ihre Einstellung zu Schmerzen ist daher entscheidend (siehe auch den Abschnitt über Rückenschmerzen in Kapitel 2).

Wir sollten nur selten etwas gegen Schmerzen unternehmen. Aber so läuft es nicht. Ich beobachte oft, dass Mütter ihren Kindern gegen Kopfschmerzen, Fieber (siehe Kapitel 5) oder etwas anderes Tabletten geben. In meinem Haushalt haben wir das nie getan. Wir haben nicht einmal Schmerztabletten.

Ich habe mich über die Wirkung von Paracetamol (Acetaminophen) informiert und die Ergebnisse waren nicht so überzeugend, dass ich es einnehmen würde. Früher habe ich es probiert und nie eine Wirkung bemerkt.

NSAID

Ich würde nicht einmal davon träumen, Aspirin gegen Schmerzen zu nehmen, weil dieses Medikament zu der Klasse von Arzneimitteln gehört, die fälschlicherweise nichtsteroidale Entzündungshemmer (NSAID, nach dem englischen Begriff *non-steroidal, anti-inflammatory drugs*) genannt werden. Diese Medikamente sind schädlich und Aspirin kann beispielsweise Blutungen auslösen.

Viele Menschen nehmen NSAID ein, von denen man einige rezeptfrei in der Apotheke bekommt, zum Beispiel Ibuprofen. Deshalb glauben die

Leute, sie seien harmlos, was ein gefährlicher Irrtum ist. NSAID gehören zu den schlimmsten Mördern, die es gibt, und sie töten auf viele verschiedene Arten, unter anderem durch blutende Magengeschwüre und Herzanfälle.[1] Diese Medikamente sind so giftig, dass man sie meiden sollte. Ein Rheumatologe sagte mir neulich, wenn ein Patient mit rheumatoider Arthritis mit NSAID behandelt werde, dann deshalb, weil er nicht ausreichend mit Basismedikamenten, die auf die Erkrankung zielen, behandelt worden sei (diese sind ebenfalls nicht harmlos, doch weil die Krankheit die Gelenke zerstört, können die Schäden der notwendige Preis sein, um von der Wirkung der Mittel zu profitieren, was bei NSAID nicht der Fall ist).

In der Forschung über NSAID und bei ihrer Vermarktung wird in großem Umfang betrogen.[1] Die größte Lüge ist wahrscheinlich jene, die zum Namen dieser Medikamente geführt hat: entzündungshemmend. Als das neu synthetisierte Kortison 1948 den ersten Patienten mit rheumatoider Arthritis verabreicht wurde, war die Wirkung so verblüffend, dass manche Leute glaubten, man habe ein Heilmittel entdeckt.[2] Die anfängliche Begeisterung verpuffte jedoch rasch, als die schweren Nebenwirkungen des Medikaments ans Licht kamen.

Der Name »nichtsteroidale Entzündungshemmer« lässt vermuten, NSAID hätten ähnlich dramatische Wirkungen wie Steroide, zum Beispiel Kortison, weil sie wie Steroide Entzündungen hemmen würden. Es kommt selten vor, dass Medikamente danach benannt werden, was sie nicht sind (nichtsteroidal), aber das war eine sorgfältig geplante Verkaufsmasche und sie war derart erfolgreich, dass einer von acht Dänen jedes Jahr einen NSAID einnimmt.[1]

Ich habe allerdings durch meine Forschung nachgewiesen, dass diese Medikamente Entzündungen nicht hemmen.[1] Sie lindern nur Schmerzen und Fieber wie Paracetamol, sind aber viel gefährlicher und teurer. Da sie die Wundheilung verzögern, ist es ein besonders großer Fehler, sie bei Sportverletzungen anzuwenden, auch deshalb, weil Schmerzen ein wichtiges Signal sind, das uns während unserer Evolution geholfen hat zu überleben. Wenn etwas nach einer Verletzung wehtut, ist das eine Warnung: Lass diesen Körperteil ruhen, bis er geheilt ist. Wird das Signal mit Schmerzmitteln unterdrückt, kann sich die Situation verschlimmern und aus akuten Problemen können chronische werden.

Nicht alle Schmerzen vergehen schnell, und wenn Sie nicht wissen, welche Ursache sie haben, sollten Sie versuchen, diese herauszufinden, in der Hoffnung, mit der Ursache auch eine wirksame Behandlung zu finden – kein Schmerzmittel, sondern eine Behandlung, die die Ursache beseitigt.

Chronische Schmerzen sind etwas anderes. Viele Menschen werden von Opiaten abhängig und viele sterben daran, mit oder ohne Missbrauch. Manche Patienten mit chronischen Schmerzen sind für Ärzte sehr schwierig zu behandeln, weil sie chronisch unzufrieden sind, einerlei, was die Ärzte für sie tun. Wir müssen uns darüber im Klaren sein, dass oft psychische Faktoren beteiligt sind, wenn anscheinend nichts hilft. Anstatt sich hoffnungslos in eine Therapie mit vielen ständig wechselnden Medikamenten zu verstricken, sollten wir uns daher viel stärker bemühen, den Patienten klarzumachen, dass Schmerzen in erheblichem Umfang von unserer Reaktion auf sie beeinflusst werden.

Antiepileptika

Schmerzen sind ein derart lukrativer Markt, dass alle Arten von Medikamenten als Schmerzmittel verkauft werden. Wie in der Psychiatrie »wirkt« scheinbar alles, was Nebenwirkungen hat (alle Medikamente haben sie), gegen Schmerzen. Medikamente gegen Epilepsie und Depression werden häufig verordnet, obwohl sie giftig sind. Ich frage mich oft, welcher Anteil an der gemessenen Wirkung auf Verzerrungen beruht und wie klein die wahre Wirkung ist – oder ob es überhaupt eine echte Wirkung gibt. Aber ich habe nicht die Zeit, allen Fragen nachzugehen, die ich zu Medikamenten habe. Das überlasse ich Ihnen, da Sie jetzt wissen, wie man nach Belegen sucht. Aber seien Sie vorsichtig. In den Studien steckt eine Menge Betrug.[1] Das bedeutet, dass Sie den veröffentlichten Studienberichten und den Metaanalysen nicht trauen können.

Daher ist es überraschend, dass die spanische Übersetzung von »Pregabalin gegen akute und chronische Schmerzen bei Erwachsenen« im Jahr 2016 der am häufigsten aufgerufene Review bei cochrane.org war. Diesem Review zufolge ist Pregabalin bei postoperativen Schmerzen unwirksam, hat aber nachweislich eine Wirkung bei neuropathischen Schmerzen und Fibromyalgie.[3] Viele Patienten profitieren kaum oder gar nicht von dem Medikament oder sie setzen es wegen seiner Nebenwirkungen ab, zum Beispiel wegen Schläfrigkeit (bei 15 bis 25 Prozent der Patienten) und Benommenheit (27 bis 46 Prozent). Bei 18 bis 28 Prozent der Patienten wurde die Behandlung wegen unerwünschter Ereignisse abgebrochen.

Das sieht nicht sehr erfreulich aus und Pfizers Fachinformation für US-amerikanische Ärzte ist beängstigend.[4] Sie ist 70 Seiten stark, enthält aber am Anfang eine Zusammenfassung. Unter »Adverse Reactions« wird erwähnt, dass folgende unerwünschten Reaktionen bei mindestens 5 Prozent der Patienten vorkommen und bei Einnahme des Medikaments doppelt so häufig auftreten wie bei Einnahme eines Placebos: Benommenheit, Schläfrigkeit, Mundtrockenheit, Ödeme, Sehtrübung, Gewichtszunahme und Denkstörungen (vor allem Konzentrations- und Aufmerksamkeitsstörungen). Die Zusammenfassung warnt davor, dass Pregabalin (Lyrica) bei Schwangeren möglicherweise »Fötusschäden« verursachen kann (damit sind meist Missbildungen gemeint), und sie rät vom Stillen ab. Unter »WARNINGS AND PRECAUTIONS« (Warnungen und Vorsichtsmaßnahmen) werden lebensbedrohliche Angioödeme (Schwellungen im Rachen, Kopf und Hals), die lebensbedrohlich sein können, Überempfindlichkeitsreaktionen, häufigere Anfälle bei Patienten mit Anfallsleiden (wenn das Mittel rasch abgesetzt wird), erhöhtes Risiko für Suizidgedanken und -verhalten sowie periphere Ödeme genannt. Das Medikament kann zu Benommenheit und Schläfrigkeit führen, die die Fahrtüchtigkeit und die Fähigkeit, Maschinen zu bedienen, beeinträchtigen.

Würden Sie dieses Medikament einnehmen, wenn Sie an neuropathischen Schmerzen oder Fibromyalgie litten? Ich würde es nicht nehmen, einerlei, wie stark die Schmerzen wären. Benommenheit und Schläfrigkeit kommen bei Einnahme von Antiepileptika häufig vor und das Sterberisiko ist nicht zu vernachlässigen. Sie können bei einem Verkehrsunfall oder Sturz sterben oder sich die Hüfte brechen, was bei etwa 20 Prozent der Betroffenen innerhalb von einem Jahr zum Tod führt. Es gibt viele Möglichkeiten, Menschen mit Medikamenten umzubringen, und meist werden solche Todesfälle nicht als Folge einer medikamentösen Behandlung erkannt. Das bedeutet, dass wir von den vielen Todesfällen nichts lernen und dass diese sich daher einfach weiterhin anhäufen.

Berücksichtigen Sie auch die nachgewiesenen Betrügereien rund um Gabapentin (Neurontin), ein weiteres Antiepileptikum, das Pfizer gegen Schmerzen verkauft.[1] Zu den Manipulationen der Studien gehörten selektive statistische Analysen, selektive Berichterstattung über Ergebnisse, die zufällig eine positive Wirkung zeigten, unsachgerechter Ausschluss oder Einbezug von Patienten in die Analyse, mehrfache Veröffentlichung erwünschter Resultate, unterschiedliches Zitieren von Ergebnissen Pfizers und Verdrehungen, die negative Resultate positiv aussehen lassen. Zu den Verzerrungen kam es bereits in der Planungsphase. Beispielsweise wurden hohe Dosen verwendet, die zu Entblindung und verzerrter Berichterstattung über subjektive Ergebnisse führten. Pfizer räumte sogar ein, dass Entblindung aufgrund unerwünschter Ereignisse die Aussagkraft der Studie beeinträchtigen könne.

Die letzte Korruptionsschicht trugen Ghostwriter auf: »Wir brauchen redaktionelle Kontrolle.« oder »Wir erlauben ihm nicht, den Bericht selbst zu schreiben«. Kay Dickersin, der Leiter des US-amerikanischen Cochrane Centers, deckte das alles auf und resümierte: »Unverhohlene Täuschung der biomedizinischen Gemeinschaft, überaus unethisch, schädlich für die Wissenschaft, zur Verschwendung öffentlicher Gelder führend und potenziell gefährlich für die Volksgesundheit ... Wie bei allen Studien, die ich analysiert habe, könnten selektive Analysen alle beobachteten positiven Befunde erklären.«[1]

Diese Medikamente machen süchtig und erhöhen die Sterblichkeit.[5]

Opiate

Opiate sind eine weitere Horrorstory. Ein Brief, der 1980 im *New England Journal of Medicine* veröffentlicht wurde, richtete großen Schaden an. Die beiden Autoren gehörten zum Boston Collaborative Drug Surveillance Program (Arzneimittelüberwachungs-Programm), und sein Titel war informativ: »Addiction rare in patients treated with narcotics« (Sucht ist selten bei Patienten, die mit Narkotika behandelt werden). Der Brief bestand nur aus fünf Sätzen:

»Vor Kurzem überprüften wir unsere aktuellen Aufzeichnungen, um herauszufinden, wie oft Narkotika zur Sucht führen ... Obwohl 11 882 Patienten mindestens ein Narkotikum bekamen, gab es nur vier Fälle von einigermaßen gut dokumentierter Sucht bei Patienten, die zuvor nie süchtig gewesen waren ... Wir schließen daraus, dass die Entwicklung einer Sucht bei Patienten ohne Sucht-Vorgeschichte selten ist, obwohl Narkotika in Krankenhäusern oft eingesetzt werden.«

Es kommt extrem selten vor, dass die Redakteure dieser Zeitschrift ihre Fehler zugeben,[1] und sie taten es auch in diesem Fall nicht. Auf der Webseite der Zeitschrift befindet sich eine Anmerkung des Chefredakteurs, die 37 Jahre später veröffentlicht wurde:

»Aus Gründen der öffentlichen Gesundheit sollten Leser sich bewusst sein, dass dieser Brief ›sehr oft und unkritisch zitiert wurde, um zu beweisen, dass Sucht bei einer Opioid-Therapie selten vorkommt.« Die Plattform Retraction Watch (sie registriert Veröffentlichungen, die wegen Fehlern oder aufgrund wissenschaftlichen Fehlverhaltens zurückgezogen wurden) berichtete am nächsten Tag über den Vorfall.[7]

Die Zeitschrift kommentierte nicht den Wert des Briefes an sich, sondern suchte die Schuld woanders: Das Problem sei, wie andere ihn verwendet hätten. Kanadische Forscher schrieben, der Brief sei sehr oft und unkritisch zitiert worden (608 Mal) und habe zur nordamerikanischen Opioid-Krise beigetragen, weil er geholfen habe, ein Trugbild zu formen, das die Bedenken der Ärzte wegen des Suchtrisikos bei langfristiger Opioid-Therapie beschwichtigte.[8]

Im Jahr 1995 kam OxyContin (Oxygesic), ein Oxycodon-Präparat mit Langzeitwirkung, auf den Markt. Es wurde sehr aggressiv beworben, auch mit der betrügerischen Behauptung, es mache nicht süchtig, die zu Todesfällen führte. Von 1999 bis 2015 wurden in den USA mehr als 183 000 Todesfälle durch verschreibungspflichtige Opioide berichtet und heute sind Millionen von US-Bürgern opioidsüchtig. Im Jahr 2007 erklärten sich der Hersteller von OxyContin und drei leitende Angestellte in einem bundesstaatlichen Strafverfahren für schuldig. Man warf ihnen vor, die Arzneimittelbehörde, Ärzte und Patienten hinsichtlich des Suchtrisikos irregeführt zu haben. Das Medikament wurde unter dem Spitznamen »Hillbilly Heroin« (Hinterwäldler-Heroin) zu einem häufig missbrauchten Mittel und wurde in Dänemark so aggressiv vermarktet, dass der Arzneimittelausschuss meines Krankenhauses es verbannen musste, damit die Ärzte es nicht mehr über die Apotheke bestellen konnten.[1]

Ein ehemaliger Redakteur von *Anesthesia & Analgesia* verlangte von den Autoren des Briefes aus dem Jahr 1980 und vom *New England Journal of Medicine* eine Entschuldigung.[7] »Beide Parteien sollten sich schämen, solche Daten ohne ausreichende wissenschaftliche Dokumentation der Methode, der Ergebnisse und der Studiengrenzen zu veröffentlichen. Beide müssen sich für den unglaublichen Schaden entschuldigen. Sie haben Leben und Lebensgemeinschaften zerstört und Tausende von Todesfällen lassen sich auf diesen unverantwortlichen Brief an den Chefredakteur zurückführen … der so weit unter den akzeptablen Standards für Studienberichte liegt, dass er fast als Fehlverhalten zu bezeichnen ist.«

Einen ähnlichen Betrug haben wir mit Tramadol erlebt, das häufig angewandt wird. Die erste Anzeige im *Danish Medical Journal* führte das Medikament so ein: »Endlich ein hochwirksames Schmerzmittel mit geringem Abhängigkeitsrisiko.«[9] Das Präparat sei minimal suchterzeugend, hieß es. Das dänische Fernsehen fragte die Arzneimittelbehörde, welche Studien sie veranlasst hätten, Grünenthals Behauptung zu akzeptieren, das Risiko für Abhängigkeit sei gering. Die Behörde nannte acht Studien, die von drei Experten unter die Lupe genommen wurden. Nach ihrem übereinstimmenden Urteil wies keine der Studien nach, dass Patienten selten abhängig werden. Einige der Studien prüften das Suchtrisiko gar nicht oder unter ihren Probanden waren Menschen, die Arzneimittel missbrauchten oder das Mittel nur für kurze Zeit eingenommen hatten. Es gab auch eine Studie mit vier Affen, von denen einer starb.

Damit konfrontiert erklärte die Behörde, ihr Urteil habe sich auch auf andere Daten gestützt. Doch genau nach diesen Daten, auf die die Behörde ihre Entscheidung gestützt hatte, war sie gefragt worden. Bisher haben wir keine Daten gesehen, die das Wunschdenken der Behörde gerechtfertigt hätten.

Opiate sind keine schnell wirkenden Heilmittel. Alle sind schädlich, die rezeptfreien ebenso wie die rezeptpflichtigen. Was also tat die Arzneimittelbehörde, um den 300 000 Dänen (5 Prozent der Bevölkerung) zu helfen, die Tramadol einnehmen, oder um ihre Fehler zu korrigieren? Nichts. Sie änderte ihre völlig unbegründete Meinung nicht, das Abhängigkeitsrisiko sei gering,[10] sondern schob die Verantwortung den Menschen zu, die der Werbung geglaubt hatten, indem sie die Berichtspflicht der Ärzte verschärfte, die Fälle von Abhängigkeit beobachteten. Damit kehrte die Behörde die Beweislast faktisch um. Grünenthal kam mit seiner unglaublichen Behauptung davon, ihr Opiat löse keine Abhängigkeit aus wie alle anderen Opiate. Dafür hatte das Unternehmen nicht den Hauch eines Beweises.

Die dänische Fernsehdokumentation »Smerter til salg« (Schmerzen zu verkaufen) zeigte im Dezember 2017, wie korrupt der Schmerzmittelmarkt ist. Grünenthal ist dabei führend. Die Firma ist überall; sie spendet Geld für zahlreiche Konferenzen, Ärzte, Patientenorganisationen und sogar Leitlinien zur Schmerztherapie. Selbst der Chef der dänischen Arzneimittelbehörde hat bei Grünenthal gearbeitet, dem Produzenten von Thalidomid

(Contergan), der in den Sechzigerjahren hartnäckig leugnete, dass sein Medikament Geburtsfehler verursachte. Nichts hat sich geändert. Grünenthal hat nun einen Nachfolger für Tramadol auf den Markt gebracht: Tapentadol, das zwanzig Mal teurer ist. Wieder behauptet die Firma, man brauche sich keine Sorgen über Abhängigkeit zu machen, und wieder hat sie dafür keinerlei wissenschaftliche Beweise.

Da die Wirkung mit der Zeit nachlässt, sind immer höhere Dosen notwendig.

Glucosamin

Eine ganzseitige Anzeige in einer großen Zeitung versprach eine Wirkung von Revadol (was darauf schließen lässt, dass man geheilt werden könne). Es hieß, klinische Studien hätten nachgewiesen, dass das Mittel nach vier Wochen Schmerzen lindere und die Beweglichkeit der Gelenke bei Patienten mit Osteoarthritis verbessere. Ist das zu schön, um wahr zu sein? Ganz bestimmt.

Glucosamin kommt von Natur aus in den Knochen vor und ist einer der Bestandteile der Knorpel. Der menschliche Körper bildet es selbst. Deshalb ergibt es keinen Sinn, dass Glucosamin als Ergänzungsmittel bei Menschen mit Osteoarthritis wirken soll. Gibt es Beweise dafür, dass Menschen an Osteoarthritis erkranken, weil sie zu wenig Glucosamin produzieren? Nein, und wenn es welche gäbe, hätten die Anzeigen es bestimmt erwähnt. Laut Wikipedia ist es eines der am häufigsten eingenommenen Ergänzungsmittel in den USA, die weder ein Vitamin noch ein Mineral sind.

Wenn Sie *glucosamine cochrane* googeln, gelangen Sie zu einem Cochrane-Review,[11] der leider nicht zuverlässig ist. Die Zusammenfassung für Patienten behauptet, Glucosamin lindere möglicherweise Schmerzen und verbessere Körperfunktionen, aber nur, wenn man das Präparat von Rotta benutze.

Der Review stammt aus dem Jahr 2005 und der gesunde Menschenverstand sagt uns, dass er kaum richtig sein kann. Deshalb müssen wir uns diesmal etwas mehr anstrengen und über den Cochrane-Review hinausgehen. Wenn Sie *glucosamine systematic review* googeln, finden Sie als ersten Eintrag einen Review im *BMJ* aus dem Jahr 2010.[12] Einer der

Autoren war bei mir Doktorand, deshalb erwartete ich einen gut ausgeführten Review von ihm. Das bestätigte sich.

Einige der Autoren des *BJM*-Reviews hatte bereits früher nachgewiesen, dass kleine Studien zu Glucosamin viel zu positiv berichten.[13] Deshalb werteten sie nur randomisierte Studien mit mehr als 200 Teilnehmern aus. Es gab keine nennenswerte Wirkung von Glucosamin und die von der Industrie unabhängigen Studien zeigten kleinere Wirkungen als kommerziell finanzierte Studien. Daraus schlossen die Autoren, dass Glucosamin nicht eingenommen werden sollte. Bravo! Kein Geschwafel wie »Besprechen Sie mit Ihrem Arzt, ob Glucosamin für Sie das Richtige ist«. Allerdings sind die Autoren Europäer, keine US-Amerikaner, und Sie brauchen keinen Arzt zu konsultieren, weil Glucosamin rezeptfrei erhältlich ist. Die deutsche Verbraucherzentrale warnt mittlerweile vor der Einnahme von Glucosamin, insbesondere »für Personen, die an Diabetes mellitus leiden, für Krebstierallergiker und für Personen, die bestimmte Blutgerinnungshemmer einnehmen müssen«[14].

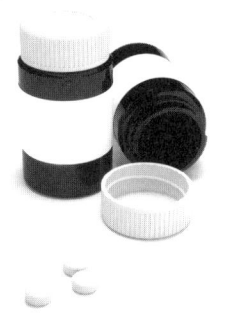

10. Krebstherapie

Wir hören viel über Fortschritte im Kampf gegen Krebs, der heute als chronische Krankheit bezeichnet wird, obwohl die weitaus meisten Patienten immer noch an ihrem Krebs sterben. Man legt uns eindrucksvolle Überlebenszahlen vor. Aber in Wahrheit sind die Fortschritte gering, obwohl die Presse und das Fernsehen uns einen anderen Eindruck vermitteln und oft recht unkritisch äußerst irreführende Informationen von Wohltätigkeitsorganisationen weiterverbreiten.[1]

Die Propaganda ist massiv und ich möchte deshalb erläutern, was mit den Daten, die Sie am häufigsten sehen und hören, nicht stimmt. Es erfordert ein wenig Aufmerksamkeit, hinter die Fassade zu blicken und die übertriebenen Aussagen zu sezieren, weil es mehrere Möglichkeiten gibt, Fortschritte zu messen, die alle ihre Schwächen haben.

Eine der besten Methoden hinter diese Fassen zu blicken besteht darin, sich die jährlichen Sterblichkeitsraten nach Altersgruppen für die einzelnen Krebsarten anzusehen. Die Sterblichkeit muss altersangepasst sein. Da wir immer älter werden, sterben mehr Menschen an Krebs, einerlei, was wir tun.

Das Problem mit dieser Methode ist, dass es schwer ist herauszufinden, woran Menschen sterben, vor allem weil Autopsien nicht mehr häufig vorgenommen werden. Wenn bei einem Menschen Krebs diagnostiziert wurde, besteht das Risiko, dass diese Diagnose auch als Todesursache angegeben wird, wenn der Kranke in ausgezehrtem Zustand stirbt. Doch die Todesursache könnte auch ein anderer Krebs oder eine nicht erkannte Herzkrankheit sein.

Auch das Gegenteil kommt vor. Wenn Sie glauben, dass der Patient gut versorgt wird, und wenn es keinen Rückfall gegeben hat, denken Sie vielleicht, er sei an etwas anderem gestorben.

Am häufigsten lesen wir jedoch von der Überlebenszeit nach der Diagnose, zum Beispiel von einer fünfjährigen Überlebenszeit. Anders als bei der altersangepassten Krebssterblichkeit, deren Verzerrung in beide Richtungen gehen kann, die aber selten hoch ist, führen Verzerrungen in diesem Fall fast immer zu einer Übertreibung der Ergebnisse des Krebs-Screenings und der Krebstherapie. Die Verzerrung kann durchaus so groß sein, dass wirkungslose Maßnahmen recht wirksam aussehen.

Da die Diagnose heute früher gestellt wird, steigt die 5-Jahres-Überlebenszeit, und zwar auch dann, wenn die frühere Diagnose die Überlebenszeit nicht verlängert und die altersangepasste Sterblichkeit sich daher nicht ändert. Die Patienten leben nicht länger, aber sie leben länger mit dem Wissen, dass sie an Krebs leiden, weil die Uhr früher zu laufen begann. Deshalb schaden ihnen diese Frühdiagnosen.

Wir diagnostizieren manche Krebsarten heute früher, weil Patienten und Ärzte stärker auf Krebssymptome achten. Beispielsweise war der Tumor bei Brustkrebs in Dänemark in den Jahren 1978 und 1979 durchschnittlich 33 Millimeter groß, zehn Jahre später nur noch 24 Millimeter.[2] Dieser Rückgang hatte nichts mit den Vorsorgeuntersuchungen (Brustkrebs-Screening) zu tun, weil er vor deren Einführung auftrat.

Hier ist ein Beispiel für eine äußerst irreführende Propaganda. Im Jahr 2008 verkündete eine dänische Zeitung, die 5-Jahres-Überlebensrate bei Brustkrebs sei innerhalb von 30 Jahren von 60 auf 80 Prozent gestiegen.[3] Obwohl sie es besser wussten, behaupteten Sprecher der Dänischen Brustkrebsgruppe und der Dänischen Krebsgesellschaft, dies sei auf bessere Therapien und auf Vorsorgeuntersuchungen zurückzuführen. Niemand erwähnte, dass die 5-Jahres-Überlebensrate im Laufe von 30 Jahren extrem irreführend ist.

Im Jahr 2016 schrieb ein Journalist, die Überlebensrate bei Krebs sei in Dänemark von einem hinteren Platz so weit gestiegen, dass sie nun auf dem gleichen Niveau liege wie in den Nachbarländern.[4] Das Argument lautete, die 5-Jahres-Überlebensrate bei Brustkrebs sei innerhalb von 20 Jahren von 82 auf 88 Prozent gestiegen. Aber heute gibt es in Dänemark Brustkrebs-Vorsorgeuntersuchungen, was zu 33 Prozent Überdiag-

10. Krebstherapie

nosen führt.[5] Das bedeutet, dass viele gesunde Frauen, die diese Diagnose nie in ihrem Leben bekommen hätten, wenn sie nicht zum Screening gegangen wären, nun die Diagnose Brustkrebs erhalten. Da keine von ihnen an Brustkrebs gestorben wäre, verbessern sie natürlich die 5-Jahres-Überlebensrate.

Vor zwanzig Jahren gab es nur in 20 Prozent des Landes ein Screening. Nehmen wir der Einfachheit halber an, dass die 5-Jahres-Überlebensrate von 82 Prozent von einer Population stammt, die nicht zum Screening geht, und dass die 88 Prozent von einer Population stammen, die am Screening teilnimmt. Dann ist die Rechnung einfach. Ohne Screening sterben 18 Prozent von 100 Frauen mit Brustkrebs im Laufe von fünf Jahren, also 18 Frauen. Mit Screening sterben 12 Prozent von 133 Frauen (100 wie zuvor plus 33 gesunde, überdiagnostizierte Frauen), also 16 Frauen oder fast die gleiche Zahl. Das soll nicht heißen, dass es keine Fortschritte in der Brustkrebstherapie gegeben hat, aber die Rechnung zeigt, dass eine 5-Jahres-Überlebensrate nach einer Brustkrebsdiagnose sehr irreführend ist. Der tatsächliche Erfolg muss viel geringer sein als die Differenz zwischen 82 und 88 Prozent.

Manchmal wird die Sterblichkeit bei Krebs mit der Krebsinzidenz (der Zahl der Neuerkrankungen pro Jahr) verglichen, doch dieser Vergleich kann uns ebenso sehr oder noch mehr in die Irre führen als die 5-Jahres-Überlebensrate, und zwar aus den gleichen Gründen. Die Sterberate bei bösartigem Melanom ist beispielsweise seit vielen Jahren ziemlich gleich, während die Inzidenz steil gestiegen ist.[6,7]

Wären alle Krebsfälle gleich, läge hier ein außergewöhnlicher Erfolg bei der Therapie des bösartigen Melanoms vor. Aber das ist nicht der Fall. Die Erklärung lautet: Heute werden viel mehr Diagnosen gestellt, weil die Menschen ihre braunen Flecken häufiger untersuchen lassen. Fast alle diese zusätzlichen Krebsfälle sind harmlos.[6,7]

Wenn wir herausfinden wollen, ob die Krebstherapie einen Nutzen hat, ist eine randomisierte Studie die beste Methode. Dann haben wir kein Problem mit der 5-Jahres-Überlebensrate, weil jeder Teilnehmer von Anfang an Krebs hat und weil die Randomisierung gewährleistet, dass die zwei Gruppen vergleichbar sind, was prognostische Faktoren anbelangt.

Und was sagen uns die randomisierten Studien? Eine Metaanalyse mit 250 000 erwachsenen Krebspatienten, die in randomisierten Studien mit

Chemotherapie behandelt wurden, zeigte eine Wirkung auf die 5-Jahres-Überlebensrate bei Hodenkrebs (40 Prozent), beim Hodgkin-Lymphom (37 Prozent), beim Gebärmutterhalskrebs (12 Prozent), beim Eierstockkrebs (9 Prozent) und beim Lymphom (5 Prozent).[8] Das klingt gut, doch diese Krebsarten machen weniger als 10 Prozent aller Krebsfälle aus. Bei den übrigen Patienten stieg die 5-Jahres-Überlebensrate um weniger als 2,5 Prozent, was nur drei Monaten entspricht. Neue Medikamente gegen solide Tumore, die die Europäische Arzneimittelagentur zugelassen hat, steigerten die Überlebensrate nur um einen Monat, verglichen mit anderen Therapien.[8]

Brustkrebs gehörte nicht zu den Krebsarten, bei denen es eine nennenswerte Wirkung der Chemotherapie gab. Die Menschen glauben etwas anderes. Wir hören ständig etwas über Brustkrebs und glauben, dass die Vorsorgeuntersuchung nützt. Aber sie nützt nichts (siehe Kapitel 7). Wir glauben auch, dass die Chemotherapie wirksam ist, was ebenfalls nicht stimmt. Auch ich fiel auf die Propaganda herein. Ich wusste, dass die Chemotherapie die Überlebenszeit verlängert, und dachte, die Wirkung sei eindeutig. Ich empfahl sie sogar einer Patientin, die sich wegen der schweren Nebenwirkungen dieser Therapie Sorgen machte. Das war, bevor ich dieses Buch schrieb. Als ich nach Beweisen suchte, erlitt ich einen Schock.

Wenn Sie *chemotherapy breast cancer* googeln, führt der erste Eintrag zur American Cancer Society, die Sie in weißen Buchstaben auf rotem Grund um Spenden bittet. Spenden Sie nichts. Die Amerikanische Krebsgesellschaft ist obszön reich und gibt eine Menge Geld für ihre eigenen Leute aus, so wie die Krebsgesellschaft in Dänemark. Im Jahr 1989 besaß die Krebsgesellschaft ein Barvermögen von 700 Millionen Dollar. 74 Prozent ihres Budgets gab sie für »Betriebskosten« aus. Darin enthalten waren etwa 60 Prozent für großzügige Gehälter, Pensionen, Zusatzleitungen für Führungskräfte und Fixkosten.[1] Zu den Partnern der Gesellschaft gehören Pharmaunternehmen wie Pfizer, Bristol-Myers Squibb, Abbvie, Merck, Quest Diagnostics, AstraZeneca, Abbott, Eli Lilly und Genentech. Einige dieser Firmen verdienen gigantische Geldbeträge mit dem Verkauf von Chemotherapeutika zu extrem aufgeblähten Preisen, die nichts mit Forschungs- und Entwicklungskosten zu tun haben.[9] Sogar Morgan Stanley, eine Bank, die bei der globalen Finanzkrise von 2009 eine große Rolle spielte, ist einer der Partner. Was für eine Gruppe von Spielgefährten!

10. Krebstherapie

Einmal verkündete die Gesellschaft, eine frühe Erkennung von Brustkrebs führe zu einer Heilungsquote von »fast hundert Prozent«.[11] Das war ein Irrtum von »fast hundert Prozent«, da die Mammografie kein Heilmittel ist.

Die Gesellschaft sagt nichts über die Folgen der Chemotherapie. Sie sagt nur, wann sie angewandt werden sollte, und stellt eine lange Liste von schweren Nebenwirkungen zusammen, ohne anzugeben, wie häufig diese vorkommen. Der Text beginnt mit dem Satz: »Chemotherapeutika können Nebenwirkungen verursachen.« Können? Kennt jemand einen Patienten, der von einer Chemo *nicht* geschädigt wurde? Nein. Es gibt nichts umsonst.

Wenn Sie der Google-Suche *cochrane* hinzufügen, führt der vierte Eintrag Sie zu einer Seite, auf der steht, dass es 17 Cochrane-Reviews zur Chemotherapie bei Brustkrebs gibt, eingeteilt danach, ob der Krebs fortgeschritten ist oder nicht. Die Amerikanische Krebsgesellschaft merkte an, dass häufig eine Polychemotherapie angewandt wird, und der erste Cochrane-Review fand heraus, dass ein oder mehrere zusätzliche Chemotherapeutika den Tumor stärker schrumpfen lassen, was mit Bildgebungsverfahren nachweisbar ist, dass die Therapie dann aber noch toxischer wird.[12] Die Befunde reichten nicht aus, um festzustellen, ob die Gesamtsterblichkeit oder das Fortschreiten der Krankheit beeinflusst wurde. Die Hazard Ratio für das Überleben (sie ähnelt dem relativen Risiko) betrug etwa 1, nämlich 0,96 (95-Prozent-Konfidenzintervall 0,87 bis 1,07, $P = 0,47$), und die Zeit bis zum Fortschreiten blieb ebenfalls unverändert: 0,93 (0,81 bis 1,07, $P = 0,31$).

Wir ziehen das absolute Risiko immer dem relativen Risiko (zum Beispiel der Hazard Ratio) vor, und eine große Metaanalyse aus dem Jahr 2005 gibt genau dieses an.[13] Ihr Thema war Brustkrebs im Frühstadium, in dem der Tumor und befallene Lymphknoten chirurgisch entfernt werden können, und sie schließt Chemotherapie und Hormontherapie ein. Im *The Lancet* nimmt sie mehr als 31 Seiten ein und es würde viele Stunden dauern, das alles zu lesen und zu verdauen. Aber das ist nicht notwendig. Eine Grafik zeigt, dass die Sterblichkeit bei Frauen zwischen 50 und 69 Jahren, die eine Polychemotherapie erhielten, nach 15 Jahren 47,4 Prozent betrug, verglichen mit 50,4 Prozent bei Frauen, die nicht mehrere Medikamente bekamen. Das ist nur ein geringer Unterschied, aber es ist beruhigend, dass die Hälfte der Frauen mit Brustkrebs im Frühstadium nach 15 Jahren noch nicht am Krebs gestorben war.

Das bedeutet jedoch nicht, dass die Hälfte der Frauen nach 15 Jahren noch lebte. Manche starben aus anderen Gründen, zum Beispiel wegen der Chemotherapie. Deshalb ist die Brustkrebs-Sterblichkeit ein fehlerhaftes klinisches Ergebnis. *Das wichtigste Ergebnis von Krebsstudien ist immer die Gesamtsterblichkeit.* Wir wissen nicht, ob eine Polychemotherapie die Gesamtsterblichkeit verringert, weil der 31 Seiten starke Artikel nichts darüber aussagt. Die Leser werden auf die Abbildungen 1, 6 und 8 in einem Webseitenanhang verwiesen, der nicht Teil des Artikels ist.

Nun begann ein bizarres akademisches Versteckspiel. Der Artikel enthält keinerlei Hinweis darauf, wo man den Anhang findet. Ich schaute bei PubMed in der Zusammenfassung nach, wurde aber auch dort nicht fündig. Ich habe über die Universitätsbibliothek freien Zugang zu *Lancet* und probierte verzweifelt alle Optionen, die auf der Webseite vorhanden waren. Ich schaute sogar in die Ausgabe der Zeitschrift, in welcher der Artikel abgedruckt war, doch dort gab es keinen Link zum Anhang. Ein Feld namens »Weitere Informationen« war tot. Ich steckte fest.

Ich habe vergessen, was ich in meiner Verzweiflung alles ausprobierte. Irgendwann gelangte ich auf eine Webseite mit verschiedenen Optionen, unter ihnen eine Zusammenfassung und ergänzende Daten. Doch als ich auf das Letztere klickte, wurde ich zur Zusammenfassung zurückgeschickt! Ich versuchte es mehrere Male mit dem gleichen Ergebnis. Erst als ich ganz nach unten scrollte, merkte ich plötzlich, dass ich ein Passwort brauchte, um Zugang zu erhalten. Da ich ein Passwort für *Lancet* hatte, fand ich endlich, das, was in dem Artikel als Anhang bezeichnet wurde. Obwohl ich also über meine Universität freien Zugang zu der Zeitschrift hatte, bekam ich keinen freien Zugang zu der Information, ob Polychemotherapie die Sterblichkeit verringert. Das ist wirklich bizarr.

Aber meine Probleme waren damit nicht gelöst. Es gab drei PDF-Dateien. Da die erste »Annex Figures 1–13« (Anhang Abbildungen 1 bis 13) hieß, hätte ich dort finden müssen, was ich suchte. Doch es war etwas anderes. Es gab 249 Seiten mit Grafiken und oft mehr als eine Grafik auf einer Seite ohne sinnvolle Legende, die mir weiter helfen konnte. Ich fand keine Abbildungen 1, 6 und 8. Die erste Grafik zeigte jährliche Ereignisraten, aber ohne Information darüber, ob es sich dabei um die Gesamtsterblichkeit, die Brustkrebssterblichkeit, Krebsrezidive oder etwas anderes handelte.

Ein anderes PDF teilte mir mit, dass die Information, die ich suchte, auf einer anderen Webseite zu finden sei, die nicht von der Zeitschrift geführt werde! Das dritte Dokument, 142 Seiten lang, enthielt einige andere Informationen.

Ich schaute aus dem Fenster und fluchte laut, wollte aber nicht aufgeben. Also begann ich, die vielen Hundert Grafiken zu überfliegen. Nirgendwo war etwas mit der Bezeichnung Abbildung 1, 6 oder 8 zu sehen. Doch auf Seite 17 fand ich die Grafik zur Brustkrebssterblichkeit, die ich bereits im Artikel gesehen hatte. Sie zeigte einen Unterschied von 3 Prozentpunkten bei der Brustkrebssterblichkeit nach 15 Jahren (50,4 Prozent versus 47,4 Prozent). Die nächste Grafik wies tatsächlich »Alle Todesfälle« aus: 55,7 versus 53,6 Prozent, also einen Unterschied von 2,1 Prozentpunkten. Ich wusste es! Natürlich war die Gesamtsterblichkeit höher als die für Brustkrebs allein und natürlich war der Rückgang der Sterblichkeit niedriger, weil manche Frauen an der Chemotherapie sterben.

Warum gab es in dem 31-seitigen *Lancet*-Artikel keine Daten über das einzige nicht verzerrte Ergebnis: die Gesamtsterblichkeit? Und warum waren diese Daten so gut versteckt, dass nur so sture Menschen wie ich sie jemals finden würden?

Diese Geschichte illustriert, was schon zuvor viele Male dokumentiert worden war: dass Akademiker ähnlich befangen sein können wie die Pharmaindustrie und dass sie beim Verbergen der wichtigsten Fakten ähnlich »geschickt« sind.

Würde die Frau mit Brustkrebs mich heute fragen, würde ich ihr sagen, dass ich eine Polychemotherapie ablehnen würde, wahrscheinlich auch ein einzelnes Chemotherapeutikum, und ich würde auf die oben erwähnte Metaanalyse zu verschiedenen Krebstypen verweisen.[8] Taxane haben im Vergleich zu anderen Chemotherapeutika eine gewisse Wirkung, wie ein Cochrane-Review zeigt;[14] doch es stellt sich die Frage, ob sich eine Chemotherapie angesichts der kleinen Wirkung lohnt.

Sie würden einige Zeit brauchen, um herauszufinden, welche Wirkung ein einzelnes Chemotherapeutikum hat, da es viele Medikamente dieser Art gibt, und Sie müssten sich auch einiges Grundwissen aneignen, etwa über den Unterschied zwischen einer adjuvanten Therapie (Begleittherapie) und einer neoadjuvanten Therapie (Chemotherapie vor einer Operation). Zudem gibt es viele Formen von Brustkrebs. Am besten fragen Sie Ihren Arzt nach der genauen Wirkung im Vergleich zu einem Verzicht auf die Therapie. Der Arzt sollte in der Lage sein, darauf zu antworten.

Die Leute, auch viele Ärzte, sagen oft, ein kleiner durchschnittlicher Nutzen lohne sich, weil manche Patientinnen stärker profitierten als andere. »Vielleicht bin ich eine der Glücklichen, die ihrem Leben nicht nur ein bis drei Monate hinzufügen können, sondern sechs bis zwölf Jahre.«

Manchmal weisen Patienten auf eine Frau hin, die nach der Polychemotherapie noch viele Jahre gelebt hat.

Das ist eine falsche Hoffnung. Wenn manche Patientinnen besonders lange leben, dann deshalb, weil Krebs sehr variabel ist und sehr unterschiedliche Wachstumsraten aufweist.[1] Manche Frauen sind daher prädestiniert, viel länger zu leben als andere. Das hat nichts mit der Therapie zu tun. Wir können nur dann vernünftige Entscheidungen treffen, wenn wir uns auf die durchschnittliche Lebensverlängerung stützen, die in randomisierten Studien erreicht wird.

Die wichtigste Frage für Krebspatienten lautet: Wann lehne ich eine Chemotherapie ab? Es wurde viele Male nachgewiesen, dass die Chemotherapie in den Wochen vor dem Tod eines Patienten noch intensiv angewandt wird.[15] Viel besser wäre es, Zeit mit unseren Angehörigen zu verbringen, anstatt uns von giftigen Chemotherapeutika und häufigen Einweisungen ins Krankenhaus plagen zu lassen. Am schlimmsten ist es, in einem Krankenhausbett zu sterben. Wir wollen zu Hause sterben (so wie meine Mutter, die eiternden Brustkrebs hatte), anstatt die letzte Chemotherapie auf dem Weg in die Leichenhalle zu bekommen, wie wir die exzessive interventionistische Herangehensweise scherzhaft nannten, als ich Krebsarzt war.[16] Meine Mutter bewahrte ihre Würde, Selbstbestimmung und Unabhängigkeit bis zum letzten Augenblick. Genau das ist wichtig für uns.[9]

In Dänemark haben prominente Ärzte öffentlich erklärt, dass sie von einer lebensverlängernden Chemotherapie absehen würden, wenn sie Krebs im Endstadium hätten,[9] und nur wenige Onkologen und Krankenschwestern sind bereit, die Chemotherapie zu akzeptieren, die ihre Patienten für einen minimalen Nutzen erdulden.[9,17] Warum gewähren wir Patienten nicht die gleichen Privilegien wie uns Medizinern? Eine Frau, die vor Kurzem an Brustkrebs starb, nur 39 Jahre alt, sagte nach vielen chemotherapeutischen Behandlungen: »Wenn das mein letzter Frühling ist, würde ich ihn gern richtig auskosten, anstatt andauernd ins Krankenhaus zu gehen.«[16] Es war ihr letzter Frühling.

10. Krebstherapie

Was unseren Umgang mit unheilbarem Krebs anbelangt (er ist fast immer unheilbar), läuft irgendetwas völlig schief. Deshalb schließe ich dieses Kapitel mit zwei Fällen, die sich jüngst in meinem engsten Familienkreis zugetragen haben und die zeigen, wie absurd es ist, eine Schlacht zu kämpfen, die man nicht gewinnen kann.[16]

In Todesanzeigen steht oft: »Er hat den Kampf gegen den Krebs verloren.« Mir wäre es lieber, wenn wir auf die Kriegsrhetorik verzichten und etwas Positives schreiben würden, zum Beispiel: »Er hatte ein schönes Leben.«

Meine beiden Verwandten kämpften bis zum allerletzten Augenblick. Bei einem 67-Jährigen wurde unheilbarer Magenkrebs mit Metastasen in einer Niere und in der Leber festgestellt. Soweit ich weiß, konnte man absolut nichts Vernünftiges dagegen tun, dennoch musste der Patient sich vielen diagnostischen Tests unterziehen, die wegen ihrer invasiven Natur seinen Zustand verschlimmerten. Mehrere Arten von Chemotherapie wurden ausprobiert und einmal versprachen die Ärzte ihm und seiner Frau, er bekomme eine lebensverlängernde Therapie. Beide freuten sich sehr über diese Nachricht und dachten an so etwas wie vier zusätzliche Lebensjahre. In Wirklichkeit war es extrem unwahrscheinlich, eine Lebensverlängerung zu erreichen; es war sogar wahrscheinlicher, dass die Chemotherapie ihn umbringen würde. Die Folge der falschen Hoffnung waren zusätzliche Chemotherapie-Serien, die seine letzten sechs Lebensmonate zur Qual machten. Er hatte keinen einzigen erträglichen Tag, sondern litt ständig unter den Nebenwirkungen der Chemotherapie. Das war kein würdevoller oder schöner Tod.

Ein 64-Jähriger hatte Pankreaskrebs (Bauchspeicheldrüsenkrebs) mit Metastasen, der ebenfalls unheilbar ist. Er wollte alles tun, was möglich war, und unterzog sich insgesamt 27 Strahlenbehandlungen in Dänemark, jedes Mal nach einer Besprechung mit einem neuen Arzt. Dann bat er darum, in Deutschland operiert zu werden, was ihn nichts kostete, weil die beiden Kliniken eine Kooperationsvereinbarung geschlossen hatten. Der Arzt, der ihn operierte, experimentierte jedoch mit weißen Blutkörperchen, die mit den Krebszellen vermischt wurden, um das Immunsystem zu stärken, und dem Patienten dann wieder monatlich injiziert wurden. Diese Therapie war sicherlich nicht kostenlos. Eineinhalb Jahre nach der Diagnose starb der Patient in der Überzeugung, dass diese Maßnahmen sein Leben verlängert hatten. Niemand weiß es; aber es ist ziemlich unwahrscheinlich.

Obendrein haben wir völlig rückgratlose Arzneimittelbehörden, die neue Krebsmedikamente zulassen, ohne zu wissen, ob sie besser oder schlechter sind als die bereits vorhandenen.[9,18] Dieses bankrotte System führt zu gewaltigen Ausgaben für Krebsmedikamente, die mit Sicherheit giftig sind, deren Nutzen aber ungewiss ist. Selbst wenn randomisierte Studien durchgeführt wurden und geringfügige Vorteile gefunden wurden, können diese winzigen Unterschiede schnell verschwinden, wenn die Medikamente im wahren Leben verwendet werden, wo Patienten an Begleiterkrankungen leiden.[18]

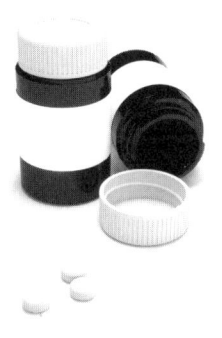

11. Der Verdauungstrakt

Ein übersehener Darmverschluss

Es ist drei Jahre her, da bekomme ich früh am Morgen Schmerzen im Unterbauch, um die ich mich nicht kümmere. Plötzlich steigt ein extrem starker Schmerz hinauf in den Mund, der sich innerhalb von Sekunden mit Speichel füllt. Der Speichel schmeckt deutlich nach Blut. Ich renne in sehr schlechtem Zustand ins Bad und denke darüber nach, ob ich nun sterben werde. Ich hatte Schmerzen wegen Nierensteinen gehabt, die den Lehrbüchern zufolge die stärksten Schmerzen sind, die es gibt. Aber diese Schmerzen sind schlimmer, und ich denke sofort an einen Darmverschluss. Meine Frau, die ebenfalls Ärztin ist, kommt eine Stunde später nach Hause und wir horchen den Bauch mit einem Stethoskop ab. Keine Darmgeräusche. Wir haben beide einen starken Verdacht: Darmverschluss.

Die Schmerzen sind nicht permanent da, und am Nachmittag laufe ich alleine im Wald fünf Kilometer. Das war rückblickend betrachtet ziemlich unverantwortlich, aber es zeigt, wie optimistisch ich bin. Im Gegensatz zu anderen Läufen gehen während dieses Laufs und am ganzen restlichen Tag keine Winde ab. Kein Stuhlgang den ganzen Tag. Als ich am Abend ebenso starke Schmerzen bekomme wie am Morgen, sind wir überzeugt, dass ich einen Darmverschluss habe.

Wir rufen einen Chirurgen im Rigshospitalet an, wo wir beide arbeiten. Er empfiehlt eine sofortige Computertomografie des Unterbauches. Aber ich bin gezwungen, ins Hillerød Hospital zu gehen. Bei meiner Ankunft geht es mir gut, aber ich bin mir so sicher, was die Diagnose anbelangt, dass ich die verordneten Routinebluttests mit den Worten ablehne: »Man kann einen Darmverschluss nicht mit einem Bluttest diagnostizieren.« Ich bin sicher, dass ich nur einen CT-Scan brauche.

Zwei Stunden später erklärt ein Arzt, ich hätte keinen Darmverschluss, weil Darmgeräusche vorhanden seien, weil der Bauch sich weich anfühle und weil ich nicht krank aussähe. Ich wiederhole, dass ich an extrem starken Schmerzen leide, die kommen und gehen; aber er hört mir nicht zu. Er hat entschieden, dass ich keinen Darmverschluss habe, obwohl ich den ganzen Tag lang weder Winde noch Stuhlgang gehabt habe. In meiner Akte deutet er nicht einmal an, woran ich sonst leiden könnte. Ich entschuldige mich für den verweigerten Bluttest und er gibt mir eine Visitenkarte eines Koordinators, an den ich mich wenden kann, falls sich mein Zustand nicht bessert.

Am nächsten Tag habe ich immer noch Schmerzen, aber einige Male weichen Stuhlgang.

Am dritten Tag bekomme ich nachts starke Bauchschmerzen und am nächsten Morgen extreme Schmerzattacken mit Speichelbildung. Ich gehe in die chirurgische Abteilung des Hillerød Hospitals und teile dem Personal mit, ich sei davon überzeugt, einen Darmverschluss zu haben, und mein Zustand sei sehr schlecht.

Meine Schmerzattacken sind so heftig, dass ich fast ohnmächtig werde. Ich wende mich mehrere Male an das Personal und verlange einen Arzt. Im Laufe des Morgens tauchen mehrere Ärzte in meinem Acht-Personen-Zimmer auf und ich höre ein Gespräch über einen Mann mit, der in ein anderes Krankenhaus verlegt werden soll. Ich frage mich, warum die Ärzte sich um Kleinigkeiten kümmern anstatt um einen Patienten mit akuten Bauchschmerzen und einem starken Verdacht auf Darmverschluss. Sie machen den ganzen Morgen mit ihren Kleinigkeiten weiter. Ich habe den Eindruck, dass ich bestraft werde, weil ich zwei Tage zuvor die Bluttests abgelehnt habe.

Ich finde einen Stuhl im Flur und setze mich darauf, um zu zeigen, dass ich noch existiere. Ich sehe noch mehr Ärzte hin- und herlaufen und sage den Schwestern, ich könne nicht begreifen, warum die Ärzte sich nicht um einen Patienten mit akuten Bauchschmerzen kümmerten. Die Leute wissen, dass ich selbst Arzt bin, aber sie sagen nur, die Ärzte müssten Prioritäten setzen.

Fünf Stunden nach meiner Ankunft hat sich meine Verzweiflung in Wut verwandelt. Ich rufe meine Frau an und wir stimmen überein, dass meine Situation untragbar ist und dass ich ins Rigshospitalet gehen muss. Sie ruft dort einen Oberarzt an, doch der Kollege ist eine Weile beschäftigt. Ich halte einen Arzt an, der mit anderen Ärzten auf dem Weg in ein Zimmer ist. Meine Wut verbergend, sage ich freundlich, dass sie mich untersuchen müssten, weil ich in schlechtem Zustand sei, höchstwahrscheinlich wegen eines Darmverschlusses. »Ein Arzt kommt gleich zu Ihnen«, sagt der Arzt und geht weiter. Die Ärzte wissen, dass ich ebenfalls Arzt bin, aber meine Strafe geht weiter.

Eine halbe Stunde später kommt endlich eine Ärztin. Sie ist sich sicher, dass ich an Gastroenteritis (Magen-Darm-Grippe) leide, obwohl ich darauf hinweise, dass die extremen Schmerzattacken nicht zu dieser Diagnose passen. Ich erkläre ihr, dass ich dank meiner früheren Arbeit in chirurgischen Abteilungen Erfahrung mit Magen-Darm-Patienten und mit Infektionen habe. Diese Ärztin wundert sich darüber, dass der erste Arzt mir die Visitenkarte eines Koordinators gegeben hat. Sie kann mir nicht helfen, weil sie sich um Krebspatienten kümmern muss.

Man schickt mich nach Hause.

Am vierten Tag leide ich weiter. Ich übergebe mich explosionsartig, was typisch für einen Darmverschluss ist. Meine Frau ist zutiefst besorgt und kann nicht verstehen, dass kein CT-Scan gemacht worden ist. An den folgenden Tagen geht es mir miserabel. Ich liege wegen der starken Schmerzen auf dem Bauch und kann nicht schlafen.

Im Hillerød Hospital rät man mir, meinen Hausarzt aufzusuchen, falls mein Zustand sich nicht bessert. Dieser vermutet Gallensteine und will mich für eine Ultraschalluntersuchung ins Hillerød schicken. Das lehne ich rundweg ab. Ich werde nie wieder in dieses Krankenhaus gehen, in dem man die Beschwerden von Patienten nicht ernst nimmt. Also schickt er mich ins Herlev Hospital, wo mir ein Arzt sagt, sie würden am nächsten Tag eine Ultraschallaufnahme machen. Immerhin stimmen wir darin überein, dass Gallensteine keinen wässrigen Durchfall auslösen, den ich jetzt habe. Ich bin immer noch sicher, dass ich einen Darmverschluss habe.

Es gab keine Gallensteine. Thomas Boel, ein Chefarzt, kommt und ordnet sofort einen Not-CT-Scan an. Die Aufnahme zeigt eine große, etwa 30 Zentimeter lange Einstülpung des Dickdarms. Dort war der Darm in sich selbst eingedrungen. Boel berät sich mit einem Spezialisten für Darmchirurgie und sie einigen sich darauf, mir am nächsten Tag einen großen Teil meines Dickdarms zu entfernen, jetzt sei es dafür zu spät.

Ich wende mehrere Male ein, das sei ein sehr schwerer Eingriff, und frage, ob eine kleinere Operation nicht ausreichen würde, weil mein Darm in Ordnung sei.

Ich gehe ins Internet und lese Artikel über Einstülpungen bei Erwachsenen. Überall wird empfohlen, die gesamte betroffene Stelle zu entfernen. Das hat etwas mit der Blutversorgung zu tun. Man muss viel mehr als die Einstülpung selbst entfernen. Ich wurde vorgewarnt: Vielleicht würde ich mit einem künstlichen Darmausgang aufwachen.

Am nächsten Morgen, eine halbe Stunde, bevor der Pflegehelfer kam, hatte ich zum ersten Mal seit einer Woche einen normalen Stuhlgang. Wäre ich kein Arzt gewesen, hätte man mich operiert, aber ich schloss daraus, dass es mir besser ging. Darum verließ ich das Bett und informierte die Schwestern und Boel darüber. Der Pflegehelfer kam, wurde aber angewiesen zu warten, weil die Ärzte bei ihrer morgendlichen Besprechung über meinen Fall diskutieren wollten. Etwas später erfuhr ich von Boel, dass die Radiologen im Querdarm eine fünf Zentimeter große Wucherung entdeckt hätten, die wie ein Lipom aussehe. Sie sei die Ursache des Darmverschlusses. Sie wollten versuchen, ihn mit einem Koloskop durch den After zu entfernen, damit ich meinen Dickdarm behalten konnte.

Bei der Besprechung am Morgen hatte es eine lebhafte Diskussion gegeben. Manche Ärzte wollten den Dickdarm entfernen, andere ihn erhalten. Ich hätte an der Besprechung teilnehmen sollen. Schließlich sprachen sie über mein Leben und meinen Darm und ich war ein Kollege. Ich hätte sofort gesagt, dass sie im Zweifel einen Eingriff bevorzugen sollten, bei dem der Darm erhalten blieb.

In der Darmwand war ein so großes Ödem, dass sie es nicht wagten, die Geschwulst sofort zu entfernen. Zudem hatte die Abteilung keine Schlinge, die groß genug war, über die Geschwulst geschoben zu werden und ihren Stamm zu verbrennen. Sie wollten nicht in sie hineinschneiden, weil sie bösartig sein konnte.

Im allerletzten Augenblick geschah ein Wunder. Die Schmerzen verschwanden und der Stau im Bauch war weg. Das bedeutete, dass die Einstülpung sich selbst begradigt hatte. Ich hatte Hunger wie ein Wolf und bekam zum ersten Mal seit einer Woche eine Mahlzeit. Die Ärzte wollten eine größere Schlinge vom Hersteller besorgen, doch zuerst musste sich die Darmwand normalisieren. Ich hatte große Angst vor einem Rückfall. Dann würde man den Dickdarm trotzdem entfernen müssen. Und ich schlug vor, die Lehrbücher umzuschreiben: Man sollte immer eine Darmspiegelung vornehmen, bevor man auf die Idee kam, einen großen Teil eines gesunden Darmes zu entfernen. Boel stimmte zu.

Ich bekam einen Termin in vier Wochen für die Entfernung der Geschwulst, aber das war mir zu lang. Gleich danach sollte ich den Vorsitz bei einer wichtigen internationalen Konferenz in Kopenhagen übernehmen. Das hatte ich bereits vereinbart, und wenn etwas schiefginge, hätte ich absagen müssen. Deshalb bat ich um einen Termin schon in drei Wochen.

Als ich drei Wochen später zurückkehrte, konnten sie die Schlinge nicht über die Wucherung schieben. Darum legten sie stattdessen zwei Gummibänder um den Stamm, damit die Geschwulst abstarb und nach zwei bis fünf Tagen mit dem Stuhl abging.

Am nächsten Tag kamen die Schmerzen zurück und wurden allmählich schlimmer. Einer der Ärzte war der Meinung, sie könnten den Darm mit einem Koloskop straffen, falls es erneut zu einem Darmverschluss kommen sollte. Daran hatte ich selbst schon gedacht. Am Abend vor dem Eingriff sprach ich mit einem Chefchirurgen und fragte ihn, ob sie den Darm begradigen konnten, anstatt ihn zu entfernen. Er verneinte das. Aber vielleicht war es doch möglich. Eine Darmeinstülpung ist bei Erwachsenen sehr selten und da Chirurgen damit keine Erfahrung haben, wählen sie die drastischste Lösung, da ein Darmverschluss lebensgefährlich ist.

Es war ein Kampf gegen die Uhr. Vier Tage später war es am schlimmsten. Ich trank viel, aß nur Suppe und hoffte, dass der Stuhl dann die Geschwulst leichter passieren könnte.

Ich schaffte es gerade noch. Sechs Tage, nachdem die Gummibänder angebracht worden waren, kam die Geschwulst heraus. Es ist seltsam, ein ekliges Stück von sich selbst zu betrachten, das nicht mehr Teil des eigenen Körpers ist. Ich wusch das Ding und schnitt es durch. Innen war es weiß, an der Peripherie farblich abgestuft und mit Blutungen, und außen befand sich ebenfalls Blut. Ich fürchtete, die Wucherung könne doch bösartig sein, obwohl eine Biopsie dies vor vier Wochen ausgeschlossen hatte. Ich wusste, dass Mikroskopien einen Krebs übersehen konnten und dass Dickdarmgeschwulste in meinem Alter fast immer bösartig sind.

Zwei Wochen später wurde im Fernsehen ein Dokumentarfilm über die chirurgische Abteilung im Hvidovre Hospital gezeigt.[1] Ein Patient war 17 Tage auf der Station gewesen und von 21 Ärzten untersucht worden, ohne eine Diagnose zu bekommen. Dann ging er in eine Privatklinik, wo er schon nach 20 Minuten die richtige Diagnose erhielt: Gallensteine in der Gallenblase und im Gallengang. Außerdem litt er an einer lebensgefährlichen Staphylokokken-Infektion.[2,3]

Der Patient, ein Journalist, war so entsetzt über seine Erfahrungen im Krankenhaus, dass er heimlich mit seinem Smartphone Filmaufnahmen machte. Deshalb konnte er enthüllen, dass die Ärzte ihre Aussagen änderten, um ihre Fehler zu vertuschen.[3] Der Oberarzt erklärte dem Journalisten in einem persönlichen Gespräch nach der Diagnose, die Gefahr einer Gallenganginfektion nehme zu, wenn bis zur Diagnose viel Zeit vergehe. Später bestritt das der stellvertretende Klinikdirektor in einem direkten Interview. Und noch später änderte der Oberarzt seine Diagnose.

»Was zwischen dem Arzt und mir besprochen wurde, unterschied sich völlig von dem, was das Management sagte, als ich mit einer Kamera erschien. Das zeigt, dass sie versuchen, ihre Erklärungen den Umständen anzupassen«, sagte der Journalist.

Der Fall wurde dem Amt für Patientensicherheit vorgelegt, welches das Hvidovre Hospital kritisierte, weil es die notwendigen Untersuchungen zu spät vorgenommen habe.[1] Der Klinikdirektor entschuldigte sich bei dem Journalisten – aber nicht, weil man die lebensgefährliche Infektion übersehen hatte, sondern nur für Kleinigkeiten, zum Beispiel für Konsultationen auf dem Flur, unzureichende Hygiene und die vielen Ärzte.[1] Mit 40 Grad Fieber und Staphylokokken im Blut war der Journalist aus dem Bett getaumelt und hatte dokumentiert, dass sich auf der Toilettenbrille noch Stuhlreste befanden und dass die Urinflecken auf dem Boden noch da waren, obwohl eine Reinigungskraft, wie seine Aufnahmen zeigten, vor weniger als einer Minute die Toilette verlassen hatte.[3] Leider ist dies typisch für Krankenhausverwaltungen. Sie sparen nicht an den viel zu teuren Arzneimitteln, sondern am Personal, und diejenigen, die sich am wenigsten wehren können, werden zuerst entlassen: die Reinigungskräfte.

Der Dokumentarfilm endete mit der Aufforderung an Patienten, ähnlich schlechte Erfahrungen zu melden. Da ich immer noch von meinen Erfahrungen erschüttert war, schickte ich eine E-Mail und erschien zwei

Tage später in den Nachrichten.[4] Ich hoffte, mit meinem Bericht – auch in diesem Buch – anderen das Leben zu retten. Die Journalisten waren ganz auf meiner Seite. Sie fanden es sensationell, dass ein Medizinprofessor mit jahrelanger Erfahrung im Kliniksystem in einem lebensgefährlichen Zustand viele Stunden in einem Krankenhaus warten musste, ohne dass ein Arzt sich um ihn kümmerte. Es verstörte sie auch zutiefst, dass meine Symptome ignoriert wurden, obwohl ich viele Jahre in Abteilungen für Magen-Darm-Chirurgie gearbeitet hatte und meine Frau eine erfahrene Chefärztin war, die Medizinstudenten über Magen-Darm-Infektionen unterrichtete, und obwohl wir beide der Meinung waren, dass ich einen Darmverschluss hatte.

Ich erklärte, ein Darmverschluss erfordere eine sofortige Operation und die Sterblichkeitsrate betrage etwa 16 Prozent. »Je länger der Darmverschluss andauert, desto schlimmer wird es. Der Darm wird anfällig und wenn Bakterien durch die Darmwand in die Bauchhöhle dringen, stirbt ein Drittel der Patienten. Deshalb fühlte ich mich sehr allein und wusste, dass ich womöglich sterben würde, weil ich in Abteilungen für Magen-Darm-Chirurgie viele Patienten habe sterben sehen. Es macht keinen Spaß, in einer solchen Situation zu sein und obendrein zu erleben, dass es an medizinischer Expertise fehlt.«

Es ist fast immer zwecklos, eine Beschwerde einzureichen. Trotzdem tat ich es den künftigen Patienten zuliebe. Zuerst beklagte ich mich beim Hillerød Hospital. Ich fand es erstaunlich, dass meine extremen Schmerzen in meiner Krankenakte nicht erwähnt wurden, obwohl ich ständig darauf aufmerksam gemacht hatte. Die Akte vermittelt den Eindruck, ich hätte leichte Schmerzen gehabt. Von der Intensität meiner Schmerzen steht nichts in der Akte, stattdessen vermerkte der Arzt etwas, das an »Sodbrennen« erinnere. Ich habe noch nie Reflux oder Sodbrennen gehabt, deshalb war das reine Fantasie und eine enorme Untertreibung meiner Beschwerden. Außerdem schrieb ich:

»In allen Abteilungen, in denen ich gearbeitet habe, nahmen wir die Krankenschwestern immer ernst, und wann immer eine von ihnen sagte, ein Patient befinde sich in schlechtem Zustand und sollte von einem Arzt untersucht werden, taten wir das selbstverständlich. Die Tatsache, dass keine der Schwestern einen Arzt bat, sich um mich zu kümmern – oder wenn sie es taten, dass dann kein Arzt sich um diese Bitte kümmerte –, zeugt von einer kranken Arbeitskultur in der Abteilung, die für Patienten gefährlich sein kann.«

»Während der gesamten sechs Tage aß ich fast nichts. An manchen Tagen gar nichts, an anderen nur ein Stück Knäckebrot. Dieser extreme Appetitverlust ist ebenfalls nicht typisch für Gastroenteritis.«

»Meine sehr starken und ungewöhnlichen Symptome wurden nie ernst genommen und werden nicht einmal in meiner Akte erwähnt. Was Patienten ihren Ärzten sagen, ist äußerst wichtig, und wer genau zuhört, kann oft schon danach eine Diagnose stellen. Der Teil der Geschichte, der nicht in eine vorläufige Diagnose passt, die man im Kopf hat, darf nicht unterdrückt werden.«

»Bei fast allen schweren medizinischen und chirurgischen Beschwerden schwankt die Intensität und oft scheint der Patient nicht beeinträchtigt zu sein. Diese Momentaufnahme darf Ärzte nicht zu der Annahme veranlassen, es sei wahrscheinlich nicht so schlimm, wie der Patient behauptet. Aber genau das ist geschehen.«

»Es ist völlig unakzeptabel, einen Patienten fünf Stunden lang warten zu lassen, obwohl er Arzt ist und seine Frau ebenfalls Ärztin ist und beide der Meinung sind, dass sein akutes Abdomen auf Darmverschluss schließen lässt. Ich verstehe einfach nicht, dass so etwas passieren kann, obwohl viele Ärzte an diesem Sonntag im Dienst waren. In all meinen Jahren als Arzt in Universitätskliniken in Kopenhagen habe ich etwas Derartiges nie erlebt, und es dürfte nicht vorkommen. In der Abteilung herrscht eine kranke Arbeitskultur, die radikal geändert werden muss. Ich möchte Sie daran erinnern, dass ein Darmverschluss lebensgefährlich ist.«

Der Journalist mit Gallensteinen hatte ebenfalls erklärt, das gesamte System sei krank.[2]

Das Krankenhaus ging auf meine Kritik nicht ein. Ich bekam eine ausweichende Antwort, in der es hieß, die Qualität der Behandlung, die mir zuteil geworden sei, könne zweifellos verbessert werden!

Patienten sind sehr geduldig und verzeihen vieles, wenn man sich bei ihnen entschuldigt. Aber das verstehen die Leute in der Verwaltung nicht. Sie entschuldigen sich nie für einen Fehler, es sei denn unter sehr großem Druck wie im Fall des Journalisten. In dem Brief, den ich erhielt, fand sich nicht einmal eine Spur einer Entschuldigung. Das ist der Grund, warum Leute wütend werden.

11. Der Verdauungstrakt

Anschließend beklagte ich mich beim Amt für Patientensicherheit. Es dauerte anderthalb Jahre, bis ich eine Antwort bekam. Die Behörde sprach das Hillerød Hospital rundweg von jedem Fehler frei. Erst jetzt wurde mir klar, dass meine Krankenakte, die die Klinik der Behörde geschickt hatte, schwer fehlerhaft war.

Beispielsweise stimmten der Arzt und ich angeblich darin überein, dass »kein klarer Verdacht auf einen plötzlich aufgetretenen Darmverschluss bestand, und deshalb waren beide der Meinung«, dass ich nach Hause geschickt werden könne. Das ist nicht wahr. Ich habe meinen Verdacht auf Darmverschluss nie aufgegeben, schon gar nicht bei meinem ersten Aufenthalt im Krankenhaus.

Das Schlimmste war eine Aussage des Chefarztes der Chirurgie, Henrik Stig Jørgensen. Er wunderte sich sehr darüber, dass ein Oberarzt im Rigshospitalet einen sofortigen CT-Scan empfohlen habe, obwohl er nur telefonischen Kontakt mit mir gehabt und mich nicht untersucht habe. Er sei erstaunt darüber, dass »ein Arzt im Rigshospitalet eine Diagnose übers Telefon stellen kann, die ein Arzt im Hillerød Hospital nicht einmal durch eine körperliche Untersuchung stellen konnte«.

Diese Bemerkungen riechen nach beruflichem Neid. Man sollte sich nicht allein deshalb für wichtig halten, weil man im besten Krankenhaus des Landes, im Rigshospitalet, arbeitet. Außerdem stellte der Chirurg im Rigshospitalet keine Diagnose, wie Jørgensen behauptete, sondern empfahl einen sehr wichtigen diagnostischen Test. Zudem ignorierte Jørgensen, dass meine Frau und ich Ärzte sind und die körperliche Untersuchung, die Jørgensen verlangte, vorgenommen hatten. Außerdem ist auf dieser Welt fast nichts konstant, und daher machte ich nach meiner Ankunft im Hillerød Hospital vielleicht einen anderen Eindruck.

Jørgensens unbändige Arroganz war grenzenlos. Ich hatte meinen Brief an das Amt für Patientensicherheit mit meinem vollen Titel unterschrieben. Obwohl Jørgensens Brief nur zwei Seiten lang ist, nennt er mich 17 Mal »Professor, Chefarzt, Dr. med. sci. und M. Sc. Peter Christian Gøtzsche«, was an mehreren Stellen geradezu grotesk klingt. Zum Beispiel: »Das Personal und die Oberärztin der Chirurgie erlebten Professor, Chefarzt, Dr. med. sci. und M. Sc. Peter Christian Gøtzsche als ungeduldig, während er im Flur saß. Es stimmt, dass fünf Stunden lang sind, aber Professor, Chefarzt, Dr. med. sci. und M. Sc. Peter Christian Gøtzsche wurde sogar gegenüber anderen Patienten bevorzugt.«

Das ist eine Lüge. Mein akuter Zustand war keine Priorität. Außerdem bestreite ich Jørgensens Behauptung, es sei »der klare Eindruck der Oberärztin der Chirurgie, dass sie darin übereinstimmten, dass es keine Anzeichen für eine ernsthafte Erkrankung gab«. Die Chirurgin schrieb in meiner Krankenakte, sie glaube, ich hätte Gastroenteritis. Doch selbst wenn ich das als ganz entfernte Möglichkeit eingeräumt hätte, hielt ich meine Krankheit für ernst und war davon überzeugt, dass es sich um einen Darmverschluss handelte. Genau genommen war es kein Darmverschluss, sondern ein Subileus, weil mein Zustand sich manchmal besserte und Stuhl abging. Aber das ist für die Geschichte nicht relevant. Hätte ich selbst entscheiden können, hätte ich sofort einen CT-Scan angeordnet, doch trotz meiner Erfahrung war ich von anderen abhängig. Ironischerweise war eine der ersten Diagnosen, die ich als Medizinstudent stellte, ein Darmverschluss bei einer alten Dame, die über Bauchschmerzen klagte. Ich stellte diese vorläufige Diagnose mit den Händen und einem Stethoskop. Der Chefarzt war so beeindruckt, dass er mir eine Stelle anbot, sobald ich mein Examen gemacht hätte.

Jørgensen beendete seinen Brief mit der Bemerkung, die Abteilungsleitung sei auf keinen Fall der Meinung, dass in der Abteilung eine kranke Kultur herrsche. Es ist nicht glaubhaft, wenn jemand sich selbst beurteilt, und Jørgensen beweist mit seinem Brief sogar das Gegenteil. Nur in einer kranken Kultur trampelt man auf einem Patienten herum, der schon auf dem Boden liegt und sich vor den Folgen der schweren Erkrankung fürchtet, die er in sich selbst diagnostiziert hat, die die Abteilung jedoch ignoriert. Es zeugt von offener Verachtung für Patienten, wenn der Chefarzt das Opfer ganz bewusst als »Professor, Chefarzt, Dr. med. sci. und M. Sc. Peter Christian Gøtzsche« tituliert.

Mehrere meiner Angehörigen haben in eben dieser Abteilung schreckliche Erfahrungen gemacht. Das war der Grund dafür, dass meine Frau zu verhindern versuchte, dass ich dort landete. Ein Fisch stinkt vom Kopf her, wie die Kanadier sagen.

Ich habe aus meinem Fall mehrere Dinge gelernt.

Ein Arzt darf das, was ein Patient sagt, nicht so abändern, dass es besser zu der Diagnose passt, die der Arzt sich zurechtgelegt hat, und er darf nie Symptome in die Krankenakte schreiben, die nicht existieren. Genau das ist mir passiert. Wenn es in der Wissenschaft passiert, nennen wir es Betrug.

Wir dürfen Krankenakten nicht trauen. Es ist schon oft vorgekommen, dass sie geändert wurden, wenn ein Arzt in Schwierigkeiten geriet, obwohl das Betrug ist und gesetzlich unter Strafe steht. Deshalb ist es zweckmäßig, um die Notizen des Arztes zu bitten, wenn sie noch neu sind, damit Sie Ergänzungen verlangen können, falls etwas nicht stimmt oder Ihr Zustand falsch dargestellt wird. In meinem Fall wiederholte das Amt für Patientensicherheit die falsche Angabe »Sodbrennen«, als sie das Hillerød Hospital vollständig entlastete. Patienten dürfen eine Kopie ihrer Akte verlangen, doch sie sollten auch das Recht haben, zu billigen oder abzulehnen, was darin steht.

Leider kann manchmal eine versteckte Kamera oder ein Mikrofon notwendig sein, weil Ärzte bisweilen lügen, um eigene Fehler oder Fehler ihrer Kollegen zu vertuschen.

Man sollte einem Patienten die Teilnahme an Besprechungen und an Diskussionen zwischen Ärzten ermöglichen, wenn es dabei um diagnostische Tests oder Maßnahmen geht, die das Krankenhaus anbieten möchte. Das gilt vor allem dann, wenn die Ärzte sich uneinig sind, wenn der Zustand des Patienten ernst ist oder wenn mit der Diagnose oder Behandlung erhebliche Risiken verbunden sind.

Übermäßiges Essen – eine neue Epidemie

Unsere Familie verbrachte den Sommerurlaub 2017 in einem Luxushotel in Griechenland. Eines Morgens beim Frühstück war ich derart erstaunt über das Aussehen der Gäste, dass ich sie mir genauer ansah.[5] Neun von zehn Erwachsenen waren eindeutig übergewichtig und viele waren richtig fett. Das lag nicht an der Sonne. Am fettesten waren diejenigen, die ihre Teller am höchsten beluden und häufig noch nachnahmen. Es war unglaublich, wie viel diese Leute essen konnten. Eine Griechin aß ungefähr 70 kleine Pfannkuchen mit Schokocreme-Belag. Am traurigsten war der Anblick kleiner, dicker Kinder, die bald ebenso fett wie ihre Eltern sein würden.

Die meisten waren Griechen. Die wirtschaftliche Lage in Griechenland ist immer noch schlecht, deshalb findet man in einem Luxushotel nicht die Verlierer, sondern die Gewinner der Gesellschaft. Sie wissen, dass Übergewicht das Risiko für Komplikationen und vorzeitigen Tod erhöht. Ich nehme an, dass sie eine gewisse Selbstdisziplin besitzen, da sie mit ihrem Leben gut zurechtkommen und beschlossen haben, fettleibig zu werden, weil das für sie eine größere Lebensqualität bedeutet, die das erhöhte Gesundheitsrisiko aufwiegt.

Fettleibigkeit ist keine Krankheit, aber sie vergrößert das Risiko für Bluthochdruck, Herzkrankheiten und Diabetes. Wenn Fettleibige aus anderen Gründen ihren Arzt aufsuchen, nimmt dieser vielleicht zusätzliche Untersuchungen vor und verschreibt drei oder mehr Medikamente, um den Blutdruck, den Cholesterinspiegel und den Zuckerspiegel zu senken.

Die Kosten für diese Medikamente werden von den Krankenkassen übernommen. Aber ist es vernünftig, dass deren Mitglieder dafür zahlen? Manche Menschen sind übergewichtig, weil sie ein schwieriges Leben haben und sich mit zu reichlichem Essen trösten. Andere essen zu viel, ohne darüber nachzudenken, und manche sind fettleibig, weil sie Psychopharmaka einnehmen. Doch die meisten Fettleibigen haben keine Ausrede; sie haben sich einfach dafür entschieden, mehr zu essen als notwendig.

Sollen wir Medikamente bezahlen, die nicht dazu dienen, Krankheiten zu behandeln, sondern Risikofaktoren? Die Medikamente senken das Risiko für unerwünschte Ereignisse kaum, aber sie richten eine Menge Schäden an. Wir alle haben viele verschiedene Risikofaktoren, deshalb kann die Pharmaindustrie geschickt an einer Endlosschraube drehen. Wir sollten auch daran denken, dass die Pharmaindustrie, unterstützt von korrupten Ärzten, die von der Industrie bezahlt werden, die Schwelle für das, was als normal gilt, immer weiter nach unten drückt. Das ist eine schlaue Methode, gesunden Menschen Krankheiten zu verkaufen. Wir sollten die Grenzen wieder ein wenig nach oben schieben und nur Medikamente bezahlen, wenn das Risiko erheblich erhöht ist oder wenn es nicht auf die gewählte Lebensweise zurückzuführen ist, zum Beispiel wenn der Patient an einem deutlich erhöhten Blutdruck oder aus genetischen Gründen an einem zu hohen Cholesterinspiegel leidet.

John McDougall in Kalifornien ist ein Facharzt für Innere Medizin. Er erkannte schon früh in seiner Laufbahn, dass es besser ist, Menschen über gesunde Ernährung aufzuklären, anstatt ihnen Medikamente zu verabreichen. Er bietet Kurse für Kollegen und Übergewichtige an und empfiehlt eine vegane Ernährung, also ganz ohne tierische Produkte. Er ist ein sehr guter Kommunikator. Im Jahr 2014 lud er mich ein, an einem Wochenende ein paar Vorträge zu halten, und am Morgen vor meiner Abreise führte er mit mir vier kurze Interviews, von denen eines (»Dr Peter Gøtzsche exposes big pharma as organized crime« – zu Deutsch: »Dr. Peter Gøtzsche entlarvt die Pharmakonzerne als organisiertes Verbrechen«) auf YouTube von mehr als 200 000 Menschen gesehen wurde.

Wenn Menschen abnehmen, können sie häufig auf Medikamente verzichten. Alle Ärzte wissen, dass Gewichtsverlust oft sehr wirksam ist, nicht nur bei Bluthochdruck und Diabetes, sondern auch bei Schmerzen, deren Ursache Osteoarthrits ist. Der Hauptgrund dafür, dass wir diese Fakten nicht ernster nehmen, ist die Schwierigkeit, nach dem Abnehmen das Gewicht zu halten. Zudem kostet das Abnehmen Zeit und Mühe. Es ist viel einfacher und für den Arzt lukrativer, Übergewichtigen Schlankheitspillen zu verschreiben. Nehmen Sie sie nicht! Sie sind viel zu gefährlich (siehe unten).

Im Jahr 2017 hielt ich bei einem Wochenendkurs von Pamela Popper in Ohio einen Vortrag. Sie ist eine Ärztin, die sich auf Ernährung spezialisiert hat. Ich glaube, die meisten der 200 Teilnehmer waren Veganer. Das Essen war vegan, so wie bei McDougall. Nur Pflanzen zu essen sei, als esse man nur Erde, berichteten einige von ihnen, doch nach einer Weile hätten sie sich daran gewöhnt. Mir fiel es schwer, meine beiden Wochenenden in den USA nur mit veganer Kost durchzustehen. Als ein Teilnehmer mir sagte, er sei seit 40 Jahren Veganer, musste ich einfach antworten: »Und ich esse seit 67 Jahren alles!« Eines Morgens bekannte ich vor der ganzen Schar, wie sehr ich meine zwei Spiegeleier, den Speck und die Wurst zum Frühstück genießen würde und ergänzte, dass Veganer das alles nicht essen dürften. Und ich fügte hinzu, ehe ich daran dächte, nicht mehr zu essen, was mir schmecke, müssten sie mir einige randomisierte Studien zeigen, die belegten, dass man sein Leben um mindestens fünf oder gar zehn Jahre verlängern könne.

Ich habe Geschichten über beträchtliche Gewichtsabnahmen durch vegane Kost gehört, die ich für glaubhaft hielt, weil es ziemlich fad ist, nur Pflanzen zu essen. Und ich habe von Menschen gehört, die von einer langwierigen entzündlichen Darmerkrankung geheilt wurden. Ich halte es für wahrscheinlich, dass eine Ernährungsumstellung die Darmflora verändert und dadurch eine Wirkung auf verschiedene Krankheiten hat, aber ich drängte die Teilnehmer, ihre Erfahrungen zu veröffentlichen und über das Thema zu forschen (vor allem in Form von randomisierten Studien). Einer meiner Freunde litt 35 Jahre an einer entzündlichen Darmerkrankung, doch mit der Zeit ging es ihm besser und jetzt lebt er zeitweise ohne Symptome. Diese Phasen sind bis zu zwei Jahre lang. Hätte er sich vor seiner Besserung auf vegane Kost umgestellt, wäre er vielleicht davon überzeugt, diese hätte ihm geholfen, nicht eine natürliche Spontanheilung.

Veganer bekommen nicht alle Mikronährstoffe, die sie brauchen. Am häufigsten erwähnt wird der Mangel an Vitamin B_{12}, aber das ist nicht alles, was fehlt. Informieren Sie sich, indem Sie *vegan supplements recommendations* (*vegan Ergänzungsmittel Empfehlungen*) googeln.

Ich verstehe nicht, warum so viele Veganer ins Extrem gehen. Warum ist das Bier in veganen Restaurants geschmacklos, falls es überhaupt Bier gibt? Weil der Alkohol mithilfe eines chemischen Prozesses entfernt wurde. Das ist nicht natürlich und hat nichts mit veganer Ernährung zu tun. Und warum wird mittags und abends nur Eiswasser angeboten? Eiswasser ist gut für Eisbären, die darin schwimmen. In Ohio ging ich zum Empfang, um zum Mittagessen ein Bier zu bekommen, aber das war nicht möglich, obwohl ich in einem Hilton-Hotel wohnte. Die Bar wurde erst um 17 Uhr geöffnet. Dann fragte ich, wo ich in der Stadt ein Bier kaufen könne, und wurde im Hotelbus zu einer deutschen Kneipe gefahren, wo ich eine Flasche dunkles Bier kaufte, die es mir leichter machte, das vegane Mittagessen durchzustehen. An Wochenenden trinke ich immer ein Bier zum Mittagessen.

Da es schwer ist abzunehmen und das neue Gewicht zu halten, sollten wir alles tun, um nicht übergewichtig zu werden. Doch wenn wir scheitern und »im Voraus essen«, wie ich es nach Meinung meiner Frau während eines Urlaubs in Frankreich tat, wie zahlen wir dann unsere Schulden zurück?

Diäten sind ein Riesengeschäft und die Ratschläge sind oft verwirrend und widersprüchlich. Was also tun Sie, wenn Sie sechs Kilo abnehmen wollen? Ich beschloss, meine Ernährungsweise nicht zu ändern, sondern weniger zu essen und mehr Sport zu treiben. Meine Methode war wissenschaftlich und sehr einfach. Sie können im Internet leicht feststellen, wie hoch Ihr Grundumsatz ist, wie viele Kalorien Ihr Essen enthält, wie viele Kalorien Sie beim Sport verbrauchen und wie viele Kalorien Fettgewebe enthält. Mehr brauchen Sie nicht für ein Kalkulationsblatt. Wenn Sie von »Kalorien« lesen, sind Kilokalorien gemeint, obwohl die Leute dazu Kalorien sagen. Ich wog mein Essen jeden Tag, trieb an den meisten Tagen Sport und mein Kalkulationsblatt sagte mir, ob ich den angestrebten Gewichtsverlust von 200 Gramm pro Tag geschafft hatte.

Ihr Gewicht schwankt, je nachdem, wie viel Sie trinken. Aber Sie können ziemlich genau herausfinden, wie erfolgreich Sie sind. Sie sind Ihr eigener gnadenloser Richter, wenn Sie jeden Morgen auf die Waage steigen und aus Ihrem Vorhaben eine Art Sport machen.

Bestimmte Nahrungsmittel, von denen ich geglaubt hatte, dass sie nicht dick machen, enthalten überraschend viele Kalorien, zum Beispiel süße Kekse, die ich gar nicht erst kaufte, um nicht in Versuchung zu geraten. Wenn meine Frau einen Kuchen backte, nahm ich ein Stück, das halb so groß war wie sonst, und genoss das kleinere Stück mehr. Am Abend war ich so hungrig, dass mir der Magen wehtat und nach Essen schrie. Ich drehte nicht durch und machte nicht meinen ganzen Plan zunichte, sondern aß eine dünne Scheibe Brot mit Käse, was nur wenige Kalorien enthielt.

Als ich nach drei Wochen fünf Kilo abgenommen hatte, wurde es schwierig. Das konnte ich mir nicht erklären, aber ich fand im Internet heraus, warum es schwierig ist, weiter abzunehmen. Wenn Sie schlanker werden, sinkt Ihr Grundumsatz und Sie verbrauchen zudem weniger Kalorien beim Sport. Wenn Sie viel Sport treiben, nimmt Ihre Muskelmasse zu. Deshalb müssen Sie die Werte auf Ihrem Kalkulationsblatt anpassen. Jetzt brauchen Sie viel Willenskraft. Ich nahm jetzt nur noch langsam ab und brauchte zusätzliche vier Wochen, um drei weitere Kilo zu verlieren. So schlank war ich seit 30 Jahren nicht mehr gewesen.

Sie müssen ständig aufpassen. Ein Jahr später hatte ich wieder vier Kilo zugenommen und brauchte noch eine Abnehmrunde, diesmal ohne Kalkulationsblatt, weil ich nun wusste, was ich zu tun hatte.

Es ist schwierig, aber es ist der beste Weg, das Ziel zu erreichen. Wenn Sie nicht zu viel essen – das ist größtenteils eine schlechte Gewohnheit –, können Sie Ihre Lebensqualität sehr wahrscheinlich ohne Medikamente bewahren. Aber ich gebe zu, dass man überraschend wenig Nahrung braucht, wenn man älter wird, selbst wenn man jeden Tag viele Kilometer durch den Wald läuft.

Anstatt Medikamente anzubieten, sollten wir kostenlose Kurse über bessere und knappere Ernährung anbieten, und wenn diese nicht helfen und die Patienten Medikamente gegen die Risikofaktoren einnehmen wollen, die wegen ihrer Fettleibigkeit erhöht sind, sollten sie selbst dafür zahlen. Die Medikamente verringern bei vielen Menschen die Lebensqualität. Sie können zu Müdigkeit, Muskelschmerzen, nachlassendem Geschlechtstrieb und Impotenz führen und viele weitere Folgen haben, die man oft nicht auf die Medikamente zurückführt, sondern auf das höhere Alter.

Es ist anscheinend verpönt, all das zu sagen. Ich bin nicht bei Facebook, doch als ich in einer Zeitung etwas zu diesem Thema schrieb,[5] hörte ich von anderen, es habe Hunderte von Hasskommentaren auf Facebook gegeben. Und als ich eine goldene Hochzeit besuchte, griff mich ein Kollege sofort an und sagte, er hoffe, dass meine Frau unser Auto fahre. Warum? Weil ich die Krankenhauskosten selbst tragen müsse, falls ich einen Unfall verursachen sollte! Es war unmöglich, ihn davon zu überzeugen, dass mein Artikel nicht so interpretiert werden dürfe. Wenn wir krank werden, sollten wir selbstverständlich kostenlos behandelt werden, zumindest in Dänemark, einerlei, ob wir übergewichtig sind oder nicht. Und wenn ein Raucher Lungenkrebs bekommt, behandeln wir den Krebs kostenlos. Es ist unglaublich, wie Emotionen die Menschen daran hindern, klar zu denken.

Einer der Hauptgründe für die epidemische Fettleibigkeit ist Zucker. In den Sechzigerjahren wollte die US-amerikanische Sugar Research Foundation die Sorgen über die Rolle des Zuckers bei Herzkrankheiten »widerlegen« und die Schuld dem Fett zuschieben. Die Stiftung finanzierte Studien von Harvard-Wissenschaftlern, die ihren Review 1967 im *New England Journal of Medicine* veröffentlichten, ohne die Zuckerindustrie als Sponsor zu erwähnen.[6] Die Stiftung pickte Studien heraus, die die Forscher sich ansehen sollten, und sie legten bei verschiedenen Studien verschiedene Standards zugrunde. Sie waren gegenüber Studien, die Zucker als Ursache von Herzkrankheiten bezeichneten, sehr kritisch und ignorierten Probleme mit Studien, die Fett für gefährlich hielten.

Beobachtungsstudien, die den Zuckerkonsum mit Krankheiten in Zusammenhang brachten, wurden beiseitegeschoben, weil dabei zu viele mögliche Faktoren mitspielen konnten. Umgekehrt wurden experimentelle Studien missachtet, weil sie zu unrealistisch seien. Eine Studie, die gesundheitliche Vorteile fand, wenn Menschen weniger Zucker und mehr Gemüse aßen, wurde ignoriert, weil die Ernährungsumstellung nicht praktikabel sei. Eine andere Studie, in der man Ratten fettarmes und zuckerreiches Futter gegeben hatte, wurde zurückgewiesen, weil »Menschen sich selten so ernähren«.

Dann wandten sich die Harvard-Forscher Studien zu, die die Risiken des Fetts untersuchten. Darunter waren genau die epidemiologischen Studien, die sie abgelehnt hatten, wenn es um Zucker ging. Sie beschrieben die Studien nur kurz und nannten keine quantitativen Ergebnisse. Aber sie kamen zu dem Schluss, eine Einschränkung des Fettverzehrs sei »ohne Zweifel« die beste Ernährungsstrategie, um koronaren Herzkrankheiten vorzubeugen.

Die Harvard University befindet sich in Boston, so wie das Büro des *New England Journal of Medicine*. Wieder einmal schadete diese Zeitschrift der öffentlichen Gesundheit sehr.

In den Siebzigerjahren überredete die US-amerikanische Sugar Association die FDA, öffentlich zu erklären, Zucker gefährde die Gesundheit nicht.[7] Der Vorsitzende des FDA-Ausschusses war zugleich der Vorsitzende der Zucker-Gesellschaft. Die Korruption dauert heute noch an. Im Jahr 2015 erhielt die *New York Times* E-Mails, die den Schmusekurs zwischen Coca Cola und bezahlten Wissenschaftlern enthüllten. Diese Forscher führten Studien durch, deren Ziel es war, die Wirkung von zuckerhaltigen Getränken auf Fettleibigkeit herunterzuspielen.[6] *Associated Press* erhielt E-Mails, die belegten, dass der Verband der Süßwarenindustrie Studien finanzierte und beeinflusste, die nachweisen sollten, dass Kinder, die Süßigkeiten aßen, ein gesünderes Körpergewicht hatten als jene, die auf Süßigkeiten verzichteten.[6] Die Taktik der Zuckerindustrie ähnelt sehr dem organisierten Leugnen der Tabakindustrie. Herz- und Krebsgesellschaften wurden vom Geld der Industrie korrumpiert.

Der in Dänemark bekannteste Ernährungsexperte Arne Astrup leitete eine Studie, die von 1990 bis 1994 finanziert, aber erst 2002 veröffentlicht wurde.[8] Der gigantische dänische Zuckerproduzent Danisco Sugar war einer der Sponsoren und die Studie belegte, dass zuckerreiche Getränke zu Gewichtszunahme führen. Im Jahr 1997 schrieb Astrup im Auftrag von Danisco einen Brief, in dem er behauptete, Zucker werde nicht in Fett umgewandelt, obwohl Biochemiker seit Jahrzehnten wussten, dass Zucker in Fett umgewandelt werden kann.[9] Astrup war außerdem Berater von Coca Cola und Vorsitzender des Dänischen Ernährungsrates, einem Gremium der Regierung. Im Jahr 2015 stellte sich heraus, dass Astrup im Verwaltungsrat des Global Energy Balance Network saß, einem internationalen Forschungsnetzwerk, das von Coca Cola mit vielen Millionen Dollar unterstützt wurde,[10] also von einer der schädlichsten Firmen der Welt. Dieses Netzwerk behauptet, zuckerreiche Getränke und Fast Food seien nicht die Hauptschuldigen am Übergewicht!

Zucker ist überall, auch in verarbeiteten Produkten und oft in großen Mengen. In meinem lokalen Supermarkt fand ich folgende Zuckermengen: Ketchup und Grillsoße 24 Prozent, süßer Senf 32 Prozent, Mango-Chutney 42 Prozent, süße Chilisoße 51 Prozent und süßes Mango-Chutney 55 Prozent. Zucker ist in vielen Produkten versteckt, in denen man ihn nicht vermutet, weil sie nicht besonders süß schmecken. Manche Menschen essen mehr als ein Kilo Zucker pro Woche.[7]

Es ist wichtig, möglichst wenig Zucker zu essen, weil er uns nicht nur fettleibig macht, sondern noch viele andere Schäden anrichtet. Limonaden zerstören die Zähne durch Karies, und Zucker kann fast wie eine Droge wirken, weil er eine Gier nach mehr Zucker auslöst, weil der Insulinspiegel steigt und fällt. Stimmungsschwankungen, Reizbarkeit, Müdigkeit und Konzentrationsschwäche sind weitere mögliche Folgen. Zucker stimuliert dieselben Belohnungszentren im Gehirn wie Nikotin, Kokain und Sex, doch wie bei anderen Stimulanzien dauert der Kick nicht lange. Hinzu kommt das Risiko für Diabetes, Nierenversagen, Herzanfälle und vieles mehr.

Wir haben zu Hause nie Limonaden gehabt, nur frisch gepressten Fruchtsaft, und unsere Kinder vermissten die Limos nicht, weil wir sie nicht von Coca Cola und anderen Soft Drinks abhängig gemacht haben. Außerdem kaufen wir meist keine Süßigkeiten und keine Schokolade.

Zucker besteht zu gleichen Teilen aus Glukose und Fruktose, die beide in Fett umgewandelt werden können. Als ein schlanker junger Mann sich so ernährte, wie viele Menschen es tun – mit viel Zucker, Frühstücksflocken, Joghurt und Eistee –, nahm er innerhalb von zwei Monaten 8,5 Kilo zu, obwohl er nicht mehr Kalorien zu sich genommen hatte als zuvor und weder Limonade trank noch Eiscreme oder Schokolade aß.[7] Eine Kalorie ist nicht nur eine Kalorie – entscheidend ist, wo sie herkommt. Als er wieder seine gewohnte Kost aß, verschwanden die Kilos an seinem Bauch, aber er litt eine Zeitlang an Entzugssymptomen.

Die Nahrungsmittelindustrie hat experimentiert, um herauszufinden, wie süß Getränke und Nahrungsmittel sein müssen, damit sie sich am besten verkaufen.[7] Coca Cola ist sehr geschickt darin, seine Produkte in den ländlichsten und ärmsten Regionen der Welt zu verkaufen. Im Jahr

2008 gab das Unternehmen bekannt, dass es im Northern Territory in Australien die höchsten Umsätze pro Einwohner erziele.[7] Viele Aborigines sterben jung an Diabetes und Nierenversagen. Coca Cola hat mit Sicherheit das Leben von Millionen Menschen verkürzt.

Was sollen wir essen?

Was sollen wir also essen? Wenn Sie *diet cochrane* googeln, finden Sie auf der ersten Seite interessante Einträge, darunter einen Review aus dem Jahr 2017, der Beobachtungsstudien zu vegetarischen und veganen Ernährungsweisen auswertet.[11] Er ist nicht überzeugend. Die prospektiven Kohortenstudien zeigten ein geringeres Risiko für die Inzidenz und/oder Sterblichkeit durch ischämische Herzkrankheit (RR 0,75; 95-Prozent-KI 0,68 bis 0,82) und für die Krebsinzidenz (RR 0,92, 0,87 bis 0,98), nicht aber für Krankheiten der Herzkranzgefäße und der Hirngefäße insgesamt sowie für die Gesamtsterblichkeit und die Krebssterblichkeit. Bei Veganern war das Krebsrisiko geringer (RR 0,85, 0,75 bis 0,95), aber das wurde nur in einer begrenzten Zahl von Studien beobachtet.

Es gibt viele Cochrane-Reviews zu Ernährung. Wenn Sie in der Cochrane Library *diet* suchen, erhalten Sie eine Liste von 280 Cochrane-Reviews, die Sie schnell durchblättern können, weil es bei den weitaus meisten von ihnen um bestimmte Krankheiten geht, nicht um Vorbeugung.

Eine Fernsehdokumentation namens »Die beste Ernährung der Welt« untersuchte einige der unterschiedlichsten Ernährungsweisen der Welt. Ganz unten rangierten die Marshall-Inseln, wo mehr Menschen an Diabetes sterben als irgendwo sonst auf der Welt und deren Einwohner die übergewichtigsten der Welt sind. Die Menschen dort essen hauptsächlich Dosennahrung aus den USA, selbst wenn sie Gemüse essen, weil das billiger ist als Frischgemüse. Überraschend ist, dass sie wenig Fisch essen, sondern lieber Truthahnschwänze aus den USA (eigentlich handelt es sich um Drüsen), die 73 Prozent Fett enthalten.

Mexiko leidet enorm unter dem Freihandelsabkommen, das der Staat mit den USA geschlossen hat. Die Mexikaner konsumieren eine Menge Limonade und viele sind fettleibig. Die USA selbst sind natürlich weit unten auf der Liste angesiedelt.

Der obere Teil der Liste ist ebenfalls interessant. Dort finden wir beispielsweise die skandinavischen Länder, Frankreich, Italien und Spanien. Campodimele ist ein kleines Dorf in Italien, in dem die durchschnittliche Lebensspanne 95 Jahre beträgt! Die Leute haben ihre eigenen kleinen Gemüsegärten und sie essen Olivenöl, Huhn und sehr wenig Rindfleisch. Frankreich ist besonders interessant, weil die Franzosen die üblichen Ernährungsratschläge missachten. Sie essen fetten Käse, fettes Geflügel und Rindfleisch und haben dennoch eine hohe Lebenserwartung.

Die Schlussfolgerung der Dokumentation lautete: Gesunde Bevölkerungsgruppen nehmen sehr wenig industriell verarbeitete Nahrung zu sich. Offenbar sind die Nahrungsmittel- und Getränkeproduzenten die schlimmsten Übeltäter. Es könnte eine große Wirkung auf unsere Fettleibigkeits-Epidemie, Gesundheit und Lebenserwartung haben, wenn wir diese Unternehmen stärker regulieren würden. Derzeit werden sie praktisch nicht reguliert, obwohl sie ähnlich großen Schaden anrichten wie die Tabakindustrie. Das sollte sich ändern.

Mir scheint, der alte Rat, eine abwechslungsreiche Kost mit wenig Rindfleisch und viel Gemüse zu essen und Limonaden und Zucker zu meiden, ist sehr vernünftig.

Sport

Als die gemeinnützige Amerikanische Diabetesgesellschaft auf ihrer Webseite schrieb, bei der Diabetestherapie gehe es um mehr als Blutzuckerregulierung, nämlich auch um die Regulierung des Blutdrucks und des Cholesterinspiegels, erwähnte sie die besten Maßnehmen nicht: Gewichtsabnahme und Sport.[12,13] Vielleicht deshalb, weil die sogenannten gemeinnützigen Organisationen, die diese Initiative anführten, von AstraZeneca, Aventis, Bristol-Myers Squibb, Eli Lilly, GlaxoSmithKline, Merck/Schering-Plough, Monarch, Novartis, Pfizer und Wyeth finanziert wurden.

Sport ist aus so vielen Gründen vorteilhaft, dass wir zweifellos alle Sport treiben sollten. Als ich wieder einmal zu einer Besprechung ins Gesundheitsministerium ging, deutete die Wache am Eingang zum Aufzug. Ich fragte: »Ist das hier nicht das Gesundheitsministerium?« und erklärte ihm, Aufzüge seien nur etwas für Behinderte und Warenlieferungen. Ich benutze immer die Treppe, auch zum 14. Stock in meinem Krankenhaus, und nehme zwei Stufen auf einmal. Wenn ich das nicht mehr tun kann, werde ich mich für sehr alt halten.

Es gibt auch Risiken. Wenn Sie alt werden, heben Sie die Füße beim Laufen weniger an und können über einen Stein oder eine Wurzel stolpern, die Sie übersehen haben. Vielleicht stürzen Sie vom Rad, wenn plötzlich ein Hund Ihren Weg kreuzt. Ich habe beschlossen, diese Risiken einzugehen, weil ich es extrem langweilig finde, in einem Fitnessstudio auf einem Laufband zu rennen. Wenn Sie acht Kilometer im Wald laufen, ändert sich die Landschaft ständig und obwohl Sie mit ihr vertraut sind, kommt Ihnen die Strecke nicht lang vor. Acht Kilometer auf dem Laufband fühlen sich hingegen wie ein Halbmarathon an. Sie hören keine Vögel und begegnen weder Menschen noch Hunden noch Pferden.

Osteoporose erhöht das Bruchrisiko, aber Ihre Knochen sind in gutem Zustand, wenn Sie laufen. Eine neuere Studie kam zu dem erstaunlichen Ergebnis, dass 65 bis 80 Jahre alte Fußballspieler, die ihr Leben lang trainiert haben, eine höhere Knochendichte in den Beinen haben wie Untrainierte, die 47 Jahre jünger sind![14]

Wenn Sie Sport zu einem Teil Ihres Lebens machen, nehmen Sie vielleicht das Sturzrisiko in Kauf, weil Sie gern Sport treiben, was wiederum Ihre Lebensqualität verbessert.

Verlässlicher Rat zu unserer Ernährung

Es gibt viele Ernährungsratschläge, doch nur wenige sind nützlich. Die meisten sind lediglich Mutmaßungen und deshalb überrascht es nicht, dass die Empfehlungen einander oft widersprechen. Es gibt einen riesigen Markt für Vitamine, Mineralien und andere Ergänzungsmittel, aber der beste Rat, den ich Ihnen geben kann, lautet: Kaufen Sie nichts davon, es sei denn, Sie sind Vegetarier oder Veganer. Wenn Sie eine abwechslungsreiche Kost essen, bekommen Sie wahrscheinlich alles, was Sie brauchen, und wenn Sie Kapseln schlucken, schaden diese Ihnen vielleicht. Ein Review der placebokontrollierten Studien zu Antioxidantien zeigte beispielsweise, dass Beta-Carotin und Vitamin E die Sterblichkeit erhöhen.[15]

Wie steht es mit dem Rat unserer Gesundheitsbehörden? Auch ihnen gegenüber sollten Sie skeptisch sein. Behörden denken immer zweckmäßig: »Wenn die gesamte Bevölkerung das und das tut, retten wir wahrscheinlich so und so viele Leben.« Denken Sie lieber selbst. Außerdem gibt es wenige zuverlässige Belege zur Wirkung der vorgeschlagenen Ernährungsumstellungen, weil es nur wenige randomisierte Studien gibt. Hier ist ein Beispiel:

Im Jahr 2001 startete die dänische Gesundheitsbehörde die Kampagne »Sechs Mal am Tag«. Ich glaubte, das bedeute, man solle täglich sechs Früchte essen, was ich für unmöglich hielt. An manchen Tagen aß ich gar nichts, weil ich es vergaß. Wie sich herausstellte, zählte Gemüse mit, sodass es drei Äpfel, eine große Tomate, eine große Möhre und eine Banane sein konnten. Immer noch ziemlich schwierig.

Ich bin nicht besessen von meiner Ernährung und nahm überdies an, dass unsere Behörden ihre Empfehlungen wohl kaum auf eindeutige Beweise stützen konnten. Obendrein riet unsere Gesundheitsbehörde Männern, maximal drei Gläser Alkohol am Tag zu trinken. Frauen sollten nur zwei Gläser trinken.

Wenn Sie solche Raschläge hören, sollte Ihre erste Frage immer sein: Stützt sich dieser Rat auf randomisierte Studien? Offensichtlich nicht, denn es ist nicht machbar, Menschen nach dem Zufallsprinzip Gruppen zuzuweisen, die über viele Jahre hinweg unterschiedlich viel Obst essen oder Alkohol trinken.

Beobachtungsstudien sind äußerst problematisch. Menschen, die wenig Obst und Gemüse essen oder mehr als andere trinken, kann man nicht mit Vegetariern oder Antialkoholikern vergleichen. Sie unterscheiden sich voneinander auf vielfältige Weise, was ihre Lebenserwartung beeinflussen kann. Wenn wir uns auf Beobachtungsstudien verlassen sollen, müssen sie von hoher wissenschaftlicher Qualität sein und die Abnahme der Sterblichkeit muss erheblich sein. Andernfalls könnte die Abnahme auf Verzerrungen beruhen. Aber was ist erheblich? Viele angesehene Epidemiologen haben fehlerhafte Ergebnisse veröffentlicht und sagen, man könne so leicht getäuscht werden, dass es fast unmöglich sei, Ergebnissen zu trauen, die weniger als erstaunlich seien.[16] Manche sind sogar der Meinung, selbst eine Verdreifachung eines Risikos sei nicht überzeugend, wenn die untere Grenze des 95-Prozent-Konfidenzintervalls oberhalb eines verdreifachten Risikos liege.

Ein paar Beispiele mögen das verdeutlichen. Ich suchte bei PubMed nach *doubles the risk* im Titel von Zusammenfassungen. Der neuste Artikel war »Alcohol intake more than doubles the risk of early cardiovascular events in young hypertensive smokers« (Das Risiko für frühe Herz- und Gefäß-Ereignisse bei jungen Rauchern mit Bluthochdruck wird durch Alkohol mehr als verdoppelt).[17] Das klingt beängstigend. Selbst wenn Sie nicht jung sind, keinen hohen Blutdruck haben und nicht rauchen, überlegen Sie vielleicht, auf Alkohol zu verzichten – denn wenn Alkohol für Menschen mit diesen Merkmalen so schädlich ist, könnte er auch für Menschen wie Sie schädlich sein.

Studien dieses Typs sorgen in den Medien immer wieder für Schlagzeilen und etwas später erscheinen dann andere Studien, die ihnen widersprechen. Das stiftet große Verwirrung und führt dazu, dass manche Leute keinem Rat mehr trauen, der mit Ernährung zu tun hat.

Wie groß war das Risiko wirklich? Die Autoren schreiben in ihrer Zusammenfassung, in einem multivariablen Modell, das auch nachfolgende Veränderungen des Blutdrucks und des Körpergewichts berücksichtigt habe, betrage die Hazard Ratio 1,48 (95-Prozent-Konfidenzintervall 1,20 bis 1,83) fürs Rauchen und 1,82 (1,05 bis 3,15) für den Alkoholkonsum.

An diesem Punkt werde ich sehr skeptisch und weise sämtliche Ergebnisse zurück. Die Autoren haben festgestellt, dass das Risiko für kardiovaskuläre Ereignisse durch Alkoholgenuss größer ist als das Risiko durch Rauchen, was ich nur schwer glauben kann. Zudem lag die untere Grenze des Konfidenzintervalls sehr nahe an 1,00, was keiner Risikoerhöhung entspricht.

Bei einer anderen in PubMed aufgeführten Studie ging es nicht um Ernährung. Ich erwähne sie trotzdem, weil sie ziemlich typisch für einen Großteil der medizinwissenschaftlichen Literatur ist. In der Studie wurde untersucht, ob exzessives Weinen bei Kleinkindern emotionale und verhaltensbedingte Probleme im Alter von fünf bis sechs Jahren voraussagt.[18] Exzessives Weinen bei Kleinkindern wurde mit einem doppelt so hohen Risiko für allgemeine Verhaltensprobleme, auffälliges Verhalten, Hyperaktivität und affektiven Störungen in Zusammenhang gebracht. Die Quotenverhältnisse (die dem relativen Risiko sehr ähnlich sind, wenn die Ereignisraten niedrig sind), variierten zwischen 1,75 (95-Prozent-KI 1,09 bis 2,81) und 2,12 (1,30 bis 3,46).

Als ich anfing, die Zusammenfassung zu lesen, war mein erster Gedanke: Natürlich nehmen die Probleme im späteren Leben zu, wenn Kleinkinder exzessiv weinen. Es ist nicht unvernünftig zu erwarten, dass Babys, die als Kleinkinder schwierig sind, fünf Jahre später ebenfalls schwierig sind. Das könnte an den Genen liegen. Beide Male könnte auch die Mutter schuld gewesen sein.

Zudem kann es für eine Mutter sehr anstrengend sein, wenn ihr Baby ständig weint. Deshalb ist nicht zu erwarten, dass sie fünf Jahre später eine neutrale Beobachterin ist. Daher las ich den ganzen Studienbericht und stellte fest, dass die Studie sich auf die Aussagen der Mütter über ihre Kinder stützte. Schon an diesem Punkt hätte ich normalerweise aufgehört zu lesen. Und trotz dieser subjektiven Einschätzungen waren die Risikoverhältnisse alles andere als eindrucksvoll.

Aber ich war neugierig auf die Schlussfolgerung der Autoren, weil ich aus einer solchen Studie überhaupt nichts geschlossen hätte. Sie schrieben, eine spezielle Betreuung von Müttern, die wegen ihres exzessiv weinenden Kleinkindes stark belastet seien, könne eine brauchbare Strategie sein, um späteren affektiven und verhaltensbedingten Störungen bei ihren Kindern vorzubeugen. Das ist wirklich weit hergeholt, aber typisch für die vielen Weltverbesserer im Gesundheitswesen. Es macht einen guten Eindruck, wenn man vorschlägt, Menschen zu helfen, die in Schwierigkeiten sind; aber es gibt nichts umsonst und wir sollten keine Maßnahmen vorschlagen, von denen wir nicht wissen, ob sie etwas nützen.

Kehren wir zur Ernährung zurück. Die Suche nach subtilen Zusammenhängen zwischen Ernährung, Lebensweise oder Umweltfaktoren und Krankheiten ist eine unerschöpfliche Quelle der Furcht, liefert aber oft nur wenig Gewissheit.[16] Ich weiß nicht, auf welcher Grundlage die Kampagne »Sechs am Tag« gestartet wurde. Doch als ich sie (auf Dänisch) googelte und Google mir während der Eingabe verschiedene Vorschläge machte, fand ich rasch eine große Metaanalyse aus dem Jahr 2017, die 95 Studien ausgewertet hatte.[19] Sie berichtete, für Obst und Gemüse zusammen betrage das relative Risiko für die Gesamtsterblichkeit 0,90 (95-Prozent-KI 0,87 bis 0,93), wenn der Konsum 200 Gramm am Tag betrug (das entspricht zwei Äpfeln). Weiter hieß es, der Rückgang des Risikos sei bis zu 800 Gamm täglich beobachtet worden und in diesem Fall werde die Abnahme der Gesamtsterblichkeit auf 31 Prozent geschätzt.

Die Autoren folgerten: »Geschätzt 5,6 und 7,8 Millionen vorzeitige Todesfälle weltweit im Jahr 2013 könnten auf einen Obst- und Gemüsekonsum von unter 500 und 800 Gramm am Tag zurückzuführen sein, falls die beobachteten Zusammenhänge kausal sind.«

Aber wir wissen nicht, ob die beobachteten Zusammenhänge kausal oder bloße statistische Verzerrungen sind. Berichtet wurde ein Rückgang der Sterblichkeit um 31 Prozent, wenn man acht Äpfel am Tag isst, was ich ziemlich anstrengend finde. Wenn wir den Kehrwert 1/0,69 berechnen, erhalten wir 1,45. Das ist weit entfernt von einer unteren Grenze des 95-Prozent-Konfidenzbereichs und liegt über einem dreifach erhöhten Risiko, wenn man nicht acht Äpfel täglich isst.

Ich bin nicht beeindruckt von Forschern, die behaupten, wenn dieses oder jenes korrekt sei (obwohl ihre Befunde in Wahrheit sehr zweifelhaft sind), würden Millionen Menschen unnötig sterben. Man sollte der Welt nicht mit schlecht begründeten Behauptungen Angst einjagen. Ich frage mich, wie viele Äpfel Epidemiologen täglich essen müssen, um uns in Ruhe zu lassen.

Kaffee

Kaffee muss sehr gesund sein, weil er Thema zahlreicher Beobachtungsstudien war und diese Angriffe trotz der unvermeidbaren Verzerrungen in solchen Studien überstanden hat. Wenn Sie beispielsweise gestresst sind, trinken Sie vielleicht mehr Kaffee und haben zugleich ein höheres Risiko für Herz-Kreislauf-Krankheiten. Zudem gibt es unter Kaffeetrinkern mehr Raucher. Selbst wenn Sie das alles herausrechnen, reicht das möglicherweise nicht und deshalb sähe es danach aus, als würde Kaffee die gleichen Krankheiten verursachen wie Rauchen.

Wenn Sie *coffee is healthy* (Kaffee ist gesund) googeln, finden Sie viele interessante Studien. Eine große Studie berichtet, dass Kaffee das Sterberisiko erhöht, allerdings vor einer Bereinigung um das Rauchen.[20] In Wahrheit sinkt unser Sterberisiko umso mehr, je mehr Tassen Kaffee wir am Tag trinken. Aber die Unterschiede sind sehr klein, zum Beispiel verringern sechs Tassen die Sterblichkeit um 10 Prozent. Man könnte daher empfehlen, diesen Befund nicht zu beachten, und ich würde dem zustimmen. Das Interessante am Kaffee ist jedoch, dass es so viele Studien mit sehr unterschiedlichem Design und somit auch unterschiedlichen Verzerrungen gibt, die belegen, dass Kaffee uns nicht umbringt. Eine Studie, die 2017 auf einem Kardiologenkongress vorgestellt wurde, kam zu dem Ergebnis, dass das Sterberisiko bei Menschen, die mindestens vier Tassen Kaffee täglich trinken, um 64 Prozent geringer ist als bei denjenigen, die nie oder fast nie Kaffee trinken. Die bereinigte Hazard Ratio betrug 0,36 (0,19 bis 0,70).[21]

Ich habe nie verstanden, warum viele Amerikaner koffeinfreien Kaffee verlangen, obwohl Kaffee ihnen anscheinend nicht schadet. In einer riesigen neueren Studie mit 58 397 Todesfällen war der Zusammenhang zwischen Dosis und Reaktion bei koffeinhaltigem und koffeinfreiem Kaffee ähnlich und schon bei zwei bis drei Tassen am Tag war die Sterblichkeit der Kaffeetrinker um 18 Prozent geringer als die der Kaffeemuffel.[22]

Genießen Sie Ihren Kaffee! Deshalb trinken wir ihn. Wir trinken ihn nicht, weil wir glauben, dass wir dann länger leben.

Schlankheitspillen

Fragen Sie Ihren Arzt nicht, ob diese Pillen gut für Sie sind. Schlucken Sie einfach keine. Es gibt keine Schnelltherapie gegen Übergewicht. Die meisten Schlankheitspillen wurden vom Markt genommen, nachdem sie viele Menschen umgebracht hatten, manchmal nach einer schrecklichen Leidenszeit, in der sie das Gefühl hatten, langsam zu ersticken oder zu ertrinken.[12] Vor ein paar Jahren begutachteten wir die einzige Pille, die in Dänemark noch auf dem Markt war, und auch sie schnitt nicht gut ab.[23] Wir prüften klinische Studienberichte über Orlistat, die wir von der EMA, der Europäischen Arzneimittelbehörde, bekommen hatten. Es gab erhebliche Widersprüche in den Angaben über unerwünschte Ereignisse zwischen den Prüfplänen und den Berichten klinischer Studien sowie den veröffentlichten Artikeln, die die Zahl der unerwünschten Ereignisse systematisch zu niedrig angaben. Dieses Medikament ist viel bedenklicher, als es scheint, wenn man veröffentlichte Studienberichte liest.

Eines der Medikamente, die vom Markt genommen wurden, hatte ein Leitartikel im *New England Journal of Medicine* noch gepriesen.[12,24] Der Leitartikel erwähnte nicht, dass seine beiden Autoren bezahlte Berater der Unternehmen waren, die solche Präparate verkauften. Sie behaupteten, die Gefahr eines Lungenhochdrucks sei gering und der Nutzen des Mittels überwiege das Risiko. Der Nutzen war jedoch nur eine Gewichtsabnahme von 3 Prozent, wie die Firma einräumte, zum Beispiel von 100 auf 97 Kilo.[12] Zudem schieden viele Patienten aus den Studien aus, und die statistische

Methode, die Unternehmen üblicherweise verwenden, besteht darin, das zuletzt registrierte Gewicht bis zum Ende der Studie fortzuschreiben. Da ein Großteil des anfänglichen Gewichtsverlustes später wieder zugenommen wird, ist diese Methode fehlerhaft. In unserer eigenen Studie zu einer Schlankheitspille wiesen wir nach, dass die Gewichtsabnahme 6,4 Kilo mehr betrug, als bei einem Placebo, wenn man von der fortgeschriebenen letzten Beobachtung ausging, aber nur 1,5 Kilo, wenn man das Gewicht zu Beginn der Studie zugrunde legte.[25]

Vor allem dürfen wir Nützlichkeitserwägungen nicht akzeptieren. Das Riskio für ein unerwünschtes Ereignis ändert sich selbstverständlich nicht wesentlich, wenn wir drei Kilo abnehmen. Außerdem erwarten Menschen, die Schlankheitspillen einnehmen, nicht, dass diese sie nach schrecklichem Leiden umbringen. Und schließlich wissen wir nicht einmal, ob es stimmt, dass eine winzige Gewichtsabnahme mehr Leben rettet, als das Präparat auslöscht. Eine derartige Rechnung würde sich nicht nur auf fehlerhafte Daten stützen (auf die Gewichtsabnahme), sondern auch auf Beobachtungsdaten zum Sterberisiko bei Menschen mit unterschiedlichem Körpergewicht. Das ist schlechte Wissenschaft.

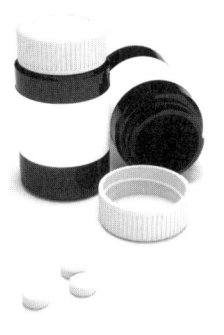

12. Andere Beschwerden

Was wir in der Gesundheitsfürsorge erleben, ist oft total lustig oder tragikomisch. Anstatt der endlosen Seifenopern über die Ereignisse in einem Landkrankenhaus vor 70 Jahren würde ich lieber zeitgenössische Satiren sehen, weil es so viel Grund zum Lachen gibt. Eines meiner lustigsten Erlebnisse war auf meinen Drang zurückzuführen, in den heikelsten Situationen einzuschlafen.

Schlafapnoe: Vom Menschen zum Patienten und zurück

Einmal besuchten mich zwei Freunde und Kollegen aus Darthmouth, die oft über die Albernheiten lachen, denen sie in der Gesundheitsfürsorge so häufig begegnen. Als ich ihnen über meine Erfahrungen mit Schlafapnoe berichtete, drängten sie mich, darüber zu schreiben. Das tat ich.[1]

Was die Diagnose anbelangte, gab es keinen Zweifel. Mein plötzliches lautes Schnarchen hörte sich an wie das Grollen eines gefährlichen Tieres und weckte nicht nur meine Frau, sondern auch mich. Manchmal war ich erschöpft und schwitzte tagsüber, und ich spürte den unwiderstehlichen Drang, zu den unpassendsten Zeiten einzuschlafen, zum Beispiel wenn ich Auto fuhr oder während einer Dinnerparty. Der Schlafdrang konnte so heftig sein, dass ich die Party verlassen musste, um ein Nickerchen zu machen, unter dem Vorwand, ich fühle mich nicht wohl – was stimmte und besser klang, als zu sagen, ich sei müde.

Während meines ganzen Lebens als Erwachsener bin ich manchmal plötzlich eingeschlafen. Im Jahr 2009 gab ich nach und konsultierte einen Hals-Nasen-Ohren-Facharzt. Er gab mir ein Gerät, mit dem ich mein Schlafmuster überwachen konnte. Es gab Phasen, in denen ich eine ganze Minute lang nicht atmete. Der Facharzt schlug vor, das Zäpfchen und vielleicht auch weiteres Gewebe zu entfernen, aber ich wollte eine Operation auf jeden Fall vermeiden, weil sie nicht nur irreversibel, sondern möglicherweise auch gefährlich war. Ich sagte ihm, es gebe keine Daten aus randomisierten Studien, die den Nutzen solcher Eingriffe belegten.[2,3] Daraufhin schlug er kontinuierlichen positiven Atemwegsdruck (CPAP) vor, was ich akzeptierte, weil ich nicht wusste, dass dessen Wirksamkeit bei leichter bis moderater Schlafapnoe unsicher ist.[3] Der Arzt überwies mich an ein Schlafzentrum und ich bat ihn, diesem eine Kopie meiner Akte mit den Aufzeichnungen meines Schlafverhaltens zu schicken, damit sie verfügbar war, wenn ich ankam.

Als der Schlafspezialist mein Schlafverhalten aufzeichnen wollte, sagte ich ihm, neue Messungen seien unnötig, weil die Diagnose unbestreitbar sei. Wie sich herausstellte, hatte er die Aufzeichnungen nicht erhalten, aber ich bestand darauf, dass er sie anforderte, anstatt mich einem überflüssigen Test zu unterziehen.

Die fehlenden Aufzeichnungen waren nicht wichtig. Der Experte packte ein CPAP-Gerät aus und erklärte mir, wie man es verwendet. Er erwähnte auch, dass ich eine Sondererlaubnis bekommen und es während eines Fluges benutzen könne. Ich sagte, ich hätte nicht die Absicht, es bei mir zu tragen, weil ich mich nicht für schwerkrank hielte und nicht wolle, dass Außenstehende mich bemitleideten.

Der Experte erklärte, es dauere 20 Minuten, bevor das Gerät nach dem Einschalten zu arbeiten beginne, damit der Benutzer einschlafen könne. Sollte der Druck zu hoch sein, könne ich ihn ändern. Er sagte mir aber nicht, wie.

Zuhause packte ich das Gerät sehr argwöhnisch aus und fühlte mich in meiner neuen Rolle als Intensivpatient unwohl. Ich schlafe meist sofort ein, doch als ich mit meiner Gesichtsmaske im Bett lag, wartete ich, bis das Gerät zu arbeiten anfing. Es blies mich auf wie einen Ballon. Das war sehr unangenehm und nach einer Weile trocknete meine Kehle aus. Ich zog das Handbuch zurate, das etwa hundert Seiten stark war, fand aber keine Beschreibung einer der wichtigsten Funktionen: wie man den Druck verringert. Also gab ich auf, steckte das Gerät aus und schlief ein.

Meine Frau überredete mich, es am nächsten Abend wieder zu probieren, doch alles war wie am Tag zuvor.

Am dritten Tag las ich das Handbuch genauer und entdeckte eine Seite, die sich seltsamerweise nicht am Anfang des Buches befand, obwohl der Text düster war: Man dürfe das Gerät auf keinen Fall benutzen, ohne diese Seite gelesen zu haben! Nun, dann war es umso schlauer, sie zu verstecken. Als ich weiterlas, erfuhr ich, dass es keine Garantie dafür gab, dass das Gerät mich nicht umbringen würde. Bei einer Fehlfunktion würde ich immer wieder meine eigene Atemluft einatmen und friedlich sterben, ohne dass ein Alarm ausgelöst und ohne dass eine Intensivkrankenschwester zu meiner Rettung herbeieilen würde. Verblüfft suchte ich bei PubMed, fand aber keine Angaben darüber, wie groß das Risiko für diese tödliche Komplikation war.

Obwohl mein Zustand unangenehm war, wollte ich nicht das Risiko eingehen, an der Therapie zu sterben. Vor meinem Termin bei dem Arzt hatte ich die Fachliteratur durchgesehen und wusste, dass Schlafapnoe den Beobachtungsstudien zufolge das Risiko für Herzkrankheiten erhöht. Aber es gibt so vieles im Leben, was dieses Risiko erhöht, und Beobachtungsstudien sind oft irreführend. Natürlich ist längerer Sauerstoffmangel nicht gut für das Herz, doch das zählte bei meiner privaten Entscheidungsanalyse nicht.

Beim nächsten Besuch im Zentrum fragte mich der Experte, wie es mir ergangen sei. Ich berichtete ihm von meinen Erfahrungen und Überlegungen und gab ihm das Gerät zurück. Zu meiner Überraschung sagte er, er hätte es mir ohnehin nicht empfohlen, weil meine Schlafapnoe leicht sei! Inzwischen hatte er die Aufzeichnungen meines Schlafverhaltens erhalten und stützte sein Urteil, wieder zu meiner Überraschung, offenbar darauf und nicht auf meine Symptome, die ziemlich ausgeprägt waren. Außerdem sagte er, von CPAP nehme man an, es sei nur in einem bestimmten Alter wirksam und werde ab einem Alter von 70 Jahren nicht empfohlen. Ich erwiderte, dass ich mich den Sechzigern näherte und daher keinen Grund sähe, dieses schreckliche Gerät zu benutzen, das mich sogar umbringen könne.

Als ich diese Geschichte meinen beiden Kollegen erzählte, meinte einer von ihnen, die meisten Patienten vertrügen CPAP bei Schlafapnoe nicht. Er schickte mir einen Artikel, in dem es hieß, nur 2 von 35 Patienten benutzten CPAP in mindestens 70 Prozent der Nächte sieben Stunden lang.[4] Es wäre nett gewesen, das vorher zu wissen. Hätte ich außerdem einen Review gekannt, der im *BMJ* veröffentlicht worden war und die Wirkung des CPAP bei leichter bis moderater Schlafapnoe bezweifelte, hätte ich nie einen Arzt konsultiert.[3]

Mein kurzer Gastauftritt als Patient war beängstigend. Das Schlimmste war, dass ich meine Autonomie verloren und Termine bei Ärzten gehabt hatte, die mir sagten, was ich tun solle. Ich gab meine Rolle als Patient auf, weil ich nicht geduldig genug bin, um Ärzte zu konsultieren, solange ich nicht wirklich krank bin. Als ich vor acht Jahren den Artikel schrieb, war ich am meisten darüber erstaunt, wie grob ungerecht es ist, dass ein Arzt wie ich, der Forschungsarbeit leistet und routinemäßig nach Belegen sucht, im Vergleich zu den weitaus meisten Patienten derart privilegiert ist. Andere können das alles nicht tun und müssen deshalb hoffen, dass ihr Arzt es am besten weiß. Mit diesem Buch versuche ich, dieses Unrecht wiedergutzumachen.

Diese Geschichte und viele andere, zum Beispiel jene, die ich oben geschildert habe, zeigen, dass man zu vieles, was in der Gesundheitsfürsorge passiert, als Kniereflex bezeichnen kann. Der Arzt hat einen Hammer und da ist ein Nagel, also schlägt er auf den Nagel. Und wenn es eine Schraube ist? Dann benutzt der Arzt trotzdem seinen Hammer, weil er nicht gelernt hat, einen Schraubenzieher zu benutzen.

In seinem Teil der Geschichte schrieb der Experte, bis zu 24 Prozent der Männer und 9 Prozent der Frauen litten an Schlafapnoe.[5] Mir scheint, dass alles häufig vorkommt, wenn wir es den Fachärzten überlassen zu entscheiden, ob es häufig vorkommt oder nicht. Mein Experte behauptete zudem, in manchen Fällen komme eine Operation in Betracht, aber ich fand keinerlei Belege dafür.

Außerdem sagte er, meine heftigen subjektiven Symptome stünden im Gegensatz zu den objektiven Aufzeichnungen und das sei nicht ungewöhnlich. Ja, Diskrepanzen sind in der Medizin nicht ungewöhnlich und deshalb sind die Erfahrungen der Patienten viel wichtiger als das, was Ärzte mit ihren Geräten messen können.

Heute leide ich viel weniger an Schlafapnoe und Herzproblemen als vor einigen Jahren. Das ist ein wichtiges Fazit. Es geht nicht immer bergab, wenn man älter wird. Und wohlgemerkt, ich nahm keine Medikamente ein und ließ mich nicht operieren. Die entzündliche Darmerkrankung meines Freundes besserte sich mit der Zeit ebenfalls deutlich – ohne Behandlung. Schizophrenie und vieles andere kann ebenfalls verschwinden oder viel besser werden.

Nicht-Krankheiten

Im Jahr 2014 fragte mich eine Frau auf einer Konferenz in Kalifornien, was ich von einem niedrigen Testosteronspiegel hielte. Ich fragte, was sie damit meine, weil ich von einer solchen Störung noch nie gehört hätte. Großes Gelächter rund um den Tisch. Wie sich herausstellte, war ihr Mann impotent und sie hoffte, Testosterontabletten würden das Problem sozusagen gerade biegen. Offenbar war das in den USA ein großes Problem. In Dänemark habe ich nie jemanden davon reden hören und auch nichts darüber gelesen.

Es gibt eine Menge Nicht-Krankheiten. Der Pharmaindustrie genügt es nicht, Tabletten an Kranke und Krankheitsgefährdete zu verkaufen, also an uns alle. Die Industrie hat obendrein viele Nicht-Krankheiten erfunden und diese scheinen immer ernst zu sein, zumindest bei manchen Menschen. Hier sind ein paar weitere Beispiele.

Die Psychiatrie ist voller Nicht-Krankheiten. Eine von ihnen ist das ADHS.[6] Das soll nicht heißen, dass die Menschen keine Probleme haben, aber man behandelt sie am besten mit Psychotherapie und anderen psychosozialen Maßnahmen, ohne Krankheitsetiketten und ohne Medikamente.

Citalopram, ein Mittel gegen Depressionen, wurde bei krankhafter Kauflust getestet und Good Morning America erklärte seinen Zuschauern, diese neue Störung betreffe bis zu 20 Millionen Amerikaner, von denen 90 Prozent Frauen seien.[7,8] Escitalopram von Lundbeck, die gleiche aktive Substanz, die in Citalopram enthalten ist, wurde bei Hitzewallungen während der Menopause getestet.[9] Fluoxetin ist in den USA bei prämenstrueller dysphorischer Störung zugelassen.[9] Darüber hinaus werden Tabletten gegen Depressionen bei vielen weiteren Nicht-Krankheiten verwendet, zum Beispiel bei Eheproblemen, Mobbing am Arbeitsplatz, Stress und Examensangst.

Und dann ist da noch Prädiabetes. Das bedeutet, Ihr Diabetesrisiko ist erhöht und somit auch Ihr Sterberisiko und Ihr Risiko für verschiedene Gesundheitsprobleme. Wir sind also heute so weit, dass bei manchen Menschen das Risiko besteht, einen Risikofaktor für etwas zu erwerben, das riskant sein könnte. Es gibt noch viel mehr solchen Schwachsinn. Studien belegen, dass das Diabetesrisiko bei Gesunden sinkt, wenn man sie mit einem Medikament behandelt, welches den Blutzuckerspiegel senkt.[7,10] Fantastisch. Aber nur, bis man zu denken anfängt. Da die Diagnose »Diabetes« vom Blutzuckerspiegel abhängt, waren diese Studien nicht notwendig, weil das Ergebnis eine Art Zirkelschluss ist. Wenn man mit der medikamentösen Behandlung aufhört, ändert sich nichts an der Diabetes-Inzidenz. Das Medikament hat also nichts verhindert, nicht einmal Diabetes.

Prähypertonie (hoher normaler Blutdruck) ist der gleiche Bluff. Wenn man den Blutdruckt senkt, sinkt der Blutdruck. Na und?

Wie sieht es mit der Geburt aus? Sie ist das gefährlichste Ereignis überhaupt. Vom Tag der Geburt an beträgt das Sterberisiko 100 Prozent. Wir sind also alle prä-tot. Was sollen wir dagegen tun?

Alter

Wenn wir alt werden, leiden wir besonders am Prä-Tod. Aber das Alter ist eine Nicht-Krankheit, also lasst alte Menschen bitte in Ruhe. Wenn wir das Glück gehabt haben, so weit zu kommen, ist es an der Zeit, dass Ärzte und andere Weltverbesserer sich nicht in unser Leben einmischen, sofern wir auf eigenen Füßen stehen und für uns selbst sorgen können. Wir alle, Junge und Alte, schätzen Unabhängigkeit. In der griechischen Mythologie galt es als vorteilhaft, wenn ein junger Mann auf dem Gipfel seiner Leistungsfähigkeit im Kampf getötet wurde, denn wenn er überlebt hätte, konnte es mit ihm nur noch bergab gehen. Das mag etwas übertrieben sein, aber Sie wissen, was ich meine. Ich würde lieber etwas früher in meinen Stiefeln sterben als in einem Pflegeheim, dement und in Windeln. Wer wollte das nicht? Leben heißt lebendig sein, nicht, ein lebender Toter sein.

Neulich sprach ich mit einer amerikanischen Kollegin, deren 84-jähriger Vater sich immer noch jedes Jahr einem Gesundheitscheck unterzog. Ich sagte, das sei sinnlos, und fragte, ob sie nicht wisse, dass Gesundheitschecks gefährlich seien? Sie wusste es, doch wie üblich hörte der alte Mann mehr auf seinen Arzt als auf seine eigene Tochter, obwohl auch sie Ärztin war. In Dänemark hat die Gesundheitsbehörde eine Kampagne gestartet, die Frauen daran erinnern soll, zur Vorbeugung gegen Gebärmutterhalskrebs Abstriche machen zu lassen. Die Kampagne richtet sich an alle Frauen bis zum Alter von 100 Jahren.

Was bedeutet es heute, alt zu sein? Es bedeutet, viele Tabletten zu schlucken, weil klinische Leitlinien mit Tunnelblick geschrieben werden, sodass jedes Mal nur ein einziges Problem anstelle des Gesamtbildes gesehen wird. Was bedeutet es, mit vielen Medikamenten, die oftmals nicht wirken, gegen viele Risikofaktoren und kleine Wehwehchen behandelt zu werden? Es bedeutet, dass das Sterberisiko steigt, und je mehr Medikamente Sie einnehmen, desto größer ist das Risiko. Die meisten Medikamente beeinflussen die Gehirnfunktionen, und wenn alte Leute stürzen und sich die Hüfte brechen, stirbt ein Fünftel von ihnen innerhalb eines Jahres. Vergessen Sie nicht, was ich am Anfang dieses Buches geschrieben habe: Unsere Medikamente sind die dritthäufigste Todesursache. Deshalb brauchen wir Studien, die viele gleichzeitig eingenommene Medikamente mit Nichtstun vergleichen.

Ärzten fällt es schwer, alte Menschen in Ruhe zu lassen, und es scheint ihnen immer schwerer zu fallen. In Korea stieg beispielsweise der Anteil der älteren Patienten, die in ihrem letzten Lebensmonat eine Chemotherapie erhielten, von 26 Prozent im Jahr 2000 auf 33 Prozent im Jahr 2005 und auf 44 Prozent im Jahr 2010.[11]

Antidementiva

Nehmen Sie keine ein. Sie wirken nicht.[6] Die winzigen Wirkungen, die in placebokontrollierten Studien der Pharmaindustrie auf irgendeiner Messskala festgestellt wurden, kann man mühelos auf fehlende Verblindung zurückführen, denn die Medikamente haben auffällige Nebenwirkungen. Selbst wenn die gemessene Wirkung echt sein sollte, ist sie zu klein, um klinisch bedeutsam zu sein, und die Medikamente richten viele Schäden an. Außerdem ist es nicht verboten, Vernunft walten zu lassen. Wie groß ist die Wahrscheinlichkeit, dass ein Medikament einen Degenerationsprozess im Gehirn verlangsamen kann? Annähernd null. Wie groß ist die Wahrscheinlichkeit, dass die Studien tendenziös sind? Annähernd 100 Prozent. Wie wahrscheinlich ist es also, dass die kleinen Wirkungen, die in Studien gemessen werden, nur Verzerrungen sind? Extrem wahrscheinlich.

Bei einer Besprechung in meinem Krankenhaus sprach ein Pharmakologe neulich über Medikamente gegen Demenz und räumte ein, dass die Wirkung so klein sei, dass sie irrelevant sei. Trotzdem fügte er hinzu, man könne die Medikamente dennoch ausprobieren, weil manche Patienten besser auf sie ansprächen als andere.

Ich informierte ihn über natürliche Variation. Es ist ein rein statistisches Phänomen, dass nicht alle Patienten nach einer Behandlung den gleichen Wert auf einer Messskala erzielen. Und wenn man die Studie mit denselben Patienten wiederholen würde, würden andere Patienten besser auf das Medikament zu reagieren scheinen.

Angenommen, Ihr altes Auto macht Ihnen Ärger und Sie bringen es zu einem Mechaniker. Er sagt, er werde versuchen, es mit einem neuen Verfahren zu reparieren, aber er könne den Erfolg nicht garantieren. Sie fragen, wie die Ergebnisse dieser Methode bei anderen Autos waren. Er erklärt, im Durchschnitt funktioniere sie nicht, aber manchmal scheine sie bei manchen Autos doch ein wenig besser zu funktionieren als bei anderen. Ich glaube, Sie würden ihn ungläubig ansehen und mit Ihrem defekten Auto wegfahren. Immerhin ist es nicht ganz tot und kann Sie noch transportieren, wohin Sie wollen.

Leider wissen Ärzte sehr wenig über Statistik und denken kaum an die statistische Variation, die nicht als Argument dafür dienen darf, dass eine Behandlung wirksam ist. Stattdessen weisen Ärzte auf ihre klinische Erfahrung hin, die sehr irreführend sein kann. Sie verordnen Patienten Medikamente, die nicht wirken – zum Beispiel Mittel gegen Demenz oder Psychopharmaka – und beobachten, wie es den Patienten geht. Und sie glauben, sie könnten zwischen Patienten, die auf ein Medikament ansprechen, und solchen, die nicht darauf ansprechen, unterscheiden. Das ist unmöglich wegen der natürlichen Variation der Krankheitsintensität und wegen fehlender Vergleiche. Vielleicht wäre es den Patienten ohne die Behandlung besser gegangen? Niemand weiß es. Deshalb müssen wir Patienten auf der Grundlage dessen behandeln, was die zuverlässigsten Studien über Nutzen und Schäden mitteilen, nachdem wir alle Arten von Verzerrungen berücksichtigt haben. Das bedeutet, dass niemand mit Demenzmedikamenten behandelt werden sollte. Absolut niemand.[6]

Arzneimittelbehörden sind ebenso unvernünftig wie Kliniker. Auch sie empfehlen Ärzten, ein Medikament auszuprobieren und zu beobachten, was passiert.

Eines der beliebtesten Demenzmittel ist Donepezil (Aricept). Seine häufigsten Nebenwirkungen sind Übelkeit, Durchfall, Schlafstörungen, Erbrechen, Muskelkrämpfe, Müdigkeit und Appetitlosigkeit.[6] Das ist gewiss nicht das, was wir alten Menschen wünschen, die oft ohnehin schon an Schlafstörungen, Müdigkeit und Appetitmangel leiden. Die Liste der häufigen Schäden – in Pfizers Produktinformation für Aricept heißen sie Nebenwirkungen – ist sehr lang. Bei mehr als 1 Prozent der Patienten treten Hypotonie (niedriger Blutdruck) und Ohnmacht auf, und wie bereits erwähnt, sterben viele alte Menschen innerhalb eines Jahres, wenn sie stürzen und sich die Hüfte brechen. Was für ein Arzneimittel!

Eine große kanadische Studie wies nach, dass das Risiko, wegen Ohnmachtsanfällen in ein Krankenhaus eingewiesen zu werden, bei Menschen, die Medikamente gegen Demenz einnehmen, fast doppelt so hoch ist wie bei denjenigen, die keine Medikamente einnehmen. Zudem brechen sie sich öfter die Hüfte und benötigen häufiger Herzschrittmacher.[12] Erstaunlicherweise wurden mehr als die Hälfte der Patienten, die wegen eines zu langsamen Herzschlags (Bradykardie) in ein Krankenhaus aufgenommen worden waren, nach der Entlassung wieder mit dem gleichen Medikamententyp behandelt. Die überschätzte klinische Erfahrung hatte in diesem Fall gewiss nicht die erwarteten und wünschenswerten Folgen.

Vielleicht können Sie ohne Medikamente auskommen

Manchmal glaube ich, es gibt zu viele Ärzte, zu viele Fachgebiete und zu viele Fachärzte, zumindest in der westlichen Welt. Alle diese Ärzte müssen etwas Sinnvolles tun. Ich habe noch keinen Geriater getroffen, der keine Demenzmittel verordnete, obwohl sie schädlich sind. Es ist gut für das Prestige und die Autorität der Ärzte, Medikamente zu verschreiben, und sie haben dann etwas mit den Patienten zu besprechen. »Haben Sie heute daran gedacht, Ihre Medikamente zu nehmen?«

Ärzte sollten sich als psychosoziale Betreuer verstehen, nicht als Tablettenschieber. Wir können eine Menge tun, um dementen Menschen und anderen Patienten zu helfen,[6] und nichts davon hat etwas mit Tabletten zu tun. Wir schlucken so viele Tabletten, dass jeder von uns von der Wiege bis zur Bahre täglich welche nehmen könnte. Je älter Sie werden, und je öfter Sie zu einem Arzt gehen, desto mehr Tabletten bekommen Sie. Ärzte setzen Tabletten nicht gern ab und wenn ein Facharzt das während eines Krankenhausaufenthaltes tut, verordnet der Hausarzt oft jedes einzelne Medikament erneut. Und wenn der Hausarzt ein Medikament absetzt, das ein Facharzt verordnet hat, gibt Ihnen dieser bei Ihrem nächsten Besuch oft wieder ein Rezept dafür, obwohl der Hausarzt Sie viel besser kennt und daher oft weiß, was für Sie am besten ist.[13]

Versuchen Sie, Ärzten aus dem Weg zu gehen, wenn Sie alt sind. Es ist viel wahrscheinlicher, dass Sie Sozialarbeiter brauchen. Und wenn Sie Medikamente einnehmen, sollten Sie versuchen, eines nach dem anderen langsam abzusetzen. Natürlich gibt es Ausnahmen, und vielleicht brauchen Sie die Medikamente, die Sie nehmen, tatsächlich, aber meist sind Sie ohne sie besser dran. Wenn es nicht um Sie geht, sondern um Ihre alten Eltern, dann versuchen Sie, ihnen zu helfen. Es kann sein, dass sie sich mehrere Jahre jünger fühlen, wenn sie einige ihrer Medikamente loswerden.

Oft ist ein »Ausschleichen« notwendig, um Entzugssymptome zu vermeiden, weil der Körper sich an die Medikamente gewöhnt hat. Vielleicht stellt sich heraus, dass Ihre Müdigkeit oder Impotenz, Ihre Muskelschmerzen oder Gedächtnisstörungen keine Alterserscheinungen sind, sondern Nebenwirkungen der Medikamente. Denken Sie auch daran, dass eine Arznei, die jungen Menschen guttut, älteren Menschen schaden kann, weil alte Menschen Medikamente schlechter vertragen als junge. Es kann auch sein, dass Ihr Körper sich so weit selbst geheilt hat, dass Sie keine Medikamente mehr brauchen.

Die meisten Patienten respektieren Autoritäten und würden nicht einmal im Traum daran denken, die Dosis ihrer Medikamente ohne die Zustimmung ihres Arztes zu verringern. Da Ärzte ihren Patienten jedoch viel zu oft raten, ihre Medikamente ewig einzunehmen, entscheiden sich manche Patienten dagegen. Das kann riskant sein, aber es ist viel riskanter, mit unserem heutigen, viel zu hohen Medikamentenkonsum weiterzumachen. Viele Verstorbene hätten auf das Medikament, das sie umgebracht hat, durchaus verzichten können.

Ich bekomme viele E-Mails von Patienten, die schildern, wie es ihnen erging, nachdem sie ihre Medikamente selbst allmählich abgesetzt hatten. Hier ist ein gekürztes Beispiel:[13]

12. Andere Beschwerden

»Ich bin 67 Jahre alt und mein Leben war in einem derartigen Umfang von körperlichen und seelischen Gesundheitsproblemen geprägt, dass ich mich fragte, ob es noch lebenswert war. Ihr Buch hat mich dazu bewogen, meinen Cholesterinsenker, die Hälfte meines Blutdrucksenkers und ein paar andere Mittel abzusetzen. Ich habe meine Ernährung ein wenig umgestellt und meinen Arzt, der sich von Nebenwirkungen, über die ich klagte, nicht beirren ließ, durch einen anderen ersetzt, der nichts mit irgendeinem Pharmaunternehmen zu tun hat. Mein Blutdruck ist sogar niedriger als vor dem Beginn der Behandlung.

Die größte Überraschung war, dass einige Tage nach dem Absetzen meines Cholesterinmittels nicht nur einige körperliche Beschwerden vollständig verschwanden, sondern auch die seelischen Probleme, die ich als unvermeidlich hingenommen hatte. Mein Kurzzeitgedächtnis kehrte ebenfalls zurück. Ich hatte mich an nichts mehr erinnern können. Und mein Cholesterinspiegel ist sogar dann gut, wenn ich den Zielen der Cholesterinhysteriker Glauben schenke.

Ich erzähle meine Geschichte überall herum, auch Ärzten, die oft die Augenbrauen heben und schnell das Thema wechseln oder zu offensichtlich ihr Desinteresse zeigen. Immerhin habe ich auch Krankenhausärzte getroffen, die einige meiner Erfahrungen bestätigten. Aber ich bin jetzt wütend auf die Pharmaindustrie und ihre Lakaien.«

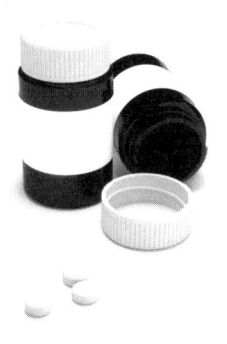

13. Die Alternativmedizin ist nicht die Lösung

Wenn ich öffentliche Vorträge halte und erkläre, wie gefährlich viele unserer Medikamente sind und wie vielen Menschen sie das Leben kosten, werde ich oft gefragt: »Was ist die Alternative?«

Meine Antwort ist einfach: Die Alternative zu Medikamenten ist der Verzicht auf sie. Wir wären gesünder und würden länger leben, wenn wir viel weniger Medikamente einnähmen. Leider fällt es Ärzten, anderen Fachkräften im Gesundheitswesen und vielen Patienten sehr schwer, nichts zu tun, obwohl alle wissen, dass ein guter Chirurg derjenige ist, der weiß, wann er *nicht* operieren sollte.

Recht oft sollten wir einfach der Natur ihren Lauf lassen, weil der Körper und der Geist sehr wohl fähig sind, sich selbst zu heilen. In anderen Fällen ziehen wir vielleicht nichtmedikamentöse Maßnahmen vor, die nachweislich wirksam sind, zum Beispiel Psychotherapie bei psychischen Krankheiten.

Ein ganz anderes Thema ist die Alternativmedizin. Sie ist sehr beliebt bei Patienten und daher auch bei Politikern, deren Wähler oft Patienten sind. In den USA wurden für Forschungen auf dem Gebiet der alternativen Medizin bereits viele Milliarden Dollar ausgegeben, doch diese enormen Investitionen waren unvernünftig. Das Gleiche beobachte ich in Dänemark. Es war eine politische Initiative, ein Zentrum aufzubauen, das auf diesem Gebiet analysieren und forschen sollte. Das Zentrum wurde nach fünfzehn Jahren geschlossen, weil die Investition nichts Substanzielles erbracht hat. Wir erfuhren, dass mehrere alternative Therapien wissenschaftlich nicht belegt seien, was wir bereits wussten, oder dass sie völlig falsche Behauptungen aufstellen, etwa dass Homöopathie bei Kindern mit ADHS wirke. Homöopathie kann überhaupt nicht wirken, siehe unten.

Viele Patienten und manche Ärzte finden die Irrationalität der alternativen Medizin anziehend. Ich vermute, das hat mit der Neigung der Menschen zu religiösen Vorstellungen zu tun. Die Alternativmedizin ist so populär, dass die Herausgeber des Lehrbuchs für Innere Medizin, das von Studenten in Dänemark benutzt wird, ihr ein Kapitel widmen, obwohl sie in einem so guten Lehrbuch ein Fremdkörper ist. Man bat mich, dieses Kapitel zu schreiben, nicht, weil ich irgendein Interesse am Thema bekundet hätte, sondern weil man wusste, dass ich fähig war, die Literatur kritisch zu sichten.

Ich hielt nach Belegen für positive Wirkungen der am häufigsten verwendeten Therapien Ausschau, doch da war nichts. Keine Belege, die ich fand, waren so überzeugend, dass ich die Therapie empfehlen würde.[1] Zudem ist die Alternativmedizin nicht harmlos, wie ich im Folgenden erläutern werde.

Die Alternativmedizin wird auch Komplementärmedizin genannt. Es gibt keine allgemein anerkannte Definition der alternativen Medizin, die eine logische Abgrenzung zu anderen Therapien setzen würde. Die meisten Definitionen sagen, sie gelte derzeit nicht als Teil der Schulmedizin. Mit anderen Worten: Sie wirkt nicht. Würde sie wirken, würden Ärzte sie nur zu gern anwenden und sie nicht alternativ nennen. Wie alle Definitionen ist auch diese problematisch. Ärzte wenden viele Therapien an, die nicht wirken, zum Beispiel Antibiotika gegen Virusinfektionen. Außerdem schließen schulmedizinische Therapien auch viele Medikamente ein, die sogar von den Behörden zugelassen und von Pharmaunternehmen für bestimmte Krankheiten verkauft werden, obwohl sie den Patienten nichts nützen. Dennoch nennen wir sie Medikamente, nicht alternative Medizin. Umgekehrt kommt es sehr selten vor, dass ein alternatives Heilverfahren sich als wirksam herausstellt. Dann ist es meiner Meinung nach nicht mehr alternativ.

Bei der Entwicklung von Medikamenten werden in großem Umfang natürliche Produkte genutzt. Das erste wirksame Medikament gegen Krebs, Paclitaxel (Taxol) wurde beispielsweise aus der Rinde der Pazifischen Eibe extrahiert, das erste wirksame Medikament gegen Malaria tropica, das in

13. Die Alternativmedizin ist nicht die Lösung

Europa benutzt wurde, stammte aus der Rinde des südamerikanischen Chinarindenbaumes (Cinchona). Malaria wurde von Europäern nach Südamerika eingeschleppt und die Quechua-Indianer in Peru, Bolivien und Ecuador entdeckten, dass die Rinde, die sie bereits gegen andere Arten von Schüttelforst verwendeten, auch bei Malaria half. Ein Extrakt aus Wüstensalbei *(Artemisia)* wirkt bei Malaria tropica ebenfalls. Diese Therapie wurde von den Chinesen mehr als tausend Jahre lang verwendet, aber man muss hinzufügen, dass die Chinesen viele weitere Kräuterarzneien benutzten und dass diese die einzige von fast 200 war, die sich als wirksam erwies, als sie wissenschaftlich untersucht wurde.

Wenn ich mit Leuten esse, die ich nie zuvor getroffen habe, versuche ich zu verbergen, dass ich Arzt bin, weil das Gespräch meiner Erfahrung nach sonst auf Abwege geraten und ziemlich anstrengend werden kann. Manchmal kann ich nicht verhindern, dass mein Tischnachbar mir eine lange, wirre Krankengeschichte erzählt und nach meiner Meinung fragt. Aber es ist meist keine gute Idee, für einen Fremden in die Rolle des Arztes zu schlüpfen, weil ich die Details der Geschichte nicht kenne. Bisweilen regen sich die Leute sehr auf, wenn ich ihnen höflich mitteile, dass ich *nicht* daran interessiert bin, über Alternativmedizin zu diskutieren. Es ist, als würde man einem religiösen Fanatiker sagen, man glaube an keinen Gott und wolle darüber nicht sprechen.

Einmal war mein Tischnachbar enorm hartnäckig und wollte einfach nicht akzeptieren, dass ich zu wenig über chinesische Kräuter wusste, um etwas Nützliches über sie sagen zu können. Ich versuchte, ein Gespräch mit meinem anderen Nachbarn zu beginnen, aber der Mann gab nicht nach. Er zeigte keinerlei Einfühlungsvermögen, geschweige denn Höflichkeit.

Schließlich spielte er seinen Trumpf aus: »Sind Sie nicht auch der Meinung, dass chinesische Kräuter gut für Menschen sein müssen, weil die Chinesen sie seit Tausenden von Jahren verwenden?« Ich erwiderte: »Sie verwenden auch Bambus als Baumaterial seit Jahrtausenden. Wäre ich Ingenieur, würden Sie mich dann auffordern, Bambus für Straßenbrücken zu verwenden, weil die Chinesen ihn seit Jahrtausenden benutzen?« Daraufhin würdigte er mich bis zum Ende des Abends keines Blickes mehr.

Die Kräutermedizin heißt in manchen Ländern Naturheilkunde. Es geht dabei um medizinische Produkte, deren aktive Bestandteile natürliche Substanzen sind, und zwar in Konzentrationen, die nicht erheblich höher sind als in der Natur. An der Naturheilkunde ist jedoch nichts »natürlich«. Im evolutionären Kampf ums Überleben haben viele Pflanzen Toxine entwickelt, die für Menschen und Tiere tödlich sein können.

Praktiker der alternativen Medizin haben selten eine medizinische Ausbildung und deshalb sollte man ihren Diagnosen in der Regel nicht trauen. Einige ihrer diagnostischen Methoden sind in der Tat »alternativ«. Es ergibt keinen Sinn, Menschen in die Augen zu schauen (Irisdiagnose), um eine Diagnose zu stellen, oder ihre Aura zu betrachten, die Ausbreitungen von Schwingungen einer Stimmgabel aufzuzeichnen, die auf dem Knie liegt, oder Haare zu analysieren, um anhand ihres Mineralstoffgehalts viele verschiedene Gesundheitsprobleme aufzuspüren und dagegen Ergänzungsmittel zu verordnen.

Eines der Klischees in der Kritik an der Schulmedizin lautet, sie sei reduktionistisch, während die alternative Medizin ganzheitlich sei. Aber die größten Vereinfachungen finden wir in der Alternativmedizin. Ganz unterschiedliche Krankheiten werden auf eine einzige Ursache reduziert, zum Beispiel auf ein Ungleichgewicht im Energiesystem oder auf kleine Fehlstellungen (Subluxationen) der Wirbelsäule, und auch die Therapie ist die Gleiche: Reiben der Fußsohlen, Manipulationen, Homöopathie gegen Kopfschmerzen, einerlei, ob die Ursache ein Gehirntumor ist oder Grippe und so weiter.

Manche Praktiker der alternativen Medizin besitzen Einfühlungsvermögen und können vielleicht Menschen helfen, die an Stress, Perfektionismus, geringem Selbstwertgefühl, Angst, Traurigkeit oder Depression leiden, aber das liegt an ihren menschlichen Qualitäten und hat nichts mit alternativen Therapien zu tun. Manchmal spricht man hier von einem Placebo-Effekt, aber es gibt keine allgemein anerkannte Definition dessen, was Placebo ist, und meiner Meinung nach sollte man diesen Begriff nicht für Maßnahmen verwenden, die wirksam sind. Menschliche Interaktionen können wirksam sein, doch wir nennen sie Psychotherapie, weil wir versuchen, die Psyche der Menschen zu beeinflussen.

Die Aussagen zur Kausalität, die alternative Therapeuten verwenden, um die behaupteten positiven Wirkungen zu untermauern, sind oft spekulativ und haben keinen Bezug zur Realität. Im Jahr 1964 versprach der amerikanische Magier James Randi demjenigen eine Million Dollar, der unter vereinbarten kontrollierten Bedingungen pseudowissenschaftliche Behauptungen beweisen könne, zum Beispiel den angeblichen Wirkungsmechanismus der Reflexzonenmassage, Homöopathie, Akupunktur oder Chiropraktik (abgesehen von deren Wirkung bei Rücken- und Gelenkschmerzen). Mehr als tausend Leute haben es probiert, doch alle sind gescheitert und 2015 wurde die Herausforderung widerrufen.

Etwa ein Viertel der Dänen suchen jährlich einen alternativen Therapeuten auf[1] und viele weitere kaufen in Apotheken und anderswo alternative Produkte wie Ergänzungsmittel und Kräuter. Die beliebtesten Therapien sind jene, die Körperkontakt erfordern. Das ist aus einem evolutionären Blickwinkel leicht zu verstehen. Affen verbringen eine ganze Menge Zeit damit, einander zu putzen, was für den sozialen Zusammenhalt und die Aufrechterhaltung der Hierarchie wichtig ist. Wir Menschen vermissen wahrscheinlich diese körperliche Nähe. Zudem sind manche Therapeuten gute Zuhörer und gut darin, ihren Patienten zu versichern, wie einzigartig sie sind.

Die häufigsten Gründe für alternative Therapien sind leichte Symptome oder Störungen sowie der Wunsch, sich wohler zu fühlen oder Krankheiten vorzubeugen. Der Wunsch, aktiv mitzuwirken und Schädigungen durch Medikamente zu vermeiden, spielt ebenfalls eine Rolle. Manche Leute haben erkannt, dass ihre Ärzte sie nicht heilen können, und suchen in ihrer Verzweiflung überall Hilfe. Das macht sie anfällig für die Ausbeutung durch Quacksalber und Betrüger aller Art. Leider sind einige dieser Therapeuten, die die Angst vor dem Tod ausbeuten, Ärzte, die wertlose »Arzneien« verwenden, zum Beispiel Vitamine in hohen Dosen gegen AIDS.

Ein Begriff, der in den modernen Sprachgebrauch aufgenommen wurde, ist *worried well* (etwa: gesund, aber unruhig). Dieser Begriff wird für Menschen benutzt, die zwar gesund und fit sind, sich aber trotzdem Sorgen über unbekannte Probleme in ihrem Körper machen, auf die sie sich vorsichtshalber untersuchen lassen wollen. Das ist eine furchtbar schlechte Idee. Alternative Therapeuten können keine korrekten Diagnosen stellen, und wenn sie es tun, sind sie höchstwahrscheinlich spekulativ und falsch und haben keine wissenschaftliche Grundlage. Patienten bekommen oft zu hören, mit ihrem Energiesystem sei etwas nicht in Ordnung, ihnen fehlten bestimmte Mineralien oder Vitamine, sie hätten sich mit irgendwelchen Substanzen vergiftet und bräuchten daher besondere Therapien, wie zum Beispiel eine Darmreinigung oder eine spezielle Diät.

Heute wissen wir so viel über den menschlichen Körper und seine Physiologie und Pathophysiologie, dass alternative Therapeuten keine

Entschuldigung dafür haben, wenn sie ihren Kunden Unsinn erzählen. Sie brauchen keine »Reinigung«, weil die Leber und die Nieren sich um Toxine kümmern, und es gibt keine überzeugenden Belege dafür, dass Zahnfüllungen mit Amalgam zu Gesundheitsproblemen führen oder dass manche Menschen überempfindlich gegen mehrere Chemikalien sind.

Alternative Therapeuten behaupten oft, es sei nicht möglich, die Wirkung alternativer Verfahren mit randomisierten Studien zu prüfen. Sie behaupten, solche Studien veränderten die natürlichen Bedingungen der Behandlungssituation und die Ergebnisse seien unter anderem deshalb unzuverlässig, weil die Patienten nicht vom Placebo-Effekt profitieren könnten. Es gibt aber keine glaubhaften Beweise für diese Ansicht. Erstens zeigte sich bei Vergleichen zwischen Patienten, die in randomisierten Studien behandelt wurden, und Patienten, die außerhalb der Studie behandelt wurden, keine schwächere Wirkung innerhalb der Studien. Die Wirkung war ähnlich.[2] Zweitens wird der Placebo-Effekt stark übertrieben. Wir werteten in einem Cochrane-Review 234 Studien aus, in denen Placebos mit einer unbehandelten Kontrollgruppe verglichen wurden. Wir stellten im Allgemeinen keine klinisch relevanten Wirkungen der Placebos fest.[3] Unter bestimmten Umständen können Placebos die von Patienten berichteten Ergebnisse beeinflussen, besonders Schmerzen und Übelkeit, aber es ist schwierig, diese Patientenberichte über Placebo-Effekte von verzerrten Berichten zu unterscheiden. Eine nicht behandelte Kontrollgruppe kann nämlich nicht verblindet werden, das heißt, die Patienten wissen, dass sie nicht behandelt werden, und sind möglicherweise darüber enttäuscht.

Ein anderes häufiges Missverständnis ist die Behauptung, man könne eine Behandlung, die nicht verblindet werden kann, nicht in einer randomisierten Studie untersuchen. Verblindung und Randomisierung sind jedoch zwei verschiedene Dinge und man kann Patienten randomisiert zwei Gruppen zuteilen, die dann verglichen werden. In manchen Fällen ist eine Verblindung schlicht unmöglich, etwa wenn die Behandlung in einer Operation, einer Psychotherapie oder einer Reflexzonentherapie besteht; doch in solchen Fällen kann eine Person, die nicht über die Behandlung informiert ist, welche den Patienten zuteilwurde, die Wirkung beurteilen oder wir können objektive Ergebnisse verwenden, die wahrscheinlich nicht von der fehlenden Verblindung beeinflusst werden, zum Beispiel die Überlebensrate oder die Rückkehr zur Arbeit. Seriöse alternative Therapeuten räumen seit Langem ein, dass die potenzielle Wirkung ihrer Therapien in randomisierten Studien untersucht werden muss. Dementsprechend gibt es Tausende von randomisierten Studien zu alternativen Therapien und viele Cochrane-Reviews dieser Studien.

Ein häufiges Argument zugunsten der Alternativmedizin lautet: Sie kann nicht schaden. Abgesehen davon, dass wir Menschen nicht deshalb behandeln, weil wir hoffen, ihnen nicht zu schaden, sondern weil wir hoffen, ihnen helfen zu können, ist das Argument aus mehreren Gründen falsch.

Erstens wird in der alternativen Medizin sehr häufig betrogen. Als Patienten einer dermatologischen Klinik in England, die mit gutem Erfolg Kräutercremes bei atopischem Ekzem benutzten, gebeten wurden, ihre Creme analysieren zu lassen, stellte man fest, dass 20 von 24 Cremes starke Kortikosteroide enthielten.[4] Örtlich aufgetragene Kortikosteroide haben natürlich eine Wirkung, verursachen aber auch viele irreversible Schäden. Beispielsweise wird die Haut dünner und neigt zu kleinflächigen Blutungen.

Zweitens können die Zutaten toxisch sein. Wenn Sie Lehrbücher über Alternativmedizin lesen, sehen Sie, dass einige Zutaten eindeutig gefährlich sind. Nach dem Konsum eines chinesischen Kräutertees, der wilden Gamander enthielt, kam es zu Leberversagen und Todesfällen.[5]

Drittens werden Patienten oft seltsamen Therapien unterzogen und bekommen strenge Diätvorschriften oder sie werden mit Mineralstoffmischungen oder Vitaminen in hohen Dosen behandelt, obwohl solche Methoden gefährlich sein können. Wie bereits erwähnt, belegte ein Review placebokontrollierter Studien zu Antioxidantien, dass Beta-Karotin und Vitamin E die Sterbequote erhöhen.[6] Wir brauchen Vitamine und essenzielle Mineralien wie Zink und Kupfer, damit unsere Enzyme arbeiten, doch wenn wir zu viel davon einnehmen, können wir sterben. Der menschliche Körper ist viel komplizierter, als Alternativmediziner uns glauben machen, und er ist gut an seine Umwelt angepasst.

Viertens raten viele Alternativmediziner von Impfungen ab, selbst wenn ihre positive Wirkung zweifellos die Nachteile überwiegt. Eine Umfrage zeigte im Jahr 2002, dass 31 von 77 Homöopathen und drei von 16 Chiropraktikern dagegen waren, ein einjähriges Kind gegen Masern, Mumps und Röteln zu impfen.[7] Da sie wussten, dass sie an einer Forschungsstudie teilnahmen, ist es denkbar, dass diese Quote in der täglichen Praxis noch schlechter ausfällt.

Beim Betrug mit alternativer Medizin geht es nicht nur um das heimliche und illegale Hinzufügen von Substanzen mit bekannten pharmakologischen Wirkungen, es kommt auch vor, dass angegebene Zutaten fehlen. Im Jahr 2015 wurden vier US-amerikanische Einzelhändler beschuldigt, Nahrungsergänzungsmittel verkauft und dabei falsche Angaben gemacht zu haben. Oft waren ihre Präparate mit nicht angegebenen Zutaten kontaminiert.[8] Die Behörden hatten beliebte Kräutermittel getestet, die von Walmart, Walgreens, Target und GNC als Eigenmarken verkauft wurden, und dabei festgestellt, dass etwa vier von fünf Produkten keines der auf dem Etikett angegebenen Kräuter enthielten. In vielen Fällen enthielten die Präparate kaum mehr als billige Füllstoffe wie Reis und Zimmerpflanzen oder Substanzen, die für Allergiker gefährlich sein können. In Kapseln, die angeblich Ginkgo biloba enthielten, fanden die Behörden nur Reis, Spargel und Fichte, eine Schmuckpflanze, die oft als Weihnachtsdekoration verwendet wird. Bei Target testete die Behörde sechs Kräuterprodukte. Bei dreien davon, die Ginkgo biloba, Johanniskraut und Baldrianwurzel enthalten sollten, fielen die Tests auf diese Kräuter negativ aus, stattdessen enthielten die Produkte Reispulver, Bohnen, Erbsen und wilde Möhren.

Manipulation der Wirbelsäule

Mehrere Berufe bieten Manipulationen der Wirbelsäule an – Ärzte, Chiropraktiker, Physiotherapeuten und alternative Therapeuten.

Die Chiropraktik wurde 1895 von Daniel Palmer begründet, einem amerikanischen Magnetheiler. Er nahm an, dass alle Krankheiten von kleinen Verschiebungen (Subluxationen) in der Wirbelsäule verursacht werden. Chiropraktiker und Gleichgesinnte röntgen oft die Wirbelsäule und behaupten dann, sie könnten die Fehler, meist kleine Subluxationen, sehen. Solchen Behauptungen sollte man nicht glauben. Viele wissenschaftliche Studien haben Röntgenaufnahmen mit klinischen Symptomen verglichen und die Korrelation zwischen beiden war fast null. Diese geringe Korrelation wird auch an anderen Stellen des Skeletts festgestellt. Röntgenaufnahmen der Hüft- oder Kniegelenke können schlimm aussehen und manchmal ist nur noch wenig Knorpelgewebe übrig – bei Patienten, die keine Schmerzen haben. Andere Patienten leiden sehr unter Osteoarthritis, obwohl die sichtbaren Schäden in den Gelenken gering sind. Natürlich gibt es Ausnahmen von dieser allgemeinen Regel, etwa bei Osteoporose mit Kompressionsfrakturen in der Wirbelsäule, aber dieses Leiden eignet sich nicht für die manuelle Therapie.

Es gibt viele randomisierte Studien, doch weil die Messung der Wirkung subjektiv ist, kann man die Studien nicht verblinden. Das ist ein großes Problem. Die festgestellten kleinen Wirkungen auf Schmerzen kann man auf Verzerrung zurückführen, da sowohl der Therapeut als auch der Patient glauben wollen, dass die Manipulation gewirkt hat. Manipulationen der Wirbelsäule werden oft als Therapie angewandt, aber ein Cochrane-Review von 20 Studien, die akute Schmerzen im unteren Rücken untersucht hatten, fand keine Wirkung.[9] Die Manipulation war nicht wirksamer als eine vorgetäuschte Manipulation, Maßnahmen ohne Bewegungen oder andere Maßnahmen plus Manipulation und sie war anscheinend auch nicht besser als andere empfohlene Therapien.

Die Wirkung der Wirbelsäulenmanipulation auf chronische Schmerzen im unteren Rücken ist ähnlich enttäuschend. Ein Cochrane-Review von 26 Studien fand kleine, statistisch signifikante, aber klinisch irrelevante kurzfristige Wirkungen auf Schmerzen und den Funktionszustand, verglichen mit anderen Maßnahmen.[10] Was die Genesung, die Rückkehr an den Arbeitsplatz, die Lebensqualität und die Kosten anbelangte, waren die Daten besonders dürftig. Die Wirkung auf den Funktionszustand wurde anhand verschiedener Bewertungsziffern gemessen, die auf vielen einzelnen Komponenten basierten, aber eine kleine Verbesserung bei solchen Punktekatalogen sagt nichts darüber aus, ob den Patienten tatsächlich geholfen wurde. Es ist aber nicht sehr wahrscheinlich.

Ein dritter Cochrane-Review von 51 Studien untersuchte die Manipulation und die Mobilisierung zur Behandlung von Nackenschmerzen.[11] Die Ergebnisse der Halswirbelmanipulation und -mobilisierung waren spärlich und unterschiedlich. Die Autoren fanden einige Hinweise darauf, dass die Manipulation der Brustwirbel eine Wirkung auf Halsschmerzen, die Funktion der Gelenke und die Lebensqualität hat, aber sie wiesen darauf hin, dass man Publikationsbias (Nichtveröffentlichung negativer Befunde) nicht ausschließen könne und dass Studien notwendig seien, die Schutz vor unterschiedlichen Verzerrungen bieten. Mehr als die Hälfte der

Studien berichteten nicht über Schäden, aber in seltenen Fällen kann eine Manipulation zu Schlaganfällen, Bandscheibenvorfall oder schweren neurologischen Ausfallerscheinungen führen. Die Manipulation des Halses kann die Arme und die Beine dauerhaft lähmen (Tetraplegie). Nach einem Urteil eines dänischen Gerichts in einem Fall von Lähmung ist die Pflicht, über mögliche Schäden zu informieren, besonders wichtig, wenn die Patienten vor der Behandlung im Wesentlichen gesund sind. Das gilt selbst dann, wenn die potenziell schädlichen Wirkungen extrem selten sind. Ich bezweifle, dass Patienten vor einer Manipulation des Halses ausreichend informiert werden. Wer würde das Risiko eingehen, gelähmt zu werden?

Über Schäden durch Manipulation wird wahrscheinlich viel zu selten berichtet. Im Jahr 2012 schrieben US-amerikanische Ärzte über eine Krankenschwester mit chronischen Nackenschmerzen, die mehr als zehn Jahre lang meist einmal im Monat denselben Chiropraktiker aufgesucht hatte, der ihre Halswirbel manipulierte.[12] Da die Manipulationen ihr eindeutig nicht halfen, hätte sie darauf verzichten sollen, doch wegen eines neuen Symptoms – sie verspürte Schmerzen, wenn sie den Kopf hob und nach rechts drehte – ließ sie sich zuletzt vier Mal innerhalb einer Woche behandeln. Als ihr Hals während der Manipulation rasch gedreht wurde, hörte sie einen lauten Knall und sofort schien das Zimmer sich zu drehen. In den nächsten paar Minuten wurde das Schwindelgefühl stärker und sie begann, stark zu schwitzen. Außerdem bemerkte sie einen blinden Fleck im linken Auge und andere Störungen des Sehfeldes. Die Ärzte beschrieben auch eine Reihe von prospektiven Studien, die in einer einzigen Einrichtung mehr als vier Jahre lang durchgeführt wurden, und berichteten von 13 Patienten mit eingerissener Wirbelsäulenschlagader nach chiropraktischen Manipulationen. Zwölf Patienten hatten akute neurologische Symptome, drei waren dauerhaft behindert und einer starb.

Es gab noch weitere Todesfälle, die sich nach chiropraktischen Behandlungen ereigneten, und in der wissenschaftlichen Literatur wurden viele hundert schwere Komplikationen beschrieben.[13]

Ich habe einmal eine Halsmanipulation beobachtet, vorgenommen von einem Facharzt für Rheumatologie, und es war erschreckend. Der Arzt stand hinter dem Patienten und legte die Handflächen auf beide Seiten seines Gesichts. Plötzlich und ohne Vorwarnung drehte er den Kopf rasch nach rechts. Meiner Meinung nach sollte diese Prozedur verboten werden und Patienten sollten sie ablehnen.

13. Die Alternativmedizin ist nicht die Lösung

Anscheinend mögen die Menschen manuelle Therapien. Während eines Jahres unterzog sich etwa ein Fünftel der Dänen mindestens einmal einer manuellen Therapie oder einer Massage.[1] Jedes Mal, wenn ich auf dem Tennisplatz ein muskuloskeletales Problem habe, sei es ein Tennisellbogen, eine Verstauchung, akute Kreuzschmerzen oder Knieschmerzen, bekomme ich von meinen Mitspielern den gleichen Rat: »Geh zu einem Chiropraktiker.« Selbst wenn ich ihnen erkläre, dass ich 18 Monate lang Rheumatologe gewesen sei und wisse, wovon ich redete, beharren sie darauf, dass ich einen Chiropraktiker konsultieren solle. Das Einzige, was bei einem Tennisellbogen wirkt, ist Ruhe. Er braucht Zeit, um zu heilen, und in der Zwischenzeit können Sie schwingen wie ein Golfspieler und den Körper anstatt des Armes einsetzen. Das verringert die Belastung des Ellbogens erheblich und verbessert vielleicht sogar Ihr Spiel.

Einer meiner Tennispartner ist Rheumatologe. Er wollte unbedingt meine Lendenwirbelsäule manipulieren, als ich einmal akute Kreuzschmerzen hatte. Ich legte mich auf der Couch im Umkleideraum auf den Bauch und er versetzte mir mit der Handfläche einen schnellen Schlag auf den Rücken. In den ersten paar Sekunden fühlte es sich ein wenig seltsam an und ich konnte verstehen, warum manche Patienten von einer positiven Wirkung berichten. Doch einige Sekunden später hatte ich noch die gleichen Kreuzschmerzen. Bei der Manipulation geht es anscheinend darum, die Aufmerksamkeit von den Rückenschmerzen abzulenken. Mir drängte sich der Gedanke auf, dass ein Schlag auf den Kopf oder ein Tritt in den Hintern vielleicht die gleiche Wirkung hätte.

Die manuelle Behandlung einer Kolik und einer Schlafstörung bei Kleinkindern ist sogar noch alternativer und es überrascht nicht, dass die wenigen Studien, die es dazu gibt, nicht überzeugend sind. Es gibt keinerlei logische Begründung für die Annahme, Koliken und Schlafstörungen würden von Subluxationen verursacht oder die manuelle Behandlung von Heuschnupfen und Asthma könne wirksam sein. Dennoch bieten viele Chiropraktiker solche sinnlosen Therapien an. Es gibt einen Cochrane-Review über die Wirkung bei Asthma, der drei Studien auswertete und keine Wirkung fand.[14] Die Autoren kamen zu dem Schluss, dass wir hinreichend große Studien brauchen, die die Wirkung manueller Therapien auf klinisch relevante Ergebnisse untersuchen. Nein, die brauchen wir nicht. Wir sollten unsere Energie und unsere Ressourcen nicht für sinnlose Studien verschwenden. Sollte eines Tages eine Studie eine Wirkung bei

Asthma belegen, würde dieses Ergebnis höchstwahrscheinlich auf Betrug oder falsch positiven Befunden beruhen. Wenn eine randomisierte Studie eine unwirksame Therapie prüft, beträgt die Chance, dass das Ergebnis signifikant zugunsten der Therapie ausfällt, 2,5 Prozent.

Massage

Zur Massage gibt es viele Cochrane-Reviews, doch die Studien sind klein und von zweifelhafter Qualität.

Wenn sich eine schwangere Frau vor der Entbindung von der 35. Woche an den Damm massiert, um einem Dammschnitt während der Geburt vorzubeugen, geht die Inzidenz von Dammschnitten bei der ersten Geburt um 16 Prozent zurück.[15] Wie die Autoren des Reviews erwähnen, hat diese Wirkung jedoch kaum etwas mit der Massage zu tun. Diese Frauen sind wahrscheinlich stärker motiviert als die Frauen in der Kontrollgruppe, einen Dammschnitt zu vermeiden, weil dies das erwartete Ergebnis ihrer Bemühungen ist. Die Massage kann unangenehm sein und sogar Schmerzen oder ein brennendes Gefühl hervorrufen. Zudem ist es möglich, die Inzidenz von Dammschnitten durch besser ausgebildetes Personal zu verringern.

Massage zur Förderung der körperlichen und seelischen Gesundheit von Kleinkindern wurde in 34 Studien untersucht, aber die Ergebnisse sprechen nicht für die Massage.[16] Die Studien sind von schlechter Qualität und viele befassen sich nicht mit der biologischen Plausibilität der gemessenen klinischen Ergebnisse oder mit den Mechanismen, die eine Veränderung bewirken könnten.

Ein Review von 15 Studien über Massage bei mechanischen Halsbeschwerden stufte die Studien als schlecht bis sehr schlecht ein, was ihre Methodik anbelangte, und konnte keine praktischen Empfehlungen geben.[17]

Ein anderer Cochrane-Review von 25 Studien berichtete über die Wirkung von Massage auf Schmerzen im unteren Rücken und auf die Funktion.[18] Deutliche Wirkungen wurden nur in der kurzfristigen Anschlussstudie beobachtet und die Auswerter waren nicht verblindet. Deshalb bezweifelten die Autoren sehr, dass Massage Kreuzschmerzen lindert. Ich stimme ihnen zu. Manchmal glauben wir an die Wirkung einer Therapie, obwohl wir die Wirkungsweise nicht kennen. In solchen Fällen müssen die Studien von hoher Qualität sein und von Studie zu Studie ziemlich konsistente Ergebnisse liefern. Wenn dem nicht so ist und der Auswerter nicht verblindet wurde und wenn es zudem als unwahrscheinlich erscheint, dass eine Maßnahme wirksam sein könnte, sollten wir sehr skeptisch sein. Ich finde keine logische Begründung für eine Massage bei Schmerzen im unteren Rücken.

Ein Cochrane-Review zur Friktionsmassage bei Sehnenentzündung wertete nur zwei kleine Studien aus und fand keine positiven Wirkungen.[19]

Was die Massage anbelangt, ist nur eines sicher: Sie tut weh. Trotzdem erwartet man von uns, dankbar dafür zu sein. Unser Gesundheitswesen ist bisweilen wirklich sonderbar. Die Massage empfindlicher Triggerpunkte ist sehr verbreitet, aber es gibt keine Hinweise darauf, dass diese schmerzhafte Behandlung hilft.

Reflexzonentherapie

Die Reflexzonentherapie hat ihre Wurzeln in der traditionellen chinesischen Medizin und basiert auf der Idee, dass die Massage bestimmter Zonen auf den Fußsohlen kranke Organe heilen kann. Niemand hat jedoch die Existenz topografischer Verbindungen zwischen den Fußsohlen und den inneren Organen nachgewiesen. Das Gleiche gilt für die Hände und Ohren, die bisweilen ebenfalls massiert werden. Es gibt wenige Studien dazu und sie sind klein und tendenziös. Es gibt keine nachgewiesene Wirkung der Reflexzonentherapie auf Krankheiten und sie ist auch nicht zu erwarten. Die Reflexzonentherapie hat etwas mit Wohlbefinden zu tun, nicht mit der Linderung von Krankheiten.

Akupunktur

Es gibt mehr als tausend randomisierte Studien über Akupunktur, doch die weitaus meisten sind von sehr schlechter Qualität. Studien in China liefern bessere Ergebnisse als andere und eine Analyse von 49 chinesischen Studien mit Schlaganfallpatienten zeigte, dass die Wirkung umso kleiner war, je mehr Patienten an der Studie teilnahmen.[20] Die Verzerrung war extrem und es kommt sehr selten vor, dass diese wohlbekannte Verzerrung so deutlich ausgeprägt ist wie in der Akupunktur. Ein anderer Review von Akupunktur-Studien, die in chinesischen Fachzeitschriften veröffentlicht wurden, kam zu dem Ergebnis, dass 99,8 Prozent von 840 Studien positive Ergebnisse für die primären Zielparameter berichteten.[21]

Einer der Autoren des Schlaganfall-Reviews[20] fragte chinesische Kollegen, warum die Ergebnisse immer positiv seien, und die einhellige Antwort war, dass es eine schwere Beleidigung wäre, wenn chinesische Forscher eine Studie entwerfen würden, die den Standpunkt ihrer Kollegen nicht bestätigen würde.[22] Mit anderen Worten: In China verfolgt die Akupunktur-Forschung das Ziel, die frühere Annahme zu bestätigen, dass Akupunktur wirksam ist. Seine Schlussfolgerung lautete: Akupunktur-Studien aus China – das ist die Mehrheit der Studien – sind unzuverlässig und sollten ausnahmslos verworfen werden.

Hinzu kommt, dass die große Mehrheit dieser Studien, die in der Kontrollgruppe Schein-Akupunktur (auch: Placebo-Akupunktur) anwandten, nicht verblindet war. Bei nicht verblindeten Studien mit subjektiven Zielparametern ist mit tendenziösen Berichten zu rechnen. Das bedeutet, dass wir positive Wirkungen sehr vorsichtig interpretieren sollten, auch wenn die Studien nicht in China durchgeführt wurden. Wir befinden uns hier in der gleichen Situation wie bei den Studien zur manuellen Therapie, die wir oben erörtert haben.

Im Jahr 2017 hatten nicht weniger als 47 Cochrane-Reviews das Wort »Akupunktur« im Titel und sie bieten eine wirklich bunte Mischung. Bei vielen Reviews geht es um Krankheiten, bei denen wir keine Wirkung von Nadelstichen erwarten würden, zum Beispiel Schizophrenie, künstliche Befruchtung, Geburtseinleitung, Autismus, Kurzsichtigkeit, Glaukom, Depression, Schlafstörungen, ADHS, Schlaganfall, Epilepsie, traumatische Hirnschäden, ischämische Enzephalopathie bei Neugeborenen, Stressharninkontinenz, Hitzewallungen in der Menopause, Uterusmyome, Asthma, Mumps, Kokainsucht, Bell-Lähmung, vaskuläre Demenz, Raucherentwöhnung, Restless-Legs-Syndrom und Reizdarmsyndrom. Wenn man zudem die schlechte Qualität der Studien berücksichtigt, ist es sehr wahrscheinlich, dass positive Befunde betrügerisch oder falsch positiv sind. Vor diesem Hintergrund ist es erstaunlich, dass bei irgendeiner dieser Krankheiten sehr wenige positive Wirkungen berichtet wurden. Meiner Meinung nach lohnt es sich nicht, die einzelnen Reviews zu kommentieren.

Im Jahr 2009 veröffentlichten wir einen systematischen Review zu dreiarmigen Studien mit einer Akupunktur-Gruppe, einer Placebo-Akupunktur-Gruppe und einer Gruppe, die nicht behandelt wurde.[23] Wir werteten 13 Studien mit insgesamt 3025 Patienten mit verschiedenen Schmerzzuständen aus. Überraschend und unentschuldbar war, dass die Kliniker, die für die Akupunktur- und die Placebo-Akupunktur-Gruppen zuständig waren, in keiner Studie verblindet wurden. Wir fanden einen winzigen Unterschied zwischen Akupunktur- und Placebo-Akupunktur, der 4 Millimetern auf einer 100 Millimeter langen visuellen Analogskala entsprach, was klinisch irrelevant ist. Größer war der Unterschied zwischen der Placebo-Akupunktur und der Nichtbehandlung, doch die Ergebnisse waren sehr unterschiedlich und die Patienten, die nicht behandelt wurden, wussten darüber Bescheid und haben daher möglicherweise tendenziös über die Ergebnisse berichtet. Es war nicht klar, ob die Stimulation von Akupunkturpunkten oder anderen Stellen mit Nadeln unabhängig von der psychischen Wirkung der Behandlung Schmerzen lindert. Unsere Resultate lassen eindeutig darauf schließen, dass die theoretische Grundlage für die Existenz spezifischer Akupunkturpunkte auf den sogenannten Meridianen falsch ist.

Ich sehe keinerlei Kleider an diesem Kaiser. Aber man fällt leicht auf ihn herein. »Einmal wurde ich zu einer Konferenz in Florenz eingeladen. Ich wollte unbedingt die berühmten Uffizien mit den Renaissance-Gemälden sehen, doch leider litt ich an heftigen Rückenschmerzen. Beim Essen für die geladenen Redner saß ich zufällig neben einem Akupunkteur, der mir freundlicherweise eine kostenlose Behandlung anbot. Am nächsten Tag waren die Schmerzen verschwunden und ich konnte die Uffizien ohne Probleme besuchen. Interessant an dieser Geschichte ist, dass ich das Angebot des Akupunkteurs abgelehnt hatte. Hätte ich es angenommen, hätte ich heute wahrscheinlich einen besseren Eindruck von der Akupunktur.«[24]

Akupunktur kann gefährlich sein. Innerhalb nur eines Jahres erfuhren die dänischen Behörden von vier Fällen, darunter zwei Kinder, in denen die Nadeln die Lungen durchstochen hatten. Einer der Patienten starb.[25]

Heilen mit oder ohne Hilfe von Göttern

Einmal gab es einen Cochrane-Review zum Therapeutic Touch. Dabei versetzt sich der Therapeut in einen meditativen Zustand und hält die Hände über den Körper des Patienten, um Ungleichgewichte in der Lebensenergie oder im »Chi« aufzuspüren. Wissenschaftliche Messungen konnten diese »Energie« nicht entdecken und der Review fand widersprüchliche Ergebnisse des Therapeutic Touch bei der Wundheilung. Es gab vier Studien, alle mit demselben Erstautor, Daniel P. Wirth, und der Review wurde zurückgezogen, als sich herausstellte, dass Wirth betrogen hatte.[26] Es ist zweifelhaft, ob die Studien je durchgeführt wurden, da eine Untersuchung die Teilnahme und Identität der Versuchspersonen und der ausgebildeten Therapeuten sowie die Existenz von Rohdaten-Aufzeichnungen nicht bestätigen konnte. Außerdem hatte Wirth sich des Betrugs, der Täuschung, des Identitätsdiebstahls und anderer Straftaten schuldig gemacht und war deswegen zu Gefängnisstrafen verurteilt worden. Der Zeitraum, in dem er diese Straftaten beging, erstreckte sich von vor seiner Zeit am Graduiertenkolleg bis in die Zeit seiner Artikel und darüber hinaus.

Es gibt mehrere Cochrane-Reviews zur Wirkung von Berührungen. Dieser Methode liegt der Gedanke zugrunde, dass Krankheiten von Störungen im sogenannten Lebensenergiefeld ausgelöst werden. Die Berührung wirkt angeblich durch Energie, die Störungen in diesem Energiefeld beseitigt und das Feld ins Gleichgewicht bringt und stärkt. Dabei werden die Hände auf den Körper gelegt oder über ihn gehalten.[27]

Ein Cochrane-Review fand eine gewisse Wirkung bei Schmerzen, doch dieser Review wurde zurückgezogen, offiziell deshalb, weil er veraltet war.[27] Es könnte aber auch an unzureichenden Methoden gelegen haben. Die Verblindung des Auswerters ist sehr wichtig, wenn Schmerzen der Zielparameter sind, aber der Review schloss Studien ein, die nicht verblindet waren und dieses Problem nicht ansprachen.

Andere Cochrane-Reviews fanden keinen Anhaltspunkt dafür, dass Berührungen bei Angst oder Depression eine Wirkung haben.[28,29]

Fürbittgebete

Die Fernheilung schließt auch Gebete ein und es gibt einen Cochrane-Review zu Fürbittgebeten.[30] Die Alternativmedizin hat eine Menge mit der Religion gemeinsam. Sie ist von dogmatischem, pseudowissenschaftlichem Denken geprägt und glaubt an das Übernatürliche. Die Dogmen ändern sich im Laufe der Jahrhunderte nicht, einerlei, wie viele wissenschaftliche Befunde es gibt, die sie widerlegen. Die homöopathischen Verdünnungen sind beispielsweise immer noch die Gleichen wie vor über 200 Jahren.

Man sollte daher erwarten, dass ein Cochrane-Review zu Fürbittgebeten ziemlich amüsant ist, ob beabsichtigt oder unbeabsichtigt. Das ist in der Tat so. Der Review geht über das hinaus, was Wissenschaft und Vernunft rechtfertigen, und verwendet eine ungesunde Mischung aus theologischen und wissenschaftlichen Argumenten.[31] Der Review wertet zehn randomisierte Studien aus, die die religiöse Überzeugung prüfen wollten, dass Gebete an einen Gott denen helfen kann, für die gebetet wird. Aus wissenschaftlicher Sicht ist die A-priori-Wahrscheinlichkeit, dass Gebete wirksam sein können, extrem klein, weil sie drei Annahmen enthält, die alle viel zu unwahrscheinlich sind, um wahr zu sein: Erstens die Existenz eines Gottes; zweitens dass Gebete irgendwie durch den Raum wandern und diesen Gott erreichen oder dass sie mittels eines anderen Mechanismus wirken, den die Wissenschaft nicht kennt; drittens dass dieser Gott auf Gebete reagiert und aus der Ferne ändern kann, was andernfalls geschehen wäre. Die meisten Wissenschaftler fänden randomisierte Studien zur Wirkung von Gebeten sinnlos. Jede beobachtete Wirkung wäre mit größerer Wahrscheinlichkeit auf Zufall, Verzerrungen oder Betrug zurückzuführen als auf ein göttliches Eingreifen. Es wäre zweckmäßiger, eine mögliche beruhigende Wirkung des Gebetes selbst zu untersuchen.

Die Autoren des Cochrane-Reviews haben offenbar nicht mitbekommen, dass ein Betrugsverdacht gegen eine große Studie geäußert wurde, die sie in ihren Review aufgenommen hatten, und dass die größte »Studie« amüsieren und nicht wissenschaftliche Beweise finden wollte.

Die Autoren schreiben: »Man kann die Ergebnisse der Gebetsstudien nicht als ›Beweis/Widerlegung‹ einer Antwort Gottes auf diese Gebete deuten«. Und sie fügen hinzu, sie wollten eine »Wirkung des Gebets, die nicht von göttlichem Eingreifen abhängig ist« quantifizieren. Es ist schwer, zu verstehen, was sie damit meinen. Warum sollten Menschen zu einem Gott beten, wenn eine Wirkung des Betens nicht auf göttliches Eingreifen zurückzuführen ist? Und was wäre dann der kausale Mechanismus? Die Autoren liefern keine Erklärung und es ist schwer vorstellbar, wie Gebete für Kranke, die auf der anderen Seite des Globus leben[30] und nicht wissen, dass jemand für sie gebetet hat, ohne göttliches Eingreifen eine Wirkung haben könnten.

Zudem ist es schwer zu akzeptieren, dass ein Gott Peter in Bett A helfen würde, weil jemand nach der Randomisierung gebeten wurde, für ihn zu beten, während er dem weniger glücklichen Paul in Bett B nicht hilft. Die Autoren widersprechen sich selbst, wenn sie sagen, ihr Review konzentriere sich auf Menschen, »die sich Zeit nehmen, mit Gott zu kommunizieren«, weil es bei dem Review nicht um göttliche Intervention gehe. Ebenso widersprüchlich ist es, wenn sie schreiben:»Wenn es so schwierig ist, Gott zu verstehen, wie die heiligen Schriften andeuten (1. Korinther 13.12), könnten die Folgen eines göttlichen Eingreifens viel subtiler sein, als die groben Ergebnisse einer Studie messen können.« Wenn das eine echte Sorge war, hätten die Autoren auf die Studie verzichten müssen, weil der Vorbehalt bedeutet, dass Leute, die Gebetsstudien durchführen, sich nicht auf ihre Beobachtungen verlassen können.

Argumente wie diese werden oft von Therapeuten genannt, die alternative Medizin praktizieren. Sie behaupten, das Design der Studien mache es irgendwie unmöglich, die wahre Wirkung ihrer Therapien zu erkennen oder zu untersuchen. In der Wissenschaftstheorie wird dieser Ansatz als Immunisierung der Forschungshypothese bezeichnet. Das bedeutet, dass die Gläubigen unbeeindruckt bleiben, einerlei, welche Resultate ein Experiment bringt, und mit der gleichen Überzeugung wie zuvor behaupten, ihre Therapien seien wirksam.

Eine weitere Aussage gehört in den Bereich der Mystik. Die Autoren schreiben: »Ein allmächtiger Gott würde eine Zuordnung (in Gruppen, die beten, und in Gruppen, die nicht beten) unmöglich machen, und die Grenzen einer randomisierten Studie möglicherweise überschreiten (Psalm 106.14,15, Hiob 42.2).« Da ein solcher Gott in das experimentelle Design eingreifen könnte, ist es schwer zu verstehen, warum die Autoren Studien ausschlossen, in denen die Zuteilung nicht geheim erfolgte, und warum sie sich die Mühe machten, das Ausmaß der Geheimhaltung in den ausgewerteten Studien zu diskutieren.

Die größte Studie wurde in der Weihnachtsausgabe des *BMJ* veröffentlicht und war humorvoll gemeint – im Einklang mit der Tradition dieser Sonderausgabe –, denn die Studie untersuchte die Wirkung von Gebeten vier bis zehn Jahre, *nachdem* die Patienten entweder das Krankenhaus lebend verlassen hatten oder an ihrer Blutbahninfektion gestorben waren. Die Studie untersuchte also die Wirkung *rückwirkender* Fürbittgebete anhand von historischen Daten, und ihr Autor meinte, wir dürften nicht davon ausgehen,»dass Gott durch eine lineare Zeit begrenzt wird«. Die Autoren des Cochrane-Reviews erwähnten nirgendwo, dass die Patienten viele Jahre nach den Ergebnissen randomisiert worden waren, und sie erörterten nicht, wie wahrscheinlich es ist, dass die Zeit rückwärts laufen und ein Gebet Tote erwecken kann.

Der Autor der retrospektiven Studie über Gebete fügte hinzu:»Wenn die Wahrscheinlichkeit vor Beginn der Studie extrem gering war, werden die Ergebnisse der Studie sie nicht wirklich verändern und man sollte auf die Studie verzichten. Das macht die Studie meiner Meinung nach zu einer Nicht-Studie.«[32]

Die Nicht-Studie »fand« eine nicht signifikante Verringerung der Sterblichkeit bei Patienten, für die gebetet wurde (relatives Risiko 0,93; 95-Prozent-Konfidenzintervall 0,84 bis 1,03). Da sie in der Metaanalyse des Cochrane-Reviews jedoch ein Gewicht von 75 Prozent hatte, führte das zu einer statistisch signifikanten Wirkung des Betens.

Zwei Jahre später, ebenfalls in der Weihnachtsausgabe, versuchten Leute, die an alternativer Medizin, Gebet und Heilung interessiert waren, zu erklären, warum die Ergebnisse der retrospektiven Studie korrekt sein konnten, und argumentierten dabei mit der Quantentheorie.[33] Sie schienen ihre Argumente ernst zu nehmen, obwohl sie totaler Unsinn waren, was ein Physiker ein Jahr später nachwies, wieder in der Weihnachtsausgabe.[34] Nüchtern betrachtet dürfte es nicht allzu schwierig sein zu erkennen, dass Gebete keine toten Patienten zum Leben erwecken können. Zudem bedeutete die Randomisierung nur, dass sowohl die Lebenden als auch die Toten in zwei Gruppen eingeteilt und statistisch verglichen wurden. Das ist ebenfalls bedeutungslos, da wir bereits wussten, dass alle Unterschiede zwischen beiden Gruppen zufällig waren.

Damit endeten die Amüsements und Überraschungen aber noch nicht. Eine andere Studie hatte ursprünglich drei Autoren, doch der Seniorautor zog sich später zurück. Auf PubMed wird auf ein Erratum in der Zeitschrift hingewiesen,[35] aber unsere Universitätsbibliothek informierte uns darüber, dass die Seite, die die zurückgezogene Autorschaft hätte erwähnen sollen, in der Zeitschrift nicht existiert. Deshalb fragten wir die Redaktion des *Journal of Reproductive Medicine*, ob die Anmerkung bei PubMed falsch sei oder ob das Erratum in der Zeitschrift nicht veröffentlicht wurde. Trotz wiederholter Anfragen bekamen wir keine Antwort, und wir waren nicht die Einzigen, die man ignorierte. An die Autoren und an die Redaktion gerichtete Klarstellungen von Wissenschaftlern und Journalisten wurden ebenfalls nicht beantwortet und kein einziger kritischer Brief wurde in der Zeitschrift abgedruckt.[36,37] Die Studie wurde an der Columbia University in New York durchgeführt und die Universität teilte in einer Pressemitteilung mit, der Seniorautor habe die Studie geleitet. Der Vizepräsident schrieb jedoch, der Seniorautor habe erst sechs bis zwölf Monate nach dem Ende der Studie vom Erstautor von ihr erfahren.[36] Der Anwalt Daniel Wirth (oben erwähnt), einer der beiden verbliebenden Autoren, wurde nach 20 Jahren ständiger krimineller und betrügerischer Aktivitäten ins Gefängnis gesteckt[36,37] und der dritte Autor gab falsche und irreführende Erklärungen zur Studie ab,[38,39] nachdem der Chefredakteur ihn aufgefordert hatte, Erklärungen zu liefern, als drei Jahre nach der Veröffentlichung der Studie der Skandal losbrach.

Wirth hatte die Studie organisiert, die nach einer Reagenzglas-Befruchtung in einem koreanischen Krankenhaus über eine signifikant höhere Schwangerschaftsrate in der Gebetsgruppe berichtete (50 Prozent versus 26 Prozent; $P = 0{,}001$). Es handelte sich um Gebete aus der Ferne, nämlich aus den USA, Kanada und Australien. Die Betenden waren Christen, im Gegensatz zu den koreanischen Patienten. Eine weitere Kuriosität ist, dass die katholische Kirche Befruchtungen im Reagenzglas ablehnt. Daher wäre es ebenso vernünftig anzunehmen, dass der gnädige Gott sich vom Papst nicht besonders gut repräsentiert fühlt, als davon auszugehen, dass man für Menschen beten sollte, die an eine künstliche Befruchtung denken.

Wissenschaftliches Fehlverhalten scheint bei einer dritten Studie vorzuliegen,[34,40] die ursprünglich im Cochrane-Review berücksichtigt worden war, dann aber gestrichen wurde – nicht wegen Verdachts eines Fehlverhaltens, sondern weil es darin um Fernheilung ging, nicht um Gebete.

Die Autoren des Cochrane-Reviews trugen ebenfalls zur Belustigung bei, wenn auch nicht freiwillig. Sie berücksichtigten auch eine Studie, die von einem erhöhten Risiko für chirurgische Komplikationen, durch das Beten verursacht, berichtete, jedoch nur, wenn die Patienten wussten, dass andere für sie beteten. Anstatt die Plausibilität dieses Befundes zu diskutieren, schlossen die Autoren, dass Betende »den Empfänger möglichst nicht informieren« sollten, wenn es um eine Operation geht, und dass Führungskräfte und politische Entscheidungsträger vielleicht etwas vorsichtig sein sollten, wenn sie »für die Menschen beten, denen eine Operation bevorsteht«.

Bei der Diskussion der Wirkung des Betens auf den »klinischen Zustand« argumentieren die Autoren des Cochrane-Reviews, das Fehlen einer Wirkung könne daran liegen, dass für die Teilnehmer nur 14 Tage lang gebetet wurde. Ihre Neigung zu theologischem Denken führt zu einer Tautologie: »Ein fürsorglicher Gott will das Leiden vielleicht nicht verlängern, deshalb könnte der Tod ein positives Ergebnis des Betens sein.« Das ist die perfekte Immunisierung der Hypothese, die Studien über Gebete sinnlos macht. Wenn Patienten überleben, ist das gut für sie, und wenn sie sterben, ist es ebenfalls gut für sie. Die Argumentation der Autoren basiert auf der Annahme, dass es einen allmächtigen und allwissenden Gott gibt. Wenn dies wahr wäre, warum sollten wir dann versuchen, unser Schicksal zu beeinflussen, obwohl Gott bereits weiß, was am besten für uns ist?

Amüsant ist auch, dass der Review in der Cochrane Schizophrenia Group veröffentlicht wurde, weil er von wahnhaftem Denken geprägt sei. Wir informierten den Chefredakteur der Gruppe über die wichtigsten Probleme und er schlug uns vor, einen Kommentar zum Review zu veröffentlichen. Das taten wir. Zudem versicherte er uns, der Review sei kein Scherz, was wir jedoch gehofft hatten.

Der Review wurde 2009 nach unserer Kritik aktualisiert und die Autoren änderten ihre Schlussfolgerungen. Ursprünglich hatten sie geschrieben: »Die bisher vorgelegten Belege sind so interessant, dass sie weitere Studien über die menschlichen Aspekte der Gebetswirkungen rechtfertigen.« Nun schrieben sie: »Wir sind nicht davon überzeugt, dass weitere Studien über diese Intervention durchgeführt werden sollten, und würden es vorziehen, wenn die für solche Studien verfügbaren Ressourcen genutzt würden, andere Probleme der Gesundheitsfürsorge zu untersuchen.«

Trotzdem berücksichtigen sie noch immer die retroaktive Studie, mit äußerst mysteriösen Argumenten. Sie nennen sie eine »relevante Studie«, die »kein Scherz«, sondern »eine ziemlich seriöse Studie« sei. Und sie fügen hinzu, dass »manche Leute retroaktives Beten praktizieren« und dass die Studie doppelblind sei, weil die Betenden die Folgen für den einzelnen Patienten nicht kannten. Nun, vielleicht nicht, aber das Ergebnis für alle Patienten war bekannt und darum ist es falsch, einer solchen Studie Pluspunkte zu geben, weil sie »doppelblind« sei. Die Autoren des Cochrane-Reviews pervertieren die Grundsätze der wissenschaftlichen Methodik, ohne zu merken, dass sie sich lächerlich machen.

Über die Möglichkeit, Tote durch Gebete aufzuerwecken, sagen sie: »Retrospektive Gebete mögen theologisch umstritten sein, aber wir befassen uns nicht mit Theologie. Unser Ziel ist die Analyse der empirischen Belege für die Wirksamkeit des Betens zur Behandlung von Krankheiten, auf Fragen der Metaphysik gehen wir nicht ein. Wir fühlen uns verpflichtet, die Ergebnisse jeder Studie zu prüfen, die unseren ursprünglichen Kriterien genügt (einschließlich unserer ursprünglichen Definition des Gebetes) und die methodisch gut ist. Nachdem wir unseren Prüfplan erstellt haben, sind wir davon überzeugt, dass es unwissenschaftlich wäre, eine Studie nicht zu berücksichtigen, die unsere Kriterien für eine Berücksichtigung erfüllt.«

Das ist dogmatische Kochbuch-»Wissenschaft« in ihrer schlimmsten Form. Auch ein Prüfplan befreit nicht von der Pflicht zu denken. Andernfalls handelt es sich nicht um Wissenschaft.

Die Review-Autoren behaupten, sie hätten keine Hinweise darauf gefunden, dass es sich bei der Studie um einen Scherz handele. Das ist falsch. Der Autor der Studie über retrospektives Beten hatte selbst erklärt, sie sei scherzhaft gemeint,[32] und wir wiesen in unseren Kommentaren zum Review darauf hin, dass wir dem Autor geschrieben und eben diese Antwort bekommen hatten.

Zudem schreiben die Autoren: »Wir hoffen sehr, dass alle Studien, die die eindeutig formulierten Kriterien für eine Berücksichtigung erfüllen, veröffentlicht werden (selbst wenn später erklärt wird, sie seien ›scherzhaft gemeint‹ gewesen). Man sollte sie nicht verstecken und dadurch den Publikationsbias aufrechterhalten.« Dieses Argument ist Unsinn. Rein formell konnten sie die Scherzstudie aufgrund ihrer Kriterien berücksichtigen, aber es steht Review-Autoren frei, unzuverlässige Studien in ihren Metaanalysen nicht zu berücksichtigen – für Cochrane-Reviews wird das sogar empfohlen.

Für die Cochrane Collaboration ist es ein Skandal, dass dieser lächerliche Review nicht längst zurückgezogen wurde.

Kraniosakraltherapie

Die Webseite für Kranoisakraltherapeuten erklärt, die Behandlung beruhe auf einem Rhythmus, dem sogenannten Kraniosakralpuls, den man im ganzen Körper spüren könne. Ein solcher Puls wurde in Studien über die menschliche Physiologie jedoch nie gefunden.

Leichte Berührungen sollen Verspannungen und Blockaden lindern, vor allem im Bereich des Kopfes (Schädel und Knochennähte), der Wirbelsäule und des Beckens. Als ich die Cochrane Library nach *craniosacral* durchsuchte, fand ich nur einen Review.[41] Er handelt von Maßnahmen zur Prävention und Behandlung von Schmerzen im unteren Rücken und im Becken während der Schwangerschaft und wertet nur eine Studie aus. Analysiert wurden 123 Patientinnen und die Therapie linderte Beckenschmerzen am Morgen und die funktionelle Einschränkung (P = 0,02 für beide Zielvariablen). Dieses Ergebnis ist jedoch sehr unsicher, weil die Patienten nicht verblindet waren. Die Autoren erklären, das Verzerrungsrisiko sei bei dieser Studie sehr gering, weil ein unabhängiger Beobachter die Schmerzen gemessen habe, ohne die Gruppenzuordnung zu kennen. Das ist falsch. Schmerzen sind ein subjektives Gefühl, das nur der Patient beurteilen kann, und die Patienten waren nicht verblindet. Außerdem betrug der Unterschied bei den morgendlichen Schmerzen nur 8 Millimeter auf einer 100 Millimeter langen Schmerzskala. Das ist klinisch nicht relevant und lässt sich zudem leicht durch Verzerrung in einer nicht verblindeten Studie erklären. Die Wirkung auf die funktionelle Einschränkung war ebenfalls klein und es gab keine signifikanten Unterschiede zwischen den Gruppen, was die Schmerzen am Abend und die Fehlzeiten am Arbeitsplatz anbelangte.

Homöopathie

Der Schöpfer der Homöopathie war Samuel Hahnemann, ein deutscher Arzt, der vor mehr als 200 Jahren aufhörte, als Arzt zu praktizieren, weil er erkannte, dass viele Therapien der damaligen Zeit schädlich waren. Er bemerkte, dass Chinin die gleichen Symptome auslöst wie Malaria und zog daraus den falschen Schluss, dass man Patienten mit Arzneien behandeln müsse, die bei Gesunden die gleichen Symptome hervorrufen wie die

Krankheit. Chinin war zwar giftig, doch Hahnemann »löste« das Problem, indem er die Lösung viele Male verdünnte.

Hahnemanns Lehre »Ähnliches mit Ähnlichem heilen«, die in der Medizin des Mittelalters wurzelt, ist primitiv und falsch. Das kann man ihm nachsehen, weil die Medizin von allerlei pseudowissenschaftlichen Theorien beherrscht wurde und niemand sich bemühte, diese Theorien empirisch zu testen.[42] Noch in der ersten Hälfte des 19. Jahrhunderts akzeptierten viele Ärzte die antike Viersäftelehre, die annahm, dass Krankheiten auf ein Ungleichgewicht der vier Säfte (gelbe und schwarze Galle, Blut und Phlegma) zurückzuführen seien. Andere ebenso spekulative Denksysteme wurden ebenfalls sehr populär.

Eine zweite Lehre der Homöopathie ist noch sonderbarer als die erste. Sie behauptet, dass man extrem kleine Dosen verwenden muss. Die Präparate werden bisweilen so stark verdünnt, dass der Patient kein einziges Molekül zu sich nimmt. Heutige Homöopathen sind sich dessen bewusst, aber sie glauben, das Präparat habe in der Lösung irgendwie einen Abdruck zurückgelassen.[43] Mit anderen Worten, sie behaupten, Wasser könne sich daran erinnern, was es einst enthalten hat.

Es ist leicht auszurechnen, wohin die Verdünnungen führen.[44] Hahnemann entwickelte Centesimal-Potenzen oder C-Potenzen. Dabei wird eine Substanz bei jedem Schritt um den Faktor 100 verdünnt. Eine C2-Verdünnung verlangt, dass eine Substanz einen von 100 Teilen der Lösung ausmacht und danach ein Teil der neuen Lösung auf die gleiche Weise verdünnt wird, sodass nur noch ein Teil der ursprünglichen Substanz in 10 000 Teilen der Lösung enthalten ist. Bei einer C12-Verdünnung ist die ursprüngliche Substanz um den Faktor 100^{12} verdünnt. Wenn die ursprüngliche Substanz in einer kleinen Ein-Zentiliter-Spritze enthalten war, erhält man schon auf dieser Stufe eine Verdünnung, die der Auflösung der Substanz im gesamten Meerwasser der Welt entspricht. Doch damit sind wir noch nicht einmal halb fertig, denn Hahnemann empfahl für die meisten Zwecke C30-Lösungen, das heißt, eine Verdünnung um den Faktor 100^{30}. Das wiederum entspricht der Auflösung der Substanz in einem Wasserwürfel mit Seiten, die viel länger sind als die Entfernung der Erde von der nächsten Galaxis, der Andromeda-Galaxis, die 2,5 Millionen Lichtjahre entfernt ist.

Für Homöopathen ist das kein Problem. Eine Lösung, die dünner ist als eine andere, gilt als höher potenziert und stärker verdünnte Substanzen sollen stärker sein und tiefer wirken.

Absurder kann die Gesundheitspflege nicht sein. Randomisierte Studien zur Homöopathie sind ebenso unvernünftig wie Studien zum Fürbittgebet. Das Ziel solcher Studien bestünde darin herauszufinden, ob die Homöopathie wirksamer ist als ein Homöopathie-Placebo, aber wir wissen bereits, dass das nicht möglich ist, weil die Homöopathie ein Placebo *ist*. Wir würden also nichts mit nichts vergleichen, was ein fruchtloses Unterfangen wäre. Dennoch wurden viele randomisierte Studien durchgeführt und im Jahr 1997 veröffentlichte *The Lancet* eine Metaanalyse von 89 Studien, die eine erhebliche Wirkung berichtete, nämlich ein Quotenverhältnis von 2,45 (95-Prozent-KI 2,05 bis 2,93) zugunsten der Homöopathie.[45] Die Autoren kamen zu dem Schluss: »Die Ergebnisse unserer Metaanalyse sind nicht mit der Hypothese vereinbar, dass die klinischen Wirkungen der Homöopathie vollständig auf einem Placebo-Effekt beruhen.«

Vier Jahre später analysierte eine andere Forschergruppe dieselben 89 Studien und kam zu ganz anderen Ergebnissen.[46] Als sie die Resultate grafisch darstellte, waren sie stark asymmetrisch. Die Wirkungen der Behandlung waren in kleinen Studien und in Studien mit unzureichender Verblindung der Ergebnisbewertung viel größer und sie waren auch in umfangreicheren Studien größer, die nicht auf Englisch, sondern in anderen Sprachen veröffentlicht worden waren. Die größten Studien zur Homöopathie fanden keine Wirkung. Auch diese waren Doppelblindstudien und die Randomisierung war ausreichend geheim (das heißt, es war nicht möglich zu schwindeln, indem man Patienten mit guter Prognose absichtlich der Homöopathie-Gruppe und die anderen der Placebo-Homöopathie-Gruppe zuordnete).

Betrug kommt in der alternativen Medizin häufig vor und Forscher könnten der homöopathischen Lösung eine aktive Zutat beigemischt haben, damit sie auf jeden Fall wirkte, oder sie könnten die Ergebnisse verfälscht oder erfunden haben. Man sollte ein Instrument bestimmungsgemäß verwenden. Wir greifen zu randomisierten Studien, wenn wir echte Zweifel daran haben, dass eine Behandlung wirksam ist. Was die Homöopathie anbelangt, haben wir diese Zweifel nicht und deshalb sollten wir auf Studien und Reviews zur Homöopathie verzichten.

Es gibt ein homöopathisches Arzneibuch und im Jahr 2006 erlaubte die britische Arzneimittelbehörde den Herstellern von homöopathischen Produkten Angaben dazu, gegen welche Beschwerden ihre Mittel eingenommen werden. Randomisierte Studien als Nachweis verlangte die Behörde nicht.

Der britische staatliche Gesundheitsdienst bietet auch homöopathische Arzneien an, trotz lautstarker Proteste von Ärzten. Der Gesundheitsminister erklärte, die Wirkung könne nicht auf die gleiche Weise nachgewiesen werden, wie es für konventionelle Medikamente verlangt werde. Wahrscheinlich spielte es eine Rolle, dass Prinz Charles sich offen für die Homöopathie einsetzt. Es ist schwierig, zum Ritter geschlagen zu werden, wenn man sich gegen das Königshaus stellt.

Die Europäische Union trug ebenfalls zu dem Irrsinn bei, und zwar auf sehr bemerkenswerte Weise. Im Jahr 2011 bewilligte der landwirtschaftliche Ausschuss des Europaparlaments zwei Millionen Euro, um zu untersuchen, ob Rinder, Schafe und Schweine von der Homöopathie profitieren können.[47] Kritiker wiesen darauf hin, dass es bei Tieren keinen Placebo-Effekt gibt, weil sie nicht wissen, dass sie behandelt werden.

Das wirft ein interessantes Problem auf: Jedes Mal, wenn ein Arzt homöopathische Arzneien verschreibt, täuscht er die Patienten. Das ist unethisch. Es gibt noch einen Grund dafür, dass die Homöopathie unethisch ist: Sie richtet großen Schaden an.

Da die Homöopathie in manchen Ländern für die Behandlung bestimmter Symptome zugelassen ist, könnten Patienten sich ermutigt fühlen, keinen Arzt aufzusuchen, wodurch schwere Krankheiten übersehen werden könnten. Außerdem können Patienten ihr Leben riskieren, wenn sie homöopathische Arzneien als Alternative für eine nachweislich wirksame Behandlung ansehen.

Es gibt Berichte über Homöopathen, die ihre Patienten überreden, auf eine Malariaprophylaxe zu verzichten, wenn sie in verseuchte Gebiete reisen. Im Jahr 2006 besuchte BBC den größten Hersteller von homöopathischen Arzneien mit einer versteckten Kamera.[48] Die Journalistin behauptete, sie wolle nach Malawi reisen, ein Hochrisikogebiet. Man empfahl ihr jedoch nur Knoblauch, Zitronell-Öl und Vitamine, anstatt einen Besuch bei einem Arzt. Das war alles, was das Unternehmen gegen Malaria empfahl. Der Berater versicherte der Journalistin, die homöopathischen Präparate würden sie beschützen: »Sie sorgen dafür, dass Ihre Energie kein malariaförmiges Loch hat, sodass die Malariamücken nicht hineinfliegen.« Totaler Unsinn, aber nicht untypisch für die Art und Weise, wie Alternativmediziner Sachverhalte »erklären«.

Die BBC enthüllte zudem, dass einige homöopathische Apotheken behaupten, ihre Produkte könnten Malaria behandeln und Medikamente ersetzen.[49] Webseiten von homöopathischen Apotheken bieten viele Produkte mit Indikationen an, zum Beispiel gegen Grippe, und es gibt homöopathische Mittel, die Impfungen gegen Masern, Mumps und Röteln ersetzen, darüber hinaus gibt es homöopathische Tabletten gegen Hepatitis, Tuberkulose und Typhoid.[49]

Manchmal enthält eine homöopathische Arznei eine Substanz in zu hoher Dosis. In den USA starben mehrere Babys wahrscheinlich deswegen, weil der größte Hersteller von homöopathischen Arzneien seinen »Zahnungstabletten« zu viel *Atropa belladonna* beigefügt hatte, ein tödliches Nachtschattengewächs.[50]

Im Jahr 2017 starb ein siebenjähriger italienischer Junge an einer Ohrenentzündung, die sich ins Gehirn ausgebreitet hatte.[51] Der Homöopath der Familie, der Arzt spielte, überredete die Mutter, dem Kind keine Antibiotika zu geben, obwohl es dem Jungen seit einigen Wochen immer schlechter gegangen war. Stattdessen wollte er die homöopathische Behandlung fortsetzen. Ein Notarzt riet hingegen, das Kind sofort in ein Krankenhaus zu bringen. Doch obwohl die Infektion sich ausbreitete und der Junge sich in kritischem Zustand befand, weigerte sich die Familie, ihm Antibiotika zu geben. Als die Eltern endlich einen Rettungswagen riefen, war es zu spät. Der Junge fiel ins Koma und starb drei Tage später. Die Eltern wurden wegen fahrlässiger Tötung angeklagt.

In den nordischen Ländern war die Homöopathie nie populär. Im Jahr 2003 nahm nur 1 Prozent der Dänen eine homöopathische Arznei,[52] während 1992 in Frankreich 36 Prozent ein solches Präparat nahmen.[53] In Großbritannien gibt es homöopathische Krankenhäuser, die mit dem staatlichen Gesundheitsdienst zusammenarbeiten, und in mehreren europäischen Ländern kann man Homöopathie an Universitäten studieren.[53] Im Jahr 1998 war Homöopathie die am häufigsten benutzte alternative Heilmethode in 5 von 14 befragten europäischen Ländern und in Deutschland hatten rund 6000 Ärzte eine formelle Qualifikation für Homöopathie.[53]

Wir können wenig tun, um gegen eine so überwältigende Dummheit anzukämpfen. Aber wir können für uns und unsere Familien auf Homöopathie und andere alternative Heilverfahren verzichten.

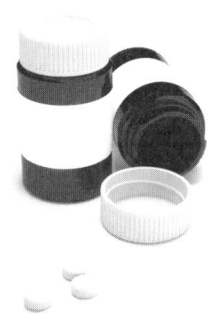

14. Patienten, nicht Patente: Ein neues Paradigma für die Arzneimittelentwicklung

Das derzeitige System der Arzneimittelentwicklung hat versagt.[1] Nur 11 (1 Prozent) der 1032 neuen Medikamente, die zwischen 2005 und 2014 in Frankreich zugelassen wurden, galten als echter Fortschritt und die meisten der analysierten 87 neuen Arzneimittel oder Indikationen im Jahr 2014 waren nicht besser oder sogar schlechter als bereits vorhandene Behandlungsoptionen.[2] Wie ich bereits in Kapitel 1 erwähnt habe, kommen Arzneimittelschäden so häufig vor, dass sie Studien zufolge, die in wohlhabenden Ländern durchgeführt wurden, die dritthäufigste Todesursache nach Herzkrankheiten und Krebs sind.

Die Europäische Kommission schätzt, dass jährlich etwa 200 000 EU-Bürger an Nebenwirkungen sterben, was 79 Milliarden Euro kostet.[3] Viele dieser Todesfälle sind vermeidbar. Unser profitorientiertes System ist eine Einladung, zu viele Medikamente zu verschreiben, und vielen Patienten könnte es ohne das Medikament, das sie umgebracht hat – zum Beispiel NSAID oder ein psychoaktives Präparat –, heute gut gehen.[4,5] Zahlreichen wichtigen Gesundheitsproblemen, etwa resistenten Mikroben, wird dagegen nicht die Aufmerksamkeit zuteil, die sie verdienen.

Das Hauptproblem ist, dass unser heutiges System auf Patenten und Monopolen basiert, sodass Unternehmen Preise nach Belieben festlegen können. Dieses System ist unethisch, weil Menschen sterben können, wenn sie sich das Medikament, das sie brauchen, nicht leisten können. Zudem ist es ineffizient, weil wissenschaftliche Kenntnisse, zum Beispiel über Toxikologie und gescheiterte Projekte, nicht weitergegeben werden. Außerdem verbietet ein internationales Übereinkommen über geistiges Eigentum den Generikaherstellern, klinische Studiendaten zu verwenden, die Markenhersteller den Zulassungsbehörden vorlegen.[6] Das bedeutet, dass viele überflüssige und daher unethische Studien durchgeführt werden müssen, um die Bevölkerung mit billigeren Medikamenten zu versorgen, nachdem die Patente für die teuren Präparate abgelaufen sind.

Ich habe ein radikal neues Verfahren vorgeschlagen, das die derzeitige Profitmaximierung auf dem Rücken der Patienten durch ein System ersetzt, das dem öffentlichen Interesse dient und nicht profitorientiert ist.[1]

Mythen über Patente und wirksame medizinische Innovation

Patente eignen sich schlecht dafür, die notwendige effektive Innovation in der Gesundheitsfürsorge anzukurbeln. Sie hemmen die Innovation, weil Forscher ihre Ideen nicht frei austauschen können und weil das System Verschwendung in großem Umfang begünstigt.[6] Es scheint sogar, dass stärkerer Patentschutz zu einem Rückgang der Innovationen geführt hat.[6] Wenn Patente auslaufen, klagen Pharmaunternehmen oft gegen Mitbewerber, um zu verhindern, dass diese preisgünstige Generika auf den Markt bringen.

Die Pharmaindustrie gibt nur 1 bis 2 Prozent ihres Umsatzes, ohne die vom Steuerzahler aufgebrachten Fördermittel, für Grundlagenforschung aus, die neue Moleküle entdecken soll.[7] Der größte Teil des Grundwissens über die Entwicklung neuer Therapien stammt aus öffentlich finanzierten Labors und Institutionen.[8-10] In ihrem Streben nach Gewinnmaximierung neigt die Industrie dazu, sich auf Medikamente gegen chronische Krankheiten zu konzentrieren, die viele Menschen brauchen, und sie lässt oft kleine Varianten vorhandener Medikamente patentieren, die keinen zusätzlichen Nutzen haben. Das hindert die Unternehmen jedoch selten daran, sie in großem Umfang zu Preisen zu verkaufen, die 10 oder 20 Mal höher sein können als die Preise für Medikamente ohne Patentschutz.[4,5] Um das zu erreichen, gibt die Industrie viel mehr Geld für Marketing aus als für Forschung und Entwicklung.[4]

Das derzeitige System bietet wenig Anreiz, billigere nichtmedikamentöse Therapien zu erforschen, obwohl sie häufig vorzuziehen sind. Das meiste Geld wird unter anderem für Medikamente ausgegeben, die Diabetes Typ 2, Bluthochdruck und hohen Cholesterinspiegel behandeln, die weitgehend auf falsche Ernährung und Bewegungsmangel zurückzuführen sind. Ein weiteres Beispiel ist der hohe und zunehmende Gebrauch von Psychopharmaka, obwohl psychiatrische Störungen sich mit Psychotherapie besser behandeln lassen.

Die Industrie rechtfertigt die Patente und die hohen Arzneimittelpreise damit, dass Patente notwendig seien, um die hohen Kosten für die Entwicklung von Medikamenten zu decken und dadurch eine ausreichende Versorgung mit neuen Medikamenten zu gewährleisten. Vor etwa 15 Jahren behauptete die Industrie, die Entwicklung eines neuen Medikaments koste etwa eine Milliarde Dollar,[10,11] während unabhängige Experten eine Zahl nannten, die nur 10 Prozent dieses Betrages ausmachte.[12] Heute schätzt die Drugs for Neglected Diseases Initiative (DNDi), dass sie ein neues Medikament für 110 bis 170 Millionen US-Dollar entwickeln kann. Darin sind auch die theoretischen Kosten für ein gescheitertes Projekt enthalten.[13] In Wahrheit spiegeln die Preise für Medikamente nicht die Kosten für Forschung und Entwicklung wider, sondern den Preis, den stark subventionierte »Märkte« zu zahlen bereit sind.

Mythen über die Arzneimittelüberwachung

In den letzten Jahren haben die Arzneimittelbehörden nach und nach ihre Kriterien für die Zulassung abgeschwächt. Ein Pharmaunternehmen zahlt eine Gebühr, die ein Druckmittel im Regulierungssystem darstellt.[14] Die Pharmaindustrie trägt 83 Prozent zum gesamten Budget der Europäischen Arzneimittelagentur (EMA) bei,[15] obwohl niemand, der 83 Prozent seines Gehalts von der Industrie erhält, Mitglied in einem Bewertungsausschuss werden dürfte. Wegen der weniger strengen Regulierungsstandards wurden mehr Medikamente als früher vom Markt genommen oder mit gravierenden Sicherheitswarnungen versehen.[4,16,17]

Beim Krebs sind die Regulierungskriterien besonders gering und viele extrem teure Krebsmittel wurden ohne eine einzige randomisierte Studie[18,19] und mit Surrogatparametern – zum Beispiel krankheitsfreies Überleben statt eines längeren Lebens – zugelassen. Neue Krebsmedikamente sind meist nicht besser als die bereits vorhandenen[4] oder verlängern das Leben nur um einen oder zwei Monate.[20,21]

Die Kriterien für eine Zulassung werden weiter abgeschwächt. Das zeigte vor Kurzem die Einführung von anpassungsfähigen Verfahren durch die EMA, die eine Zulassung von Medikamenten allein auf der Grundlage von Beobachtungsdaten ermöglichen.[22]

Manche Patientengruppen unterstützen die Forderung der Industrie, das Zulassungsverfahren zu verkürzen. Das würde ihnen schnelleren Zugang zu den neusten Medikamenten verschaffen. Es ist allerdings ein Märchen, dass das derzeitige System den Patienten nützt, und da die meisten Patientengruppen Geld von Pharmakonzernen annehmen, sollten sie in der Regel nicht öffentlich für Patienten sprechen.[23,24]

Arzneimittelforschung und -entwicklung als öffentliche Aufgabe

Wir brauchen einen radikal neuen Ansatz, um die Innovation im öffentlichen Interesse zu fördern und die Kosten für Medikamente deutlich zu senken. Marketing ist nicht notwendig, um Ärzte davon zu überzeugen, dass sie gute Medikamente verordnen sollen, und ein patientenorientiertes System verbietet der Industrie, irreführende Informationen zu verbreiten, etwa durch Schulungen für Ärzte und Patientengruppen, Pharmavertreter, Werbung für Medikamente (auch für rezeptpflichtige Medikamente) in Fachzeitschriften und Studien ohne wissenschaftlichen Wert, die nur dem Marketing dienen.[4]

Ein europäisches Institut für öffentliche Gesundheit und ähnliche Einrichtungen anderswo könnten dafür zuständig sein, Medikamente zu entwickeln und auf den Markt zu bringen, und dabei mit einem Netzwerk von Institutionen zusammenarbeiten, die selbst Medikamente entwickeln oder an den einzelnen Phasen der Entwicklung mitarbeiten könnten. Ausgezeichnete Beispiele für gemeinnützige Institute, die sich als äußerst nützlich erwiesen haben, sind das Mario-Negri-Institut,[25] die DNDi und das Institut Pasteur. Ein öffentliches Institut dieser Art hätte eine transparente Leitungsstruktur, die den Bürgerinnen und Bürgern gegenüber verantwortlich wäre und die Öffentlichkeit an wichtigen Besprechungen beteiligen würde. Unternehmen könnten sich um Verträge bewerben, um Fachwissen beizusteuern und spezielle Dienstleistungen anzubieten, zum Beispiel Tierstudien oder die Herstellung von Arzneimitteln.

Anfangs – in der Übergangsphase zum neuen System – wird es viel Geld kosten, um die erforderliche öffentliche Infrastruktur zu entwickeln und die öffentliche Arzneimittelentwicklung zu bezahlen. Es gibt bereits mehrere Modelle, eines davon sind Steuern. Die italienische Arzneimittelbehörde verlangt von Pharmaunternehmen, 5 Prozent ihrer Werbungskosten, abgesehen von den Gehältern, beizusteuern. So entstand ein großer Fonds, der zum Teil für unabhängige klinische Forschung verwendet wird.[26,27] Spanien hat eine ähnliche Initiatve.[27] Eine Steuer auf die Verkäufe würde zu noch viel höheren Einnahmen führen, aber am wichtigsten ist, dass das neue System die derzeitige gewaltige Verschwendung beenden würde. Man schätzt, dass die Ersparnis durch das neue System fünf bis zehn Mal größer wäre als der Betrag, den die Pharmaindustrie heute für Forschung und Entwicklung ausgibt.[6] Deshalb fließen in das jetzige System sehr viel mehr öffentliche Gelder, als das neue System benötigen würde.

Um die Innovation zu fördern, könnten Erfinder mit einer »Provision« belohnt werden, zum Beispiel mit 10 Prozent der potenziellen Einsparungen innerhalb eines Jahres. Solche Innovationen müssten nicht auf neue Therapien beschränkt werden; es könnten auch Studien sein, die nachweisen, dass ein zurzeit benutzter Test, eine Maßnahme, eine Dosis oder eine Therapiedauer nicht besser ist als eine billigere. Die Industrie hat an solchen Studien kein Interesse.

Im gemeinnützigen Modell wären die Kosten – Herstellungskosten plus eine kleine Gewinnmarge – für Medikamente so niedrig, dass auch die Länder der Dritten Welt sie kaufen könnten. Das würde die Gesundheit der Bürgerinnen und Bürger verbessern sowie den Handel und den Wohlstand auf der Welt fördern.

Einige der notwendigen Änderungen ließen sich schnell vornehmen. Für andere bräuchten wir eine Übergangsphase, die die Gesetzgebung, die Öffentlichkeitsarbeit und die Ermittlung der Patientenbedürfnisse einschließt.

Patente, Patentgesetze und Handelsabkommen

Sobald das neue System vollständig umgesetzt ist, wird es keinen Patentschutz für Medikamente und Geräte mehr geben. In der Übergangsperiode sollten alle Vorschriften abgeschafft werden, die die Einführung generischer Arzneimittel und Biosimilars erschweren. Neue Patente für kleine Veränderungen, zum Beispiel die Entfernung des inaktiven Teils eines Stereoisomers, sollten nicht erlaubt sein. Die Anforderungen für Klagen gegen Mitbewerber, die Generika herstellen – mit der Behauptung, sie hätten ein Patent verletzt –, sollten deutlich verschärft und die Fristen für die Entscheidung über Klagen und für den Patentschutz verkürzt werden. Gegen Unternehmen, die ungerechtfertigte Klagen einreichen, sollten hohe Strafen verhängt werden, weil die bloße Drohung mit einer Klage oft Innovationen durch Jungunternehmen blockiert.[6]

In der Übergangsperiode vor der öffentlichen Arzneimittelentwicklung können eine verbindliche Lizenzvergabe und die Nutzung von Patenten durch die Regierung die Verfügbarkeit von lebensrettenden Medikamenten und von Medikamenten, die möglicherweise schweren Behinderungen vorbeugen, sicherstellen. Diese Methoden, die nach internationalem Recht erlaubt sind, aber wenig genutzt werden, erlauben es einer dritten Partei (zum Beispiel einem Hersteller von Generika oder einem Staatsbetrieb), billigere Kopien von Arzneimitteln zu produzieren. Der Patentinhaber erhält dafür eine kleine Gebühr. Diese vorübergehende Maßnahme würde von Beginn an einen Wettbewerb ermöglichen.

Internationale Handelsabkommen, die Geschäftsgeheimnisse schützen, sind eine echte Bedrohung für die Einführung eines patientenorientierten Systems. Unsere Politiker müssen deshalb dafür sorgen, dass solche Abkommen Verbesserungen im Gesundheitswesen, Gleichbehandlung und Einsparungen in unseren Volkswirtschaften nicht verhindern. Bereits vorhandene Vereinbarungen, zum Beispiel TRIPS (Trade-Related Aspects of Intellectual Property Rights – Übereinkommen über handelsbezogene Aspekte der Rechte des geistigen Eigentums) müssen umgestaltet werden.

Abkopplung, Preise und Preispolitik

Den Pharmaunternehmen, die in der Übergangsphase noch neue Medikamente entwickeln, könnte man den Aufkauf ihres Patents anbieten. Der Preis würde sich nach dem Nutzen und den Nebenwirkungen des Medikaments richten, dokumentiert durch staatlich überwachte Studien mit relevanten Vergleichspräparaten und Zielvariablen. Die Anwendung eines Preissystems schlagen auch die WHO und der Europäische Rat vor. Beide fordern bedarfsorientierte Innovationen und die weitere Erforschung von innovativen Modellen, die die voraussichtlichen Kosten für Forschung und Entwicklung von den Arzneimittelpreisen abkoppeln.[28] Ähnliche Ideen enthält eine Gesetzesvorlage des US-Senats.[11]

Staaten sollten bei Preisverhandlungen mit Unternehmen zusammenarbeiten und ihre Macht nutzen, um die Vergütung zu teurer Medikamente zu verweigern und eine Preispolitik durchzusetzen, die die öffentlichen Investitionen in die Forschung berücksichtigt und auch die Tatsache, dass Medikamente öffentliche Güter sind (im Gegensatz zur derzeitigen wertorientierten Preisgestaltung der Industrie, die dem Leben einen Geldwert beimisst, um hohe Arzneimittelpreise zu rechtfertigen).

Öffentliche Aufklärung und Ermittlung der Patientenbedürfnisse

Um die Öffentlichkeit am tiefgreifenden Wechsel zum neuen System zu beteiligen, sind Aufklärungsprogramme, auch die Widerlegung von Mythen, notwendig, um verbreitete Irrtümer zu bekämpfen, die das derzeitige System stützen.

Es gibt bereits wichtige Bildungsinitiativen, die eine kritische Haltung der Öffentlichkeit gegenüber unangemessenem und übertriebenem Arzneimittelkonsum fördern und über die vielen Alternativen zu Medikamenten informieren.[29,30] Diese Programme können die Öffentlichkeit auch über die enormen Mängel aufklären, die das heutige System finanziell und moralisch untragbar machen.

Wie jede Regulierung der Arzneimittelentwicklung muss das neue System mit dem Risiko umgehen, dass manche Projekte scheitern. Steuerzahler betrachten solche Misserfolge vielleicht als schlechten Umgang mit ihrem Geld, wenn sie die Realität der wissenschaftlichen Forschung nicht kennen und nicht wissen, dass Durchbrüche selten sind. Ständige Aufklärung der Öffentlichkeit und der Politiker mit vertrauenswürdigen und nachprüfbaren Zahlen zu den Kosten für Forschung und Entwicklung ist ebenfalls notwendig.

Um ein angebots- und profitorientiertes System durch ein nachfrageorientiertes zu ersetzen, müssen die Bedürfnisse der Patienten und der Gesellschaft ermittelt werden. Dabei sind epidemiologische Daten, öffentliche Ausgaben, die Todesfallstatistik und patientenrelevante Ergebnisse zu berücksichtigen.[31]

Notwendige Veränderungen bei den Arzneimittelbehörden

Im neuen System werden Arzneimittelbehörden vollständig öffentlich finanziert und konzentrieren sich auf Schäden durch Medikamente. Studien, die ihnen vorgelegt werden, um eine Zulassung zu erwirken, sollten groß genug sein und lange genug laufen, um seltene, aber tödliche Schädigungen zu erfassen, vor allem deshalb, weil Studien nach der Markteinführung ihre Versprechen oft nicht einhalten.[26,32]

Die wichtigste notwendige Veränderung ist der Nachweis einer klinisch relevanten Wirkung. Dabei müssen die im Voraus festgelegten Kriterien erfüllt werden. Die Wirkung sollte in unabhängigen Studien in einer geeigneten Patientengruppe nachgewiesen werden. Die Methode und die Ergebnisse müssen offengelegt werden und *alle* Studien sind zu berücksichtigen, nicht nur diejenigen, die für einen Nutzen sprechen, so wie es derzeit üblich ist.

Heute ist es erlaubt, Medikamente auf den Markt zu bringen, weil sie Wirkungen haben, die klinisch nicht relevant sind. Die Wirkung von Neuroleptika und Tabletten gegen Depressionen liegt beispielsweise weit unter der Schwelle, die nach der Erfahrung von Psychiatern eine minimale klinisch relevante Wirkung anzeigt.[5]

Medikamente dürfen nicht auf der Grundlage von Surrogatparametern zugelassen werden (zum Beispiel Blutzucker statt Diabetes-Komplikationen), außer wenn sie nachweislich mit patientenrelevanten Zielvariablen korrelieren, was sehr selten der Fall ist.[33–35] Sogenannte Nicht-Unterlegenheits- und Gleichwertigkeitsstudien sind ebenfalls meist irreführend[36-38] und sollten nur selten akzeptiert werden. Die Norm sollte ein Nutzen in den üblichen (Überlegenheits-)Studien sein, verglichen mit den besten verfügbaren Interventionen. Man darf den Unternehmen also keine irreführenden Schlussfolgerungen erlauben, wie zum Beispiel »Unser Medikament war mindestens so wirksam wie das alte.«, wenn die Wahrheit nachweislich lautet: »Wir sind zu 95 Prozent sicher, dass unser neues Medikament nicht 50 Prozent mehr Patienten umbringt als das alte, billigere.«[36]

Eine neue, finanziell gut ausgestattete Abteilung in den Arzneimittelbehörden, vollständig getrennt von der Abteilung, die Medikamente zulässt, könnte unabhängig darüber entscheiden, ob ein Medikament aus Sicherheitsgründen vom Markt genommen werden muss.

Bessere klinische Studien

Klinische Studien über Medikamente und Geräte müssen unabhängig von der Industrie von gemeinnützigen Institutionen durchgeführt werden. Diese erstellen den Studienplan, leiten und überwachen die Studien und sorgen dafür, dass niemand, der an den Studien beteiligt ist, Interessenskonflikte in Bezug auf Pharmaunternehmen hat. Weitere Sicherheitsmaßnahmen, zum Beispiel die Verblindung der Datenanalyse und das Abfassen von Manuskripten, werden ergriffen.[39]

Öffentlich durchgeführte Arzneimitteltests gewährleisten, dass neue Medikamente auf faire Weise mit alten, billigeren, aber auch mit nichtmedikamentösen Maßnahmen verglichen werden. Sie werden viel billiger sein als die Studien der Pharmaindustrie. Die Europäische Gesellschaft für Kardiologie schätzt, dass Universitätszentren Arzneimitteltests für etwa ein Zehntel bis ein Zwanzigstel der Kosten durchführen können, die bei den Tests der Industrie anfallen, weil an den Letzteren zahlreiche profitorientierte Mittelmänner beteiligt sind, die einen deftigen Zuschlag verlangen.[40]

Damit Studien für Patienten nützlicher werden, sollten Kurzfassungen von Prüfplänen auf einer Webseite frei zugänglich sein, sodass Patienten und andere dazu Stellung nehmen können. Alle Informationen, die mit den Studien zusammenhängen, werden öffentlich zugänglich sein, von den vorab festgelegten Zielparametern bis zu den rohen, anonymisierten

Patientendaten, sodass andere ihre eigenen Analysen vornehmen können. Die Studienberichte werden in allgemein zugänglichen Zeitschriften oder im Internet veröffentlicht, damit jedermann, auch die Patienten, die an den Studien teilgenommen haben, sie kostenlos einsehen können. Vorklinische Studien (zum Beispiel toxikologische Tierstudien) werden einschließlich der Rohdaten ebenfalls zugänglich sein.

Attraktive Jobs im neuen System

Politiker betrachten die Pharmaindustrie oft als Wachstumsfaktor, der neue Jobs schafft und die Handelsbilanz und die Wissensökonomie verbessert. Die Industrie wirbt für diese Auffassung. Dem Dachverband der europäischen pharmazeutischen Industrie zufolge beschäftigte die Branche im Jahr 2013 in Europa mehr als 690 000 Menschen unmittelbar und schuf mittelbar drei bis vier Mal so viele Jobs.[41] Viele dieser Mitarbeiter sind allerdings im Verkauf und in den Rechtsabteilungen beschäftigt und werden letztlich von uns allen durch hohe Arzneimittelpreise bezahlt. Zudem verursacht das intensive Marketing zahlreiche unnötige Todesfälle und schadet den Volkswirtschaften.

Viele Menschen in der Pharmaindustrie verfügen über unentbehrliches Fachwissen, das sie vielleicht lieber gemeinnützigen Einrichtungen zur Verfügung stellen würden. Die psychologische Forschung hat nachgewiesen, dass Beiträge zum Gemeinwohl uns stark motivieren können. Deshalb wird es nicht an Anreizen für nützliche Innovationen fehlen. Es sieht sogar danach aus, dass hochriskante, kühne Investitionen, die zu technischen Revolutionen geführt haben, von öffentlichen Einrichtungen angeregt wurden.[42]

Anfangs mangelt es vielleicht an Forschern, die für den Staat arbeiten und detaillierte Kenntnisse über die Durchführung von Aufgaben wie toxikologische Tierstudien und randomisierte Studien besitzen, welche die Voraussetzungen für die Zulassung von Medikamenten erfüllen. Das können Bildungsprogramme leicht ändern.

Eine bessere Zukunft

Eine bessere Zukunft setzt politischen Willen voraus, aber wir haben keine andere Wahl, als das derzeitige System radikal zu ändern. Unsere Politiker wachen langsam auf und eine Folge davon waren zwei Workshops in Amsterdam im Jahr 2016, an denen 30 Experten und Interessenvertreter aus Europa und Nordamerika teilnahmen, darunter Patientenfürsprecher, Manager, Akademiker, Vertreter von Regulierungsbehörden, Geldgeber und Regierungsvertreter. In diesen Workshops wurden vier Szenarien durchgespielt, die im Juni 2016 während der dänischen EU-Präsidentschaft einem größeren Publikum vorgelegt wurden.[43,44] Es ging darum, kreative Szenarien zu entwickeln, um Patienten auf neue, nachhaltigere Weise den Zugang zu unbedenklichen und wirksamen Medikamenten zu ermöglichen und dabei starke Anreize für Innovationen beizubehalten. Ich nahm an diesen Workshops teil und schlug vor, im Gesundheitssystem auf Patente zu verzichten und die Entwicklung von Medikamenten zu einem öffentlichen Unterfangen zu machen.

Soll ich an einer randomisierten Studie teilnehmen?

Randomisierte klinische Studien sind das zuverlässigste Beweismaterial, das wir haben. Sie belegen immer wieder, dass Therapien, die wir für wirksam hielten, nichts nützen oder schädlich sind und dass Therapien, denen wir skeptisch gegenüberstanden, hilfreich sind.

Streptokinase bei Herzanfällen ist ein gutes Beispiel für den Wert randomisierter Studien. Dieses Medikament löst Blutgerinnsel auf, kann aber auch gefährliche Blutungen auslösen. Viele Ärzte verwendeten es daher nicht gern und zahlreiche Studien brachten widersprüchliche Ergebnisse. Erst nach einer Metaanalyse der Studien wurde klar, dass Streptokinase Leben rettet.[45] Man hätte dieses Medikament 10 bis 15 Jahre früher einführen können, wenn die Metaanalyse früher durchgeführt worden wäre.

Die vielen Studien hatten auch einen anderen Zweck. Die Zeit zwischen dem ersten Symptom und dem Beginn der Behandlung war in den einzelnen Studien unterschiedlich und als man die Sterblichkeit mit der Therapieverzögerung korrelierte, ergab sich eine deutliche lineare Beziehung, die belegte, dass Streptokinase und ähnliche Mittel die Sterblichkeit nur senken, wenn man sie innerhalb der ersten 16 Stunden anwendet.[46] Danach erhöhen sie die Sterbequote.

Da wir alle von der Bereitschaft der Patienten profitieren, an randomisierten Studien teilzunehmen, haben wir meiner Meinung nach die Pflicht, an Studien mit noblem Ziel mitzuwirken. Wir müssen jedoch vorsichtig sein. Für viele Arzneimitteltests gibt es keine vernünftige Begründung; sie sind vielmehr Marketing, das sich als Wissenschaft tarnt. Ziemlich oft ist das Design der Studie fehlerhaft, um das Medikament des Geldgebers zu begünstigen.[4,5] Wenn wir herausfinden wollen, ob die Begründung der Studie vernünftig ist, müssen wir den Prüfplan lesen und häufig auch jemanden um Rat fragen, der mit dem Thema und mit Forschungsmethoden vertraut ist. Solche Leute sind nicht leicht zu finden, aber Patientenorganisationen könnten dabei helfen, wenn sie es wirklich wollten. Das würde erfordern, dass sie auf Zuwendungen der Industrie verzichten und nur die Interessen der Patienten vertreten.

In klinischen Studien müssen Patienten als gleichberechtigte Partner anerkannt werden. Wenn Sie gebeten werden, an einer Studie teilzunehmen, sollten Sie daher Kopien aller Dokumente verlangen, die für Ihre Abwägung wichtig sind. Der Grundsatz der Zustimmung nach hinreichender Information ist entscheidend für den ethischen Aspekt von Versuchen mit Menschen, und wenn Sie nicht hinreichend informiert sind, wissen Sie nicht, worin Sie einwilligen.

Wenn Sie überlegen, ob Sie an einem Arzneimitteltest teilnehmen sollen, behaupten der Forscher oder das Unternehmen vielleicht, dass Sie bestimmte Unterlagen nicht bekommen können, weil sie Betriebsgeheimnisse enthalten. Glauben Sie das nicht. In meinem Zentrum haben wir Hunderte von Prüfplänen und ähnliche Dokumente gesehen und darunter war kein einziges, von dem man mit vernünftiger Begründung hätte sagen können, dass es vertrauliche Informationen enthielt. Im Jahr 2007 weigerte sich die EMA, uns Kopien von Prüfplänen und Studienberichten auszuhändigen, bei denen es um zwei Schlankheitspillen ging, die die Behörde zugelassen hatte.[47] Das Hauptargument der EMA war, dass der Schutz von Betriebsgeheimnissen untergraben würde, wenn man uns Einsicht gewähre, da die Dokumente alle Details über das klinische Entwicklungsprogramm und die wichtigsten Angaben zu den Investitionen des Antragstellers enthalte. Wettbewerber könnten sie nutzen, um das gleiche oder ein ähnliches Medikament zu entwickeln und zu ihrem eigenen Vorteil wertvolle Informationen über die langfristige klinische Entwicklungsstrategie des Unternehmens zu sammeln.

Wir erklärten, die klinischen Studienberichte und Prüfpläne basierten auf wohlbekannten Grundsätzen, die bei jedem Arzneimitteltest anwendbar seien. Die klinischen Studienberichte beschrieben die klinischen Wirkungen der Medikamente und in den Leitlinien der EMA zur Erstellung solcher Berichte deute nichts darauf hin, dass irgendeine darin enthaltene Information als Geschäftsgeheimnis betrachtet werden könne. Die Prüfpläne werden immer den klinischen Prüfern geschickt und es ist unwahrscheinlich, dass Unternehmen darin Informationen einschließen, die von kommerziellem Wert sein könnten (etwa eine Beschreibung der Synthese des Medikaments). Wir fügten hinzu, dass die klinischen Studienberichte und Prüfpläne Teil der letzten Phase der Arzneimittelentwicklung sind, der viele Jahre der vorklinischen Entwicklung vorausgehen, und dass andere Unternehmen sie wohl kaum nutzen könnten, um ähnliche Medikamente zu entwickeln.

Wir beschwerten uns beim europäischen Ombudsman, der die relevanten Berichte und Prüfpläne inspizierte und zu dem Ergebnis kam, dass sie keine Geschäftsgeheimnisse enthielten. In einer Pressemitteilung warf er der EMA Misswirtschaft vor, weil die Behörde uns den Zugang zu den Dokumenten weiter verweigerte. Danach hatte die EMA keine andere Wahl mehr, als uns die Dokumente auszuhändigen und ihre Politik zu ändern.

Wenn Menschen nichts zu verbergen haben, dann sollten sie nichts verbergen, und wenn sie etwas verbergen, sollten Sie an der Studie nicht teilnehmen.

Sie sollten ablehnen, wenn Sie keine Kopie des vollständigen Prüfplans und aller anderen relevanten Dokumente erhalten, zum Beispiel die Prüferinformation, separate Vereinbarungen über Finanzen und über die Veröffentlichung, die nicht Teil des Prüfplans sind, sowie die Prüfbögen, die verwendet werden, um die Ergebnisse der Studie festzuhalten. Sie sind sehr wichtig, um herauszufinden, ob die Forscher aufrichtig daran interessiert sind, auch die schädlichen Nebenwirkungen des Medikaments zu registrieren. Außerdem sollten Sie prüfen, ob die Ergebnisse veröffentlicht werden, einerlei, wie sie ausfallen, und ob die anonymisierten Rohdaten öffentlich zugänglich sein werden. Das ermöglicht es anderen, die Daten zu analysieren und zu prüfen, ob sie mit den Aussagen der Sponsoren übereinstimmen.

»Menschliches Versuchskaninchen« bittet um Tierstudien

Wenn jemand Sie bittet, an einer Studie mit einem experimentellen Medikament teilzunehmen, sind Sie vielleicht auch an den Tierstudien interessiert. Das traf auf einen Tierarzt zu, der an einer placebokontrollierten Studie mit einem neuen Medikament namens Darapladib teilnahm, von dem man sich eine Wirkung bei Patienten mit vorangegangenem Herzanfall und ähnlichen Problemen erhoffte.[48] Der Tierarzt glaubte, er erhalte ein aktives Medikament, weil er ständig an Durchfall mit ausgeprägtem Geruch litt, was eine bekannte Nebenwirkung des Präparats war. Er wollte wissen, ob bei ihm das Risiko bestand, an Darmkrebs zu erkranken, und bat bei jedem Besuch im Krankenhaus darum, die Tierstudien sehen zu dürfen. Man sagte ihm, GlaxoSmithKline, das finanzierende Unternehmen, wolle diese Informationen nicht herausgeben, und er fand das so inakzeptabel, dass er das Medikament zwei Jahre nach Beginn der Studie absetzte.

Da er immer noch Bedenken hatte, bat er mich um Rat. Ich schlug ihm vor, seinen Studienarzt um den Prüfplan und die Prüferinformation mit den Ergebnissen der Tierstudien zu bitten. Das Unternehmen antwortete: »GSK händigt üblicherweise einen Prüfplan nicht an externes Personal oder externe Personen aus, solange die entsprechende klinische Studie noch andauert, weil der Prüfplan aus kommerzieller Sicht sensitive Informationen enthalten kann.« Die Person, die die Dokumente sehen wollte, war jedoch nicht irgendwer, sondern ein Patient, also ein Studienpartner. Als das Unternehmen sich weigerte, die verlangte Information zu liefern, wurde der Tierarzt misstrauisch. Stimmte mit Darapladib etwas nicht?

Ich schrieb an GSK, es falle mir schwer, die Reaktion der Firma auf eine Anfrage eines Patienten zu verstehen, der ein Risiko eingegangen sei, als er sich zur Teilnahme an einer Studie der Firma bereit erklärt habe, die sich öffentlich zu Offenheit und Transparenz bekenne und anscheinend stolz darauf sei. GSK beantwortete meine Fragen nicht, schickte mir aber einige allgemeine Informationen über das Interesse der Firma an Transparenz.

Da GSK die Information, die der Patient haben wollte, verweigerte, verlangte ich sie vom Ausschuss für Forschungsethik und von der dänischen Gesundheitsbehörde. Beide fragten das Institut, das die Studie im Auftrag von GSK durchgeführt hatte, und GSK, ob das angeforderte Material Betriebsgeheimnisse enthalte, das redigiert werden müsse. Das Auftragsinstitut erklärte, das sei nicht der Fall, obwohl jede Seite der Dokumente mit »Vertraulich« gekennzeichnet war. Ich erhielt den toxikologischen Teil der Prüferinformation und den Prüfplan von GSK in den USA und ebenso von der dänischen Gesundheitsbehörde.

Es stellte sich heraus, dass der Teilnehmer die Ergebnisse der langfristigen Tierstudien, die er 2010 verlangt hatte, unter anderem deshalb nicht bekommen hatte, weil diese Studien gleichzeitig mit der Studie an Menschen begonnen hatten, sodass GSK ihm wahrscheinlich keine Ergebnisse hätte mitteilen können.

Außerdem stellte sich heraus, dass sich bei einigen Tieren seltene Tumore im Dünndarm entwickelt hatten. Darüber hatte GSK sich Sorgen gemacht, als die Firma den Forschern geschrieben hatte, ohne eindeutig darauf einzugehen. Tatsächlich waren die Informationen von GSK schwer zu interpretieren. Zudem spielte GSK in seiner aktualisierten Patienteninformation das Risiko herunter.

In der Prüferinformation waren die Daten jedoch klar genug, und ich fand sie ebenso besorgniserregend wie der Tierarzt, der mir schrieb: »Hätte ich diese Tatsachen gekannt, hätte ich an der klinischen Studie nicht teilgenommen. Dass die Regeln anscheinend eingehalten wurden, ändert nichts daran, dass man mich nicht darüber informierte, dass es keine langfristigen Tierstudien gab, als ich zum ersten Mal um die Ergebnisse bat. Das ist unmoralisch und inakzeptabel.« Seiner Meinung nach waren er und 13 000 andere Teilnehmer als menschliche Versuchskaninchen benutzt worden. Und er fühlte sich in die Irre geführt durch die Behauptung von GSK, das Unternehmen gebe die Daten nicht heraus.

GSK führte eine weitere Studie mit Darapladip durch. Ich kann nur schwer akzeptieren, dass die Arzneimittelbehörden in mehr als 30 Ländern dem Unternehmen erlaubten, mehr als 28 000 Patienten anzuwerben, bevor die Ergebnisse der Tierstudien über das Krebsrisiko ihnen mitgeteilt wurden. Das darf nicht vorkommen.

Diese Geschichte trägt zu der aktuellen Sorge bei, dass der Gesellschaftsvertrag zwischen den Patienten und den Unternehmen, die die Arzneimitteltests bezahlen, gebrochen wurde.[4] Die Patienten wussten nicht, dass die langfristigen Tierstudien nicht beendet waren. Zudem stand in der Einverständniserklärung für Patienten, die Forschungsdaten seien Eigentum von GSK. Patienten sollten solche Formulare nicht unterschreiben und Ärzte sollten an solchen Studien nicht teilnehmen.

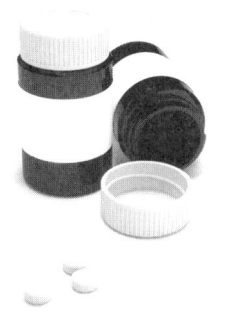

15. Schwangerschaft und Entbindung

Vor nicht allzu langer Zeit wurden während der Schwangerschaft und der Entbindung schädliche Methoden angewandt. Doch in den Achtzigerjahren machte sich der Geburtshelfer Sir Iain Chalmers, der Gründer der Cochrane Collaboration, daran, diesen Missstand zu beseitigen. Er und zwei andere Geburtshelfer sammelten die randomisierten Studien in diesem Fachgebiet und überzeugten viele ihrer Kollegen davon, dass sie die Studien analysieren und herausfinden sollten, was brauchbar war und was falsch war. Sie veröffentlichten ihre Analysen und Metaanalysen in einer Datenbank und schrieben zwei dicke Bücher darüber.[1] Außerdem veröffentlichten sie einen kurzen Leitfaden,[2] von dem schon vor 25 Jahren mehr als 40 000 Exemplare verkauft worden waren. Heute kann man ihn kostenlos herunterladen.

Die beiden ältesten Cochrane-Gruppen, die Pregnancy and Childbirth Group und die Neonatal Group, haben 565 beziehungsweise 360 Cochrane-Reviews veröffentlicht. Wenn Sie schwanger sind, könnte es sich lohnen, die Titel der Reviews zu überfliegen, die sich mit medizinischen Maßnahmen während der Schwangerschaft und der Entbindung befassen. Falls Ihr neugeborenes Kind Probleme hat, können Sie sich die Reviews über die ersten Lebenstage anschauen.

Der Leitfaden war erst fünf Jahre alt, als meine Frau mit unserem ersten Kind schwanger wurde. Ich wollte sie vor Maßnahmen schützen, die sinnlos oder schädlich waren. Immer wenn eine Hebamme oder ein Arzt eingreifen wollte, zog ich daher das Buch zurate. Nachdem ich unsere Hebamme mehrere Male höflich darauf hingewiesen hatte, dass ihre Vorhaben nicht nachweislich sinnvoll waren, wurde sie so neugierig, dass sie sich den Leitfaden kaufte.

Zur Geburtsvorbereitung hielt eine Hebamme mit einer kleinen Gruppe von Frauen Sitzungen ab. Eine der Frauen gebar ein geistig behindertes Kind, weil das Personal nicht vorsichtig genug war, obwohl die Frau bereits einen Kaiserschnitt hinter sich hatte. Ihre Gebärmutter platzte und das Gehirn des Kindes wurde geschädigt. Es ist am sichersten, wieder einen Kaiserschnitt vornehmen zu lassen, wenn Sie bereits einen hatten.

Ärzte und das medizinische Personal müssen immer wieder auf kritische Probleme hingewiesen werden, um das Schadensrisiko zu verringern.

Ein abschließendes Wort über die Cochrane Collaboration

Das Gesundheitssystem wird von der Politik und von Interessenskonflikten dominiert. Wir befinden uns nach wie vor in einer kritischen Situation, weil ein großer Teil der stationären Versorgung nicht wissenschaftlich abgesichert ist und bisweilen den besten wissenschaftlichen Erkenntnissen, über die wir verfügen, widerspricht und daher den Patienten schadet.

Organisationen, die anfangs idealistische Ziele verfolgen und die zuverlässigsten wissenschaftlichen Erkenntnisse verfügbar machen und die preiswertesten Maßnahmen vorschlagen wollen, laufen Gefahr, von kurzsichtigen oder korrupten Politikern geschlossen zu werden.[3] Solche Organisationen sind für Interessensgruppen aller Art zu bedrohlich.

Wie in Kapitel 1 erwähnt, habe ich miterlebt, wie mehrere bemerkenswerte Initiativen in einigen Ländern ausgelöscht wurden, obwohl sie den Steuerzahlern eine Menge Geld erspart und vielen Menschen das Leben gerettet haben. Es ist erschreckend, wie viel Macht die Pharmaindustrie hat. Ich halte die Cochrane Collaboration für unsere einzige Hoffnung in einem Gesundheitssystem, das viel korrupter ist, als die Bürgerinnen und Bürger ahnen.[3]

Cochrane-Gruppen werde oft von Regierungen oder nationalen Forschungsräten finanziert. Das macht sie anfällig für törichte politische Entscheidungen. Niemand ist sicher, einerlei, wie viel Kosteneffektivität wir produziert haben. Wie in Kapitel 1 erwähnt, schätze ich, dass drei Reviews, die ich veröffentlicht habe, den dänischen Steuerzahlern im Laufe vieler Jahre etwa 500 Millionen dänische Kronen erspart haben.[4] Trotzdem drohte die Ministerin 2014, mich als Direktor des Zentrums abzusetzen, nachdem ich einen Zeitungsartikel über zehn Mythen der Psychiatrie geschrieben hatte, die für Patienten gefährlich sind.

Die Cochrane Neonatal Group, die ihren Sitz in Kanada hat, ist ein trauriges Beispiel dafür, dass niemand sicher ist. Sie verlor 2017 die staatliche Unterstützung, was schmerzlich kurzsichtig ist. Eine Cochrane-Review-Gruppe kostet etwa 250 000 Euro im Jahr. Die ganze Welt profitiert enorm von der Arbeit dieser Gruppe und Kanada profitiert enorm von den vielen Cochrane-Reviews, die außerhalb des Landes erstellt werden.

Es kostet mehr als 15 Millionen Euro im Jahr, die Arbeit der ganzen Cochrane-Collaboration zu sichern, und wir haben ein Reservekapital, das wir zur Überbrückung verwenden können, wenn eine Gruppe ihre Finanzierung verliert. Aber der Verlust der Fördermittel ist äußerst kontraproduktiv und es gibt keine Garantie, dass die Gruppe überlebt.

Zurzeit brauchen wir die Einnahmen durch die Abonnements, um die Produktionskosten zu decken, aber am wichtigsten ist uns, die Reviews für jedermann kostenlos zugänglich zu machen.

Der freie Zugang zu Informationen, die für unsere Gesundheit wichtig sind, sollte ein Menschenrecht sein, so wie wir alle freien Zugang zu sauberem Wasser haben sollten. Es ist unmoralisch, den Zugang zu wissenschaftlichen Forschungen, die staatlich gefördert wurden, durch eine Bezahlschranke zu erschweren. Viele medizinische Fachzeitschriften verlangen inzwischen von Forschern Geld, damit ihre Artikel gedruckt werden. Damit sollen die Produktionskosten gedeckt und der freie Zugang gesichert werden. Meist bezahlen die Forscher etwa 2000 Euro dafür und setzen diese Gebühr als Etatposten ein, wenn sie Fördermittel beantragen.

Das erscheint mir nicht als praktikable Zukunft für die Cochrane-Reviews. Es ist nicht vernünftig, von Menschen zu erwarten, dass sie zuerst viele Monate lang ihre Freizeit opfern, und dann auch noch von ihnen zu verlangen, für ihren großzügigen Beitrag zur Gesundheitsversorgung zu bezahlen. Außerdem ist es viel schwieriger, Fördermittel für Cochrane-Reviews zu erhalten als für die sogenannte originäre Forschung (die meist kein bisschen originär oder nützlich ist).

Im Jahr 2017 wurde ich in den Cochrane-Verwaltungsrat gewählt und schrieb einen kleinen Artikel über meine Erfahrungen nach zwei Sitzungen.[5] Wir waren eben erst in Südafrika gewesen und ich wies darauf hin, was für ein großartiges moralisches Vorbild Nelson Mandela war, nicht nur für sein Land, sondern für uns alle.[6]

Meine Vision für die Cochrane Collaboration ist, dass sie das moralische Vorbild der Welt in der Gesundheitsfürsorge wird. Wir müssen unablässig darauf hinweisen, dass wir eine bessere Welt brauchen, in der klinische Studien nicht von denjenigen geplant, durchgeführt und analysiert werden, die ein unmittelbares finanzielles Interesse an den Ergebnissen haben, und in der die Daten nicht mehr manipuliert oder versteckt werden, wenn sie dem Geldgeber nicht zusagen.[3]

Ich hoffe, dass Menschen, die dieses Buch gelesen haben und Geld erübrigen können, darüber nachdenken, etwas für die Cochrane Collaboration zu spenden. Um zu spenden oder uns auf andere Weise zu helfen, können Sie join.cochrane.org/what-you-can-do aufrufen.

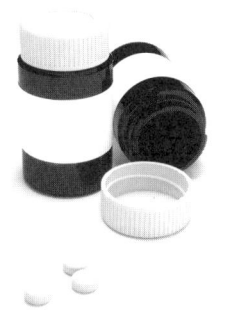

16. Nachwort

Mein Großvater war ein großartiger Amateurpianist. Wie Victor Borge hatte auch er Victor Schiøler zum Lehrer, den berühmtesten dänischen Pianist seiner Zeit. Man bot meinem Großvater eine Karriere als Konzertpianist an, doch er zog es vor, Arzt zu werden. Während des Krieges schloss er sich der Widerstandsbewegung an. Als Arzt durfte er nachts fahren und er half Juden, nach Schweden zu fliehen. Die Gestapo verhaftete ihn. Sie drang in Gesellschaft des schlimmsten Folterers Dänemarks in sein Haus ein. Dieser Mann namens Ib Birkedahl Hansen wurde nach dem Krieg als letzter Verräter hingerichtet, nach einem langen Prozess, in dem er versucht hatte, eine Geisteskrankheit vorzutäuschen, um zu überleben.

Man brachte meinen Großvater ins Kopenhagener Hauptquartier der Gestapo, wo man ihm mit Folter drohte – und damit, seine Frau und seine Tochter zu vergewaltigen. Er blieb ruhig und wurde nicht gefoltert. Er sprach fließend Deutsch und irgendwie gelang es ihm, ein gutes Verhältnis zu dem Nazi-Offizier herzustellen, der ihn verhörte. Die beiden Männer fanden ein gemeinsames Interesse an Musik und Religion und wahrscheinlich spielte es auch eine Rolle, dass die Deutschen wussten, dass sie den Krieg verlieren würden. Mein Großvater hatte großes Glück, dass man ihn erst etwa zwei Monate vor der Befreiung verhaftete. Er sollte in ein Konzentrationslager in der Nähe von Leipzig gebracht werden, doch weil die Alliierten die Bahngleise in Norddeutschland zerstört hatten, endete er stattdessen in einem Lager an der Grenze. Nach dem Krieg verbrachte er drei Monate in Polen und half dort nach besten Kräften.

Über seine Erfahrungen schrieb er in einem Buch über Ärzte in der Widerstandsbewegung.[1] Er starb 1987. Im Jahr 2001 verkaufte ich mein Auto und der Vater des Käufers kam, um es zu holen. Als er meinen Namen sah, begann er, über den Krieg zu sprechen. Es stellte sich heraus, dass er und mein Großvater in der Widerstandsbewegung eng zusammengearbeitet hatten. Eines Tages hatten sie sich mit einem örtlichen Schuhmacher verabredet, der der Gestapo mehrere Namen von Freiheitskämpfern verraten und dafür Geld bekommen hatte. Sie wollten ihn in einem Wald treffen, wo man ihn erschießen konnte, doch er spürte, dass etwas nicht stimmte, und erschien nicht. Als der alte Mann mir davon erzählte, füllten sich seine Augen mit Tränen. Er hatte jemanden erschossen und nie vergessen, wie schrecklich es gewesen war, einem Menschen das Leben zu nehmen, obwohl es richtig gewesen war. Während seiner Einsätze hatte er immer eine Zyanidkapsel im Mund, für den Fall, dass man ihn erwischte.

Mein Großvater hat mich sehr inspiriert. Manche Leute – es sind immer nur recht wenige – denken nicht über die Risiken nach, die sie eingehen, sondern tun einfach das Richtige. In einem Krieg oder in Notzeiten anderer Art finden Sie heraus, auf welche Menschen Sie sich verlassen können. Das Leben ist so viel mehr als Sorge um die Gesundheit. Das Leben ist voller Risiken und wenn wir nicht bereit sind, einige Risiken einzugehen, geben wir im Grunde das Leben auf. Wir sollten nicht von der Gesundheit besessen sein, sondern davon, ein gutes Leben zu führen, und wir sollten uns nicht vor dem Tod fürchten. Karen Blixen, die Autorin von *Jenseits von Afrika*, schrieb etwas Ähnliches:

»Wenn unser Leben einen Wert hat, dann den, dass es keinen Wert hat. Diejenigen, die sterben können, leben frei.«

Ich hoffe, dieses Buch hat Sie ermutigt, weniger Medikamente einzunehmen und, wenn Sie regelmäßig Medikamente einnehmen, einige oder alle abzusetzen. Vielleicht ist das Risiko, dass etwas passiert, ohne die Medikamente ein klein wenig größer, aber Ihr Leben wird wahrscheinlich viel besser werden. Viel mehr von uns werden überleben, wenn wir weniger Medikamente einnehmen, einerlei, ob wir sie auf Rezept bekommen oder illegal auf der Straße kaufen.

Danksagung

Ich bin sehr dankbar für die Inspiration und den Rat, die ich von Patienten und ihren Angehörigen, von Kollegen, Freunden, meiner Familie und anderen empfangen habe. Mein besonderer Dank gilt David Hammerstein, Tom Jefferson und Enrique Murillo, meinem spanischen Verleger, für die kritische Durchsicht meines Manuskripts sowie Steven Woloshin und Lisa Schwartz für ihre Kommentare zum Abschnitt über Brustschmerzen. Sehr dankbar bin ich auch für die anregenden Diskussionen mit den Teilnehmern zweier Workshops in Amsterdam, vor allem mit Sharon Batt, Els Torrele, Irina Cleemput, Donald W. Light und Silvio Garattini, die frühere Versionen eines Manuskripts über das Abschaffen von Patenten in der Gesundheitsfürsorge kommentierten, ein Thema, das ich in Kapitel 14 erörtere.

Über den Autor

Professor Peter C. Gøtzsche machte 1974 seinen Master of Science in Biologie und Chemie und legte 1984 sein medizinisches Examen ab. Er ist Facharzt für innere Medizin, arbeitete von 1975 bis 1983 in der Pharmaindustrie und von 1984 bis 1995 in Krankenhäusern in Kopenhagen. Mit etwa 80 anderen half er im Jahr 1993, die Cochrane Collaboration in Gang zu bringen, gemeinsam mit ihrem Gründer Sir Iain Chalmers. Im selben Jahr gründete er das Nordic Cochrane Centre. Im Jahr 2010 ernannte ihn die Universität Kopenhagen zum Professor für Forschungsdesign und Forschungsanalyse. 2017 wurde er in den Cochrane-Verwaltungsrat gewählt.

Gøtzsche hat mehr als 70 Artikel in den »großen Fünf« veröffentlicht (*BMJ, Lancet, JAMA, Annals of Internal Medicine* und *New England Journal of Medicine*) und seine wissenschaftlichen Arbeiten sind bisher 30 000 Mal zitiert worden.

Gøtzsche befasst sich mit Statistik und Forschungsmethodik. Er ist Co-Autor mehrerer Leitlinien für gute Forschungsberichte: CONSORT-Statement für randomisierte Studien (www.consort-statement.org), STROBE-Statement für Beobachtungsstudien (www.strobe-statement.org), PRISMA-Statement für systematische Übersichten und Metaanalysen (www.prisma-statement.org) und SPIRIT-Statement für Studienprüfpläne (www.spirit-statement.org). Außerdem war er von 1997 bis 2014 Redakteur in der Cochrane Methodology Review Group.

Bücher von Peter C. Gøtzsche

Gøtzsche, PC. Deadly Psychiatry and organised denial. Kopenhagen: People's Press, 2015. In mehrere Sprachen übersetzt; dt: Tödliche Medizin und organisierte Kriminalität, 2015. Siehe deadlymedicines.dk

Gøtzsche, PC. Dødelig psykiatri og organiseret fornægtelse. Kopenhagen: People's Press, 2015

Gøtzsche PC. Deadly medicines and organised crime: How big pharma has corrupted health care. London: Radcliffe Publishing, 2013 (Träger des British Medical Association's Annual Book Award 2014 in der Kategorie Grundlagen der Medizin). In mehrere Sprachen übersetzt; siehe deadlymedicines.dk

Gøtzsche PC. Dødelig medicin og organiseret kriminalitet: Hvordan medicinalindustrien har korrumperet sundhedsvæsenet. Kopenhagen: People's Press, 2013

Gøtzsche PC. Mammography screening: truth, lies and controversy. London: Radcliffe Publishing, 2012 (Träger des Prescrire-Preises 2012)

Gøtzsche PC. Rational diagnosis and treatment: evidence-based clinical decision-making. 4. Aufl. Chichester: Wiley, 2007

Wulff HR, Gøtzsche PC. Rationel klinik. Evidensbaserede diagnostiske og terapeutiske beslutninger. 5. Auflage. Kopenhagen: Munksgaard Danmark, 2006

Gøtzsche PC. På safari i Kenya. Kopenhagen: Samlerens Forlag, 1985

Literaturnachweise

1. Einführung

1   Weingart SN, Wilson RM, Gibberd RW et al. Epidemiology of medical error. BMJ 2000;320:774-7

2   Starfield B. Is US health really the best in the world? JAMA 2000;284:483-5

3   Lazarou J, Pomeranz BH, Corey PN. Incidence of adverse drug reactions in hospitalized patients: a meta-analysis of prospective studies. JAMA 1998;279:1200-5

4   Ebbesen J, Buajordet I, Erikssen J et al. Drug-related deaths in a department of internal medicine. Arch Intern Med 2001;161:2317-23

5   Pirmohamed M, James S, Meakin S et al. Adverse drug reactions as cause of admission to hospital: prospective analysis of 18 820 patients. BMJ 2004;329:15-9

6   van der Hooft CS, Sturkenboom MC, van Grootheest K et al. Adverse drug reaction-related hospitalisations: a nationwide study in The Netherlands. Drug Saf 2006;29:161-8

7   Landrigan CP, Parry GJ, Bones CB et al. Temporal trends in rates of patient harm resulting from medical care. N Engl J Med 2010;363:2124-34

8   James JTA. A new, evidence-based estimate of patient harms associated with hospital care. J Patient Saf 2013;9:122-8

9   Archibald K, Coleman R, Foster C. Open letter to UK Prime Minister David Cameron and Health Secretary Andrew Lansley on safety of medicines. Lancet 2011;377:1915

10 Makary MA, Daniel M. Medical error – the third leading cause of death in the US. BMJ 2016;353:i2139

11 Gøtzsche PC. Deadly medicines and organised crime: How big pharma has corrupted health care. London: Radcliffe Publishing, 2013

12 Moynihan R, Glasziou P, Woloshin S et al. Winding back the harms of too much medicine. BMJ 2013;346:f1271

13 Gøtzsche PC. Deadly psychiatry and organised denial. Kopenhagen: People's Press, 2015

14 Gøtzsche PC. Rational diagnosis and treatment. Evidence-based clinical decision-making, 4. Auflage. Chichester: Wiley, 2007

15 Gøtzsche PC. Mammography screening: truth, lies and controversy. London: Radcliffe Publishing, 2012

16 Zahl PH, Gøtzsche PC, Maehlen J. Natural history of breast cancers detected in the Swedish mammography screening programme: a cohort study. Lancet Oncol 2011;12:1118-24

17 Rasmussen LI. [Danes suffer from 12 million diseases]. Ugeskr Læger 2011;173:1767

18 Getz L, Sigurdsson JA, Hetlevik I et al. Estimating the high risk group for cardiovascular disease in the Norwegian HUNT 2 population according to the 2003 European guidelines: modelling study. BMJ 2005;331:551

19 Getz L, Kirkengen AL, Hetlevik I et al. Ethical dilemmas arising from implementation of the European guidelines on cardiovascular disease prevention in clinical practice. A descriptive epidemiological study. Scand J Prim Health Care 2004;22:202-8

20 Gøtzsche PC. De mange usynlige medicindødsfald. Ugeskr Læger 2017;178:990-1
21 http://medstat.dk/. April 2016
22 Kahnemann D. Thinking, fast and slow. London: Penguin Books, 2011
23 Hawkes N. Public's distrust of medicines needs urgent action, says academy. BMJ 2017;357:j2974
24 Yarnall KS, Pollak KI, Østbye T et al. Primary care: is there enough time for prevention? Am J Public Health 2003;93:635-41

2. Wie stelle ich Fragen und wo finde ich die Antworten?

1 Mark Spitz. Wikipedia. https://en.wikipedia.org/wiki/Mark_Spitz
2 Gøtzsche PC. Deadly medicines and organised crime: How big pharma has corrupted health care. London: Radcliffe Publishing, 2013
3 Gøtzsche PC. Deadly psychiatry and organised denial. Kopenhagen: People's Press, 2015
4 Back pain. Wikipedia https://en.wikipedia.org/wiki/Back_pain. Aufgerufen August 2017
5 Kaiser J. Supporters defend threatened health research agency. Science, 13. Juli 2015. http://www.sciencemag.org/news/2015/07/supporters-defend-threatened-health-research-agency
6 Yousef AA, Al-deeb AE. A double-blinded randomised controlled study of the value of sequential intravenous and oral magnesium therapy in patients with chronic low back pain with a neuropathic component. Anaesthesia 2013;68:260-6
7 Gøtzsche PC. Believability of relative risks and odds ratios in abstracts: cross-sectional study. BMJ 2006;333:231-4
8 Ioannidis JP. Why most published research findings are false. PLoS Med 2005;2:e124
9 Roelofs PDDM, Deyo RA, Koes BW et al. Non-steroidal anti-inflammatory drugs for low back pain. Cochrane Database Syst Rev 2008;1:CD000396
10 Nordic Cochrane Centre. Annual report and review 2015. http://nordic.cochrane.org/annual-reports
11 Gøtzsche PC, Jørgensen KJ. Screening for breast cancer with mammography. Cochrane Database Sys Rev 2013;6:CD001877
12 Gøtzsche PC, Johansen HK. Intravenous alpha-1 antitrypsin augmentation therapy for treating patients with alpha-1 antitrypsin deficiency and lung disease. Cochrane Database Sys Rev 2016;9:CD007851
13 Krogsbøll LT, Jørgensen KJ, Grønhøj Larsen C et al. General health checks in adults for reducing morbidity and mortality from disease. Cochrane Database Sys Rev 2012;10:CD009009
14 Gøtzsche PC. Psykiatri på afveje. Politiken, 6. Januar 2014
15 Pedersen AT. Diagnosing psychiatry. https://diagnosingpsychiatry.com/filmen/
16 Ilic D, Neuberger MM, Djulbegovic M et al. Screening for prostate cancer. Cochrane Database Syst Rev 2013;1:CD004720

17 National Research & Development Programme. Asthma management. Commissioned research: ongoing projects. Woodcock A. The effect of mite allergen avoidance by the use of allergen impermeable bedding, on asthma control in adults. www.asthmar-d.org. uk/FUNDED/ONGOING/Default.htm

18 Gøtzsche PC, Johansen HK. House dust mite control measures for asthma. Cochrane Database Syst Rev 2008;2:CD001187

19 Gøtzsche PC, Johansen HK. House dust mite control measures for asthma: systematic review. Allergy 2008;63:646–59

20 National Heart, Lung, and Blood Institute; National Asthma Education and Prevention Program. Expert panel report 3: guidelines for the diagnosis and management of asthma. Washington, D.C.: US Department of Health, 2007. http://www.nhlbi.nih.gov/guidelines/7 asthma/asthgdln.htm

21 Gøtzsche PC. Asthma guidelines on house dust mites are not evidence-based. Lancet 2007;370:2100–1

22 Gøtzsche PC, Johansen HK. Antwort des Autors auf ›House dust mite control measures for asthma‹. Allergy 2009;64:190

23 Gøtzsche PC, Hammàrquist C, Burr M. House dust mite control measures in the management of asthma: meta-analysis. BMJ 1998;317:1105–10

24 Bacharier LB, Boner A, Carlsen KH et al. Diagnosis and treatment of asthma in childhood: a PRACTALL consensus report. Allergy 2008;63:5–34

25 Mitka M. New evidence-based guidelines focus on treatment of children with asthma. JAMA 2008;299:1122-3

26 Schmidt LM, Gøtzsche PC. Of mites and men: reference bias in narrative review articles; a systematic review. J Fam Pract 2005;54:334–8

27 Pingitore G, Pinter E. Environmental interventions for mite-induced asthma: a journey between systematic reviews, contrasting evidence and clinical practice. Eur Ann Allergy Clin Immunol 2013;45:74-7

28 Hallas HE. House-dust mites in our homes are a contamination from outdoor sources. Medical Hypotheses 2010;74:777–9

29 Hróbjartsson A, Thomsen AS, Emanuelsson F et al. Observer bias in randomised clinical trials with binary outcomes: systematic review of trials with both blinded and non-blinded outcome assessors. BMJ 2012;344:e1119

30 Hróbjartsson A, Thomsen AS, Emanuelsson F et al. Observer bias in randomized clinical trials with measurement scale outcomes: a systematic review of trials with both blinded and nonblinded assessors. CMAJ 2013;185:E201-11

31 Gøtzsche PC. Blinding during data analysis and writing of manuscripts. Controlled Clin Trials 1996;17:285-90

32 Gøtzsche PC. Rational diagnosis and treatment. Evidence-based clinical decision-making, 4. Auflage. Chichester: Wiley, 2007

33 EUROSCREEN Working Group. Summary of the evidence of breast cancer service screening outcomes in Europe and first estimate of the benefit and harm balance sheet. J Med Screen 2012;19 Suppl 1:5-13

34 Jørgensen KJ. Flawed methods explain the effect of mammography screening in Nijmegen. Br J Cancer 2011;105:592-3

35 Doll R, Peto R, Boreham J et al. Mortality in relation to smoking: 50 years' observations on male British doctors. BMJ 2004;328:1519

36 Evans I, Thornton H, Chalmers I et al. Testing treatments: better research for better healthcare, 2. Auflage. London: Pinter & Martin, 2011. http://www.testingtreatments.org

37 Lenzer J. Centers for Disease Control and Prevention: protecting the private good? BMJ 2015;350:h2362

38 Jakobsen JC, Nielsen EE, Feinberg J et al. Direct-acting antivirals for chronic hepatitis C. Cochrane Database Syst Rev 2017;9:CD012143

39 Liu X, Wang Y, Zhang G et al. Efficacy and safety of sofosbuvir-based therapy for the treatment of chronic hepatitis C in treatment-naïve and treatment-experienced patients. Int J Antimicrob Agents 2014;44:145-51

40 Vickers A, Goyal N, Harland R, Rees R. Do certain countries produce only positive results? A systematic review of controlled trials. Control Clin Trials 1998;19:159-66

41 Woodhead M. 80% of China's clinical trial data are fraudulent, investigation finds. BMJ 2016;355:i5396

42 Wu T, Li Y, Bian Z, Liu G et al. Randomized trials published in some Chinese journals: how many are randomized? Trials 2009;10:46

43 Kohli A, Shaffer A, Sherman A et al. Treatment of hepatitis C: a systematic review. JAMA 2014;312:631-40

44 Koretz RL, Lin KW, Ioannidis JP et al. Is widespread screening for hepatitis C justified? BMJ 2015;350:g7809

45 Powderly WG, Naggie S, Kim AY et al. IDSA/AASLD response to Cochrane review on direct-acting antivirals for hepatitis C. Clin Infect Dis, 17. Juli 2017. https://doi.org/10.1093/cid/cix620

46 Khan A , Faucett J, Morrison S et al. Comparative mortality risk in adult patients with schizophrenia, depression, bipolar disorder, anxiety disorders, and attention deficit/hyperactivity disorder participating in psychopharmacology clinical trials. JAMA Psychiatry 2013;70:1091-9

47 Gøtzsche PC. Mammography screening: truth, lies and controversy. London: Radcliffe Publishing, 2012

48 Cochrane Collaboration policy on commercial sponsorship of Cochrane reviews and Cochrane groups, 8. März 2014. http://community.cochrane.org/organisational-policy-manual/appendix-5-commercial-sponsorship-policy

49 Kew KM, Seniukovich A. Inhaled steroids and risk of pneumonia for chronic obstructive pulmonary disease. Cochrane Database Syst Rev 2014;3:CD010115

50 Calverley PM, Anderson JA, Celli B et al. Salmeterol and fluticasone propionate and survival in chronic obstructive pulmonary disease. N Engl J Med 2007;356:775–89

51 Suissa S, Ernst P, Vandemheen KL et al. Methodological issues in therapeutic trials of COPD. Eur Respir J 2008;31:927–33

52 Gøtzsche PC. Questionable research and marketing of a combination drug for smoker's lungs. J R Soc Med 2014;107:256-7

53 Nannini LJ, Lasserson TJ, Poole P. Combined corticosteroid and long-acting $beta_2$-agonist in one inhaler versus long-acting $beta_2$-agonists for chronic obstructive pulmonary disease. Cochrane Database Syst Rev 2012; 9:CD006829

54 Nannini LJ, Lasserson TJ, Poole P. Combined corticosteroid and long-acting beta$_2$-agonist in one inhaler versus long-acting beta$_2$-agonists for chronic obstructive pulmonary disease. Cochrane Database Syst Rev 2013; 11: CD003794

3. Informationsquellen

1 Gøtzsche PC. Deadly medicines and organised crime: How big pharma has corrupted health care. London: Radcliffe Publishing, 2013
2 Gøtzsche PC. Deadly psychiatry and organised denial. Kopenhagen: People's Press, 2015
3 Giles J. Internet encyclopaedias go head to head. Nature 2005;438: 900-1
4 https://en.wikipedia.org/wiki/Wikipedia:Size_comparisons
5 Gøtzsche PC. Mammography screening: truth, lies and controversy. London: Radcliffe Publishing, 2012
6 Zahl PH, Gøtzsche PC, Maehlen J. Natural history of breast cancers detected in the Swedish mammography screening programme: a cohort study. Lancet Oncol 2011;12:1118-24
7 Deber RB, Kraetschmer N, Urowitz S et al. Patient, consumer, client, or customer: what do people want to be called? Health Expectations 2005;8:345-51
8 Von Elm E, Ravaud P, MacLehose H et al. Translating Cochrane reviews to ensure that healthcare decision-making is informed by high-quality research evidence. PLoS Med 2013;10: e1001516
9 Gøtzsche PC, Johansen HK. House dust mite control measures for asthma. Cochrane Database Syst Rev 2008;2:CD001187

4. Ist der Test notwendig und ist die Diagnose korrekt?

1 Gøtzsche PC. Deadly medicines and organised crime: How big pharma has corrupted health care. London: Radcliffe Publishing, 2013
2 Roehr B. Health care in US ranks lowest among developed countries, Commonwealth Fund study shows. BMJ 2008;337:a889
3 Starfield B, Shi L, Grover A et al. The effects of specialist supply on populations' health: assessing the evidence. Health Aff (Millwood), 15. März 2001. DOI: 10.1377/hlthaff.w5.97
4 Nolte E, McKee CM. Measuring the health of nations: updating an earlier analysis. Health Aff (Millwood) 2008;27:58–71
5 Avendano M, Glymour MM, Banks J et al. Health disadvantage in US adults aged 50 to 74 years: a comparison of the health of rich and poor Americans with that of Europeans. Am J Public Health 2009;99:540–8
6 Gøtzsche PC, Bygbjerg IC, Olesen B et al. Yield of diagnostic tests of opportunistic infections in AIDS: a survey of 33 patients. Scand J Infect Dis 1988;20:395-402
7 Gøtzsche PC. Mammography screening: truth, lies and controversy. London: Radcliffe Publishing, 2012

8   Gjørup T, Agner E, Jensen LB et al. The endoscopic diagnosis of duodenal ulcer disease. A randomized clinical trial of bias and of interobserver variation. Scand J Gastroenterol 1986;21:261–7

9   Gøtzsche PC. Deadly psychiatry and organised denial. Kopenhagen: People's Press, 2015

10 Groopman J, Hartzband P. Putting profits ahead of patients. New York Review of Books, 13. Juli 2007

11 American Heart Association. Angina (chest pain). http://www.heart.org/HEARTORG/Conditions/HeartAttack/DiagnosingaHeartAttack/Angina-Chest-Pain_UCM_450308_Article.jsp#.WX8mBVFpyT9

12 Banerjee A, Newman DR, Van den Bruel A et al. Diagnostic accuracy of exercise stress testing for coronary artery disease: a systematic review and meta-analysis of prospective studies. Int J Clin Pract 2012;66:477-92

13 Jackson PPR, Aarabi M, Wallis E. Aspirin for primary prevention of coronary heart disease (Protocol). Cochrane Database Syst Rev 2004;1:CD004586

14 Squizzato A, Keller T, Romualdi E et al. Clopidogrel plus aspirin versus aspirin alone for preventing cardiovascular disease. Cochrane Database Syst Rev 2011;1:CD005158

15 Feinberg J, Nielsen EE, Greenhalgh J et al. Drug-eluting stents versus bare-metal stents for acute coronary syndrome. Cochrane Database Syst Rev 2017;8:CD012481

16 Bakalar N. No extra benefits are seen in stents for coronary artery disease. New York Times, 27. Februar 2012

17 Stergiopoulos K, Brown DL. Initial coronary stent implantation with medical therapy vs medical therapy alone for stable coronary artery disease: meta-analysis of randomized controlled trials. Arch Intern Med 2012;172:312-9

18 Al-Lamee R, Thompson D, Dehbi HM et al. Percutaneous coronary intervention in stable angina (ORBITA): a double-blind, randomised controlled trial. Lancet, 1. November 2017. PII: S0140-6736(17)32714-9. DOI: 10.1016/S0140-6736(17)32714-9. [Internet-Veröffentlichung vor dem Druck]

19 Hansen UM. [Oral measurement of body temperature. Clinical use of an electronic thermometer (Craftemp)]. Ugeskr Læger 1991;153:3535–7

20 Christensen PM, Christensen VB, Matzen LE. [Evaluation of ear temperature measurements in a geriatric department]. Ugeskr Læger 1998;160:5175-7

21 Dodd SR, Lancaster GA, Craig JV et al. In a systematic review, infrared ear thermometry for fever diagnosis in children finds poor sensitivity. J Clin Epidemiol 2006;59:354–7

22 Krogsbøll LT, Jørgensen KJ, Gøtzsche PC. Screening with urinary dipsticks for reducing morbidity and mortality. Cochrane Database Syst Rev 2015;1:CD010007

23 Krogsbøll LT. Guidelines for screening with urinary dipsticks differ substantially – a systematic review. Dan Med J 2014;61:A4781

24 Andermann A, Blancquaert I, Beauchamp S et al. Revisiting Wilson and Jungner in the genomic age: a review of screening criteria over the past 40 years. Bulletin of the World Health Organization 2008 www.who.int/bulletin/volumes/86/4/07-050112/en/

5. Infektionen

1. Burcharth J, Pommergaard HC, Alamili M et al. [One in five surgeons do not wash hands after visiting a toilet - an ethnographic field study]. [Artikel auf Dänisch] Ugeskr Læger 2014;176:V66434
2. Stranden AL. Pas på: Her er turistlandene med flest resistente bakterier. Videnskab.dk, 18 Juli 2017
3. Deer B. How the case against the MMR vaccine was fixed. BMJ 2011;342:c5347
4. Godlee F, Smith J, Marcovitch H. Wakefield's article linking MMR vaccine and autism was fraudulent. BMJ 2011;342:c7452
5. Gøtzsche PC. Deadly medicines and organised crime: How big pharma has corrupted health care. London: Radcliffe Publishing, 2013
6. Gøtzsche PC. Rational diagnosis and treatment. Evidence-based clinical decision-making, 4. Auflage. Chichester: Wiley, 2007
7. Edward Jenner. Wikipedia, 28. Juli 2017. https://en.wikipedia.org/wiki/Edward_Jenner
8. Aaby P. Malnourished or overinfected. An analysis of the determinants of acute measles mortality. Dan Med Bull 1989;36:93-113
9. Aaby P. Severe measles in Copenhagen, 1915 1925. Rev Infect Dis 1988;10:452-6
10. Aaby P, Ravn H, Benn CS. The WHO review of the possible nonspecific effects of diphtheria-tetanus-pertussis vaccine. Pediatr Infect Dis J 2016;35:1247-57
11. Mogensen SW, Andersen A, Rodrigues A et al. The introduction of diphtheria-tetanus-pertussis and oral polio vaccine among young infants in an urban African community: a natural experiment. EBioMedicine 2017;17:192-8
12. World Health Organization. Introduction of rotavirus vaccines. 31. Juli 2013. http://www.who.int/immunization/monitoring_surveillance/burden/vpd/surveillance_type/sentinel/rotavirus_intro_guidance_who_july31_2013.pdf
13. Nothdurft HD, Jelinek T, Marschang A et al. Adverse reactions to Japanese encephalitis vaccine in travellers. J Infect 1996;32:119-22
14. Arbyn M, Bryant A, Martin-Hirsch PPL et al. Prophylactic vaccination against human papillomaviruses to prevent cervical cancer and its precursors (Protocol). Cochrane Database Syst Rev 2013;12:CD009069
15. Jefferson T, Jørgensen L. Human papillomavirus vaccines, complex regional pain syndrome, postural orthostatic tachycardia syndrome, and autonomic dysfunction – a review of the regulatory evidence from the European Medicines Agency. Indian J Med Ethics 2017;2:30-7
16. Beppu H, Minaguchi M, Uchide K et al. Lessons learnt in Japan from adverse reactions to the HPV vaccine: a medical ethics perspective. Indian J Med Ethics 2017;2:82-8
17. Flere vælger HPV-vaccine fra – flere vil dø af livmoderkræft. BT 6. Mai 2016
18. Rasmussen LI. Pseudovidenskab spredes i høj grad på sociale medier. Politiken, 19. Februar 2017
19. Chandler RE, Juhlin K, Fransson J et al. Current safety concerns with human papillomavirus vaccine: a cluster analysis of reports in Vigibase (R). Drug Saf, 16. September 2016

20 Letter from EMA to the Nordic Cochrane Centre, 1. Juli 2016. http://www.ema.europa.eu/docs/en_GB/document_library/Other/2016/07/WC500210543.pdf
21 Martínez-Lavín M, Amezcua-Guerra L. Serious adverse events after HPV vaccination: a critical review of randomized trials and post-marketing case series. Clin Rheumatol, 20. Juli 2017
22 Capilla A. Justice recognizes what health authorities do not want to recognize. 16. April 2017. http://sanevax.org/hpv-vaccine-death-spain/
23 Tozzi AE, Asturias EJ, Balakrishnan MR et al. Assessment of causality of individual adverse events following immunization (AEFI): a WHO tool for global use. Vaccine 2013;31:5041-6
24 Puliyel J, Phadke A. Deaths following pentavalent vaccine and the revised AEFI classification. Indian J Med Ethics, 4. Juli 2017
25 Donegan K, Beau-Lejdstrom R, King B et al. Bivalent human papillomavirus vaccine and the risk of fatigue syndromes in girls in the UK. Vaccine 2013;31:4961-7
26 Kyrgiou M, Athanasiou A, Paraskevaidi M et al. Adverse obstetric outcomes after local treatment for cervical preinvasive and early invasive disease according to cone depth: systematic review and meta-analysis. BMJ 2016;354:i3633
27 Fulbright YK. Think twice about that HPV vaccine. 16. Juli 2008. http://www.huffingtonpost.com/dr-yvonne-k-fulbright/think-twice-about-that-hp_b_111486.html
28 Marquardsen M, Ogden M, Gøtzsche PC. Redactions in protocols for drug trials: what industry sponsors concealed. J R Soc Med, 1. Januar 2018:141076817750554. DOI: 10.1177/0141076817750554. [Internet-Veröffentlichung vor Druck]
29 GlaxoSmithKline. Protocol Amendment 1 & Agreement_HPV-029 PRI (110886) (07-DEC-2007).pdf
30 Fedorowski A, Li H, Yu X, Koelsch KA, Harris VM, Liles C et al. Antiadrenergic autoimmunity in postural tachycardia syndrome. Europace, 4. Oktober 2016. DOI:10.1093/europace/euw154
31 Demicheli V, Jefferson T, Al-Ansary LA et al. Vaccines for preventing influenza in healthy adults. Cochrane Database Syst Rev 2014;3:CD001269
32 Jefferson T, Di Pietrantonj C, Al-Ansary LA et al. Vaccines for preventing influenza in the elderly. Cochrane Database Syst Rev 2010; 2:CD004876
33 McCartney M. New York University sacks professor for refusing flu shot. BMJ 2017;357:j1975
34 Thomas RE, Jefferson T, Lasserson TJ. Influenza vaccination for healthcare workers who care for people aged 60 or older living in long-term care institutions. Cochrane Database Syst Rev 2016;6:CD005187
35 Iacobucci G. NHS staff who refuse flu vaccine this winter will have to give reasons. BMJ 2017;359:j4766
36 Jefferson T, Jones M, Doshi P et al. Oseltamivir for influenza in adults and children: systematic review of clinical study reports and summary of regulatory comments. BMJ 2014;348:g2545
37 Lenzer J. Centers for Disease Control and Prevention: protecting the private good? BMJ 2015;350:h2362
38 Hemilä H, Chalker E. Vitamin C for preventing and treating the common cold. Cochrane Database Syst Rev 2013;1:CD000980

39 Goldacre B. Bad science. London: Fourth State, 2008

40 Karlowski TR, Chalmers TC, Frenkel LD et al. Ascorbic acid for the common cold. A prophylactic and therapeutic trial. JAMA 1975;231:1038-42

41 US Food and Drug Administration. The Vitamin C Foundation 4/17/17. 17. April 2017. https://www.fda.gov/ICECI/EnforcementActions/WarningLetters/2017/ucm553653.htm

42 Boseley S. Matthias Rath drops libel action against Guardian. BM 2008;337:a1710

43 Smith SM, Schroeder K, Fahey T. Over-the-counter (OTC) medications for acute cough in children and adults in community settings. Cochrane Database Syst Rev 2014;11:CD001831

44 Sharfstein JM, North M, Serwint JR. Over the counter but no longer under the radar – pediatric cough and cold medications. N Engl J Med 2007;357:2321-4

45 Mann D. FDA pulls 500 cold medicines from the market. 2. März 2001. http://www.webmd.com/cold-and-flu/news/20110302/fda-pulls-500-cold-medicines-from-market#1

46 IBISWorld. Cough & Cold Medicine Manufacturing OTC: Market Research Report. August 2016. https://www.ibisworld.com/industry-trends/specialized-market-research-reports/life-sciences/otc-medicines/cough-cold-medicine-manufacturing-otc.html

47 Evans SS, Repasky EA, Fisher DT. Fever and the thermal regulation of immunity: the immune system feels the heat. Nat Rev Immunol 2015;15:335-49

48 Boas M. Mathias døde af meningitis, men kunne have været i live. MetroXpress, 11. Oktober 2017

49 Sørensen LM, Gertsen L, Frederiksen M et al. Mathias Baadsgaard-Lund døde af meningitis efter fejl på hospital. 2. April 2017. http://www.dr.dk/nyheder/indland/mathias-baadsgaard-lund-doede-af-meningitis-efter-fejl-paa-hospital

50 Thompson MJ, Ninis N, Perera R et al. Clinical recognition of meningococcal disease in children and adolescents. Lancet 2006;367:397-403

51 Gøtzsche PC. På safari i Kenya. København: Samlerens Forlag, 1985

52 Rønn AM, Rønne-Rasmussen J, Gøtzsche PC et al. Neuropsychiatric manifestations after mefloquine therapy for Plasmodium falciparum malaria: comparing a retrospective and a prospective study. Trop Med Int Health 1998; 3:83-8

53 Fogh S, Schapira A, Bygbjerg IC et al. Malaria chemoprophylaxis in travellers to east Africa: a comparative prospective study of chloroquine plus proguanil with chloroquine plus sulfadoxine-pyrimethamine. BMJ 1988;296:820-2

6. Mehr über das Herz und die Blutgefäße

1 DuBroff R, de Lorgeril M. Cholesterol confusion and statin controversy World J Cardiol 2015;7:404-9

2 Taylor F, Huffman MD, Macedo AF et al. Statins for the primary prevention of cardiovascular disease. Cochrane Database Syst Rev 2013;1:CD004816

3 Gøtzsche PC. Deadly medicines and organised crime: How big pharma has corrupted health care. London: Radcliffe Publishing, 2013

4   Taylor F, Ward K, Moore THM et al. Statins for the primary prevention of cardiovascular disease. Cochrane Database Syst Rev 2011;1:CD004816
5   Abramson J. Prescribing statins: time to rein it in. Pharm J, 19. März 2015
6   Cholesterol Treatment Trialists' (CTT) Collaborators. The effects of lowering LDL cholesterol with statin therapy in people at low risk of vascular disease: meta-analysis of individual data from 27 randomised trials. Lancet 2012;380:581–90
7   Abramson J, Rosenberg HG, Jewell N et al. Should people at low risk of cardiovascular disease take a statin? BMJ 2013;347:f6123
8   Kmietowicz Z. Boehringer Ingelheim withheld safety analyses on new anticoagulant, the BMJ investigation finds. BMJ 2014;349:g4756
9   Sudlow CLM, Mason G, Maurice JB et al. Thienopyridine derivatives versus aspirin for preventing stroke and other serious vascular events in high vascular risk patients. Cochrane Database Syst Rev 2009;4:CD001246
10   Squizzato A, KellerT, Romualdi E et al. Clopidogrel plus aspirin versus aspirin alone for preventing cardiovascular disease. Cochrane Database Syst Rev 2011;1:CD005158

7. Mehr über Vorsorgeuntersuchungen

1   Dotts T. Debate persists over mammography's benefits. HemOnc Today 2000:11,14
2   Gøtzsche PC. Mammography screening: truth, lies and controversy. London: Radcliffe Publishing, 2012
3   Welch HG. Should I be tested for cancer? Maybe not and here's why. Berkeley: University of California Press, 2004
4   Light of Life Foundation. Check your neck. http://lightoflifefoundation.org/advocacy/campaigns/check-your-neck/
5   Singer N. Forty years' war in push for cancer screening, limited benefits. New York Times, 16. Juli 2009
6   Lee JH, Shin SW. Overdiagnosis and screening for thyroid cancer in Korea. Lancet 2014;384:1848
7   Jørgensen KJ. Mammography screening. Benefits, harms, and informed choice. Dan Med J 2013;60:B4614
8   Gøtzsche PC. Time to stop mammography screening? CMAJ 2011;183:1957-8
9   Gøtzsche PC. Mammography screening is harmful and should be abandoned. J R Soc Med 2015;108:341-5
10   Marmot MG, Altman DG, Cameron DA et al. The benefits and harms of breast cancer screening: an independent review. Lancet 2012;380:1778-86
11   Duffy S, Tabar L, Olsen A et al. Absolute numbers of lives saved and overdiagnosis in breast cancer screening, from a randomized trial and from the Breast Cancer Screening Programme in England. J Med Screen 2010;17:25-30
12   Gøtzsche PC, Jørgensen KJ, Zahl PH. Breast screening: why estimates differ by a factor of 20-25. J Med Screen 2010;17:158-9
13   Gøtzsche PC, Jørgensen KJ. Screening for breast cancer with mammography. Cochrane Database Sys Rev 2013;6:CD001877

14 Brodersen J, Siersma VD. Long-term psychosocial consequences of false-positive screening mammography. Ann Fam Med 2013;11:106-15

15 Baum M. Harms from breast cancer screening outweigh benefits if death caused by treatment is included. BMJ 2013;346:f385

16 Autier P, Boniol M, Middleton R et al. Advanced breast cancer incidence following population-based mammographic screening. Ann Oncol 2011;22:1726-35

17 Kalager M, Adami HO, Bretthauer M et al. Overdiagnosis of invasive breast cancer due to mammography screening: results from the Norwegian screening program. Ann Intern Med 2012;156:491-9

18 Jørgensen KJ, Gøtzsche PC, Kalager M et al. Breast cancer screening in Denmark: a cohort study of tumor size and overdiagnosis. Ann Intern Med 2017;166:313-23

19 Jørgensen KJ, Gøtzsche PC Presentation on websites of possible benefits and harms from screening for breast cancer: cross sectional study. BMJ 2004;328:148-51

20 Jørgensen KJ, Gøtzsche PC. Content of invitations to publicly funded screening mammography. BMJ 2006;332:538-41

21 Gøtzsche P, Hartling OJ, Nielsen M, Brodersen J, Jørgensen KJ. Breast screening: the facts - or maybe not. BMJ 2009;338:446-8

22 Jørgensen KJ, Gøtzsche PC. Who evaluates public health programmes? A review of the NHS Breast Screening Programme. J R Soc Med 2010;103:14-20

23 Gøtzsche PC, Jørgensen KJ. The Breast Screening Programme and misinforming the public. J R Soc Med 2011;104:361-9

24 Gøtzsche PC, Hartling OJ, Nielsen M, Brodersen J. Mammography screening leaflet. 2012. nordic.cochrane.org/mammography-screening-leaflet

25 Biller-Andorno N, Jüni P. Abolishing mammography screening programs? A view from the Swiss Medical Board. N Engl J Med 2014;370:1965-7

26 Krogsbøll LT, Jørgensen KJ, Grønhøj Larsen C et al. General health checks in adults for reducing morbidity and mortality from disease. Cochrane Database Sys Rev 2012;10:CD009009

27 Krogsbøll LT, Jørgensen KJ, Grønhøj Larsen C et al. General health checks in adults for reducing morbidity and mortality from disease: Cochrane systematic review and meta-analysis. BMJ 2012;345:e7191

28 Gøtzsche PC. Deadly medicines and organised crime: How big pharma has corrupted health care. London: Radcliffe Publishing, 2013

29 Jørgensen T, Jacobsen RK, Toft U et al. Effect of screening and lifestyle counselling on incidence of ischaemic heart disease in general population: Inter99 randomised trial. BMJ 2014;348:g3617

30 Andersen TK. 10 forslag til mere sundhed for pengene. Mandag Morgen, 21. Februar 2011

31 Gould M. Expert panel will assess cost effectiveness of health checks. BMJ 2013;347:f5222

32 Gøtzsche PC. «I don't want the truth, I want something I can tell Parliament!" BMJ 2013;347:f5222 (schnelle Antwort)

33 Krogsbøll LT, Jørgensen KJ, Gøtzsche PC. Universal health checks should be abandoned. BMJ 2013;347:f5227

34 NICE support for local government to encourage people to attend NHS Health Checks and make changes for better health. Pressemitteilung, 26. Februar 2014

35 Price C. NHS Health Checks programme stalling amid poor uptake and critical MPs' report. Pulse, 28. Februar 2014

36 Grønhøj Larsen C, Jørgensen KJ, Gøtzsche PC. Regular health checks: cross-sectional survey. PLoS One 2012;7:e33694

37 Holme Ø, Schoen RE, Senore C et al. Effectiveness of flexible sigmoidoscopy screening in men and women and different age groups: pooled analysis of randomised trials. BMJ 2017;356:i6673

38 Gøtzsche PC. Deadly psychiatry and organised denial. Kopenhagen: People's Press, 2015

39 Siu AL and the US Preventive Services Task Force (USPSTF). Screening for depression in adults: US Preventive Services Task Force Recommendation Statement. JAMA 2016;315:380-7

40 Gilbody S, House A, Sheldon T. Screening and case finding instruments for depression. Cochrane Database Syst Rev 2005;4:CD002792

41 Henkel V, Mergl R, Kohnen R et al. Identifying depression in primary care: a comparison of different methods in a prospective cohort study. BMJ 2003;326:200-1

42 Lee D. Google will ask: ›Are you depressed?‹ BBC, 24. August 2017. http://www.bbc.com/news/technology-41034618

8. Seelische Schmerzen

1   Gøtzsche PC. Deadly psychiatry and organised denial. Kopenhagen: People's Press, 2015

2   Whitaker R. Anatomy of an epidemic. New York: Broadway Books, 2015

3   Jakobsen JC, Katakam KK, Schou A et al. Selective serotonin reuptake inhibitors versus placebo in patients with major depressive disorder. A systematic review with meta-analysis and Trial Sequential Analysis. BMC Psychiatry 2017;17:58

4   Breggin PR. Brain-disabling treatments in psychiatry: drugs, electroshock, and the psychopharmaceutical complex. New York: Springer, 2008

5   Breggin P. Medication madness. New York: St. Martin's Griffin, 2008

6   Breggin P. Psychiatric drug withdrawal: A guide for prescribers, therapists, patients and their families. New York: Springer, 2012

7   Whitaker R, Cosgrove L. Psychiatry under the influence: Institutional corruption, social injury, and prescriptions for reform. New York: Palgrave Macmillan, 2015

8   Kirsch I. The emperor's new drugs. Exploding the antidepressant myth. London: Bodley Head, 2009

9   Danborg PB, Gøtzsche PC. Benefits and harms of neuroleptic drugs in drug-naïve patients with psychosis: systematic review. Zur Veröffentlichung eingereicht

10 Leucht S, Tardy M, Komossa K et al. Antipsychotic drugs versus placebo for relapse prevention in schizophrenia: a systematic review and meta-analysis. Lancet 2012;379:2063-71

11 Wunderink L, Nieboer RM, Wiersma D et al. Recovery in remitted first-episode psychosis at 7 years of follow-up of an early dose reduction/discontinuation or maintenance treatment strategy: long-term follow-up of a 2-year randomized clinical trial. JAMA Psychiatry 2013;70:913-20

12 Cole JO. Phenothiazine treatment in acute schizophrenia; effectiveness: the National Institute of Mental Health Psychopharmacology Service Center Collaborative Study Group. Arch Gen Psychiatry 1964;10:246-61

13 Whitaker R. Mad in America: Bad Science, Bad Medicine, and the Enduring Mistreatment of the Mentally Ill. Cambridge: Perseus Books Group, 2002

14 Leucht S, Kane JM, Etschel E et al. Linking the PANSS, BPRS, and CGI: clinical implications. Neuropsychopharmacology 2006;31:2318-25

15 Moncrieff J. The bitterest pills. Basingstoke: Palgrave Macmillan, 2013

16 Khin NA, Chen YF, Yang Y et al. Exploratory analyses of efficacy data from schizophrenia trials in support of new drug applications submitted to the US Food and Drug Administration. J Clin Psychiatry 2012;73:856–64

17 Leucht S, Fennema H, Engel R et al. What does the HAMD mean? J Affect Disord 2013;148:243-8

18 Kirsch I, Deacon BJ, Huedo-Medina TB et al. Initial severity and antidepressant benefits: A meta-analysis of data submitted to the Food and Drug Administration. PLoS Med 2008;5:e45

19 Fournier JC, DeRubeis RJ, Hollon SD et al. Antidepressant drug effects and depression severity: a patient-level meta-analysis. JAMA 2010;303:47–53

20 Gøtzsche PC, Gøtzsche PK. Cognitive behavioural therapy halves the risk of repeated suicide attempts: systematic review. J R Soc Med 2017;110:404-10

21 Hróbjartsson A, Thomsen AS, Emanuelsson F et al. Observer bias in randomized clinical trials with measurement scale outcomes: a systematic review of trials with both blinded and nonblinded assessors. CMAJ 2013;185:E201-11

22 Healy D. Let them eat Prozac. New York: New York University Press, 2004

23 Moncrieff J, Wessely S, Hardy R. Active placebos versus antidepressants for depression. Cochrane Database Syst Rev 2004;1:CD003012

24 Moncrieff J. The myth of the chemical cure. Basingstoke: Palgrave Macmillan, 2008

25 Hamilton M. A rating scale for depression. J Neurol Neurosurg Psychiat 1960;23:56-62

26 Michelson D, Fava M, Amsterdam J et al. Interruption of selective serotonin reuptake inhibitor treatment. Double-blind, placebo-controlled trial. Br J Psychiatry 2000;176:363-8

27 Rosenbaum JF, Fava M, Hoog SL et al. Selective serotonin reuptake inhibitor discontinuation syndrome: a randomised clinical trial. Biol Psychiatry 1998;44:77-87

28 FDA. Antidepressant use in children, adolescents, and adults. http://www.fda.gov/drugs/drugsafety/informationbydrugclass/ucm096273.htm

29 Belmaker RH, Wald D. Haloperidol in normals. Br J Psychiatry 1977;131:222-3

30 Dold M, Li C, Tardy M et al. Benzodiazepines for schizophrenia. Cochrane Database Syst Rev 2012;11:CD006391

31 Cipriani A, Hawton K, Stockton S et al. Lithium in the prevention of suicide in mood disorders: updated systematic review and meta-analysis. BMJ 2013;346:f3646

32 Hughes S, Cohen D, Jaggi R. Differences in reporting serious adverse events in industry sponsored clinical trial registries and journal articles on antidepressant and antipsychotic drugs: a cross-sectional study. BMJ Open 2014;4:e005535

33 Börjesson J, Gøtzsche PC. Effect of lithium on suicide and mortality in mood disorders: systematic review. Zur Veröffentlichung eingereicht

34 Gøtzsche PC. Antidepressants increase the risk of suicide and violence at all ages. Mad in America, 16. November 2016. https://www.madinamerica.com/2016/11/antidepressants-increase-risk-suicide-violence-ages/

35 Bielefeldt AØ, Danborg PB, Gøtzsche PC. Precursors to suicidality and violence on antidepressants: systematic review of trials in adult healthy volunteers. J R Soc Med 2016;109:381-92

36 Sharma T, Guski LS, Freund N et al. Suicidality and aggression during antidepressant treatment: systematic review and meta-analyses based on clinical study reports. BMJ 2016;352:i65

37 Maund E, Guski LS, Gøtzsche PC. Considering benefits and harms of duloxetine for treatment of stress urinary incontinence: a meta-analysis of clinical study reports. CMAJ 2017;189:E194-203

38 Sharma T, Guski LS, Freund N et al. Drop-out rates in placebo-controlled trials of antidepressant drugs: systematic review and meta-analysis based on clinical study reports. Zur Veröffentlichung eingereicht

39 Sharma T, Rasmussen K, Paludan-Müller A et al. Selective reporting of SF-36 and EQ-5D health related quality of life outcomes in clinical study reports and publications of antidepressant trials. Für die Veröffentlichung bestimmtes Manuskript

40 The MTA Cooperative Group. A 14-month randomized clinical trial of treatment strategies for attention-deficit/hyperactivity disorder. Arch Gen Psychiatry 1999;56:1073-86

41 Jensen PS, Arnold LE, Swanson JM et al. 3-year follow-up of the NIMH MTA study. J Am Acad Child Adolesc Psychiatry 2007;46:989-1002

42 Molina BS, Flory K, Hinshaw SP et al. Delinquent behavior and emerging substance use in the MTA at 36 months: prevalence, course, and treatment effects. J Am Acad Child Adolesc Psychiatry 2007;46:1028-40

43 Molina BS, Hinshaw SP, Swanson JM et al. The MTA at 8 years: prospective follow-up of children treated for combined-type ADHD in a multisite study. J Am Acad Child Adolesc Psychiatry 2009;48:484-500

44 Swanson JM, Arnold LE, Molina BSG et al. Young adult outcomes in the follow-up of the multimodal treatment study of attention-deficit/hyperactivity disorder: symptom persistence, source discrepancy, and height suppression. J Child Psychol Psychiatry 2017;58:663-78

45 Borcherding BG, Keysor CS, Rapoport JL et al. Motor/vocal tics and compulsive behaviors on stimulant drugs: is there a common vulnerability? Psychiatry Res 1990;33:83-94

46 Breggin PR. The rights of children and parents in regard to children receiving psychiatric diagnoses and drugs. Children & Society 2014;28:231-41

47 Danborg PB, Simonsen AL, Gøtzsche PC. Impaired reproduction after exposure to ADHD drugs: Systematic review of animal studies. Int J Risk Saf Med 2017;29:107-24

48 Cherland E, Fitzpatrick R. Psychotic side effects of psychostimulants: a 5-year review. Can J Psychiatry 1999;44:811-3

49 Boesen K, Saiz LC, Erviti J et al. The Cochrane Collaboration withdraws a review on methylphenidate for adults with attention deficit hyperactivity disorder. Evid Based Med 2017;22:143-7

50 Ghaemi SN. The failure to know what isn't known: negative publication bias with lamotrigine and a glimpse inside peer review. Evid Based Ment Health 2009;12:65-8

51 Gøtzsche PC. Chemical or psychological psychotherapy? Mad in America, 29. Januar 2017. https://www.madinamerica.com/2017/01/chemical-psychological-psychotherapy/

52 Krupnick JL, Sotsky SM, Simmens S et al. The role of the therapeutic alliance in psychotherapy and pharmacotherapy outcome: Findings in the National Institute of Mental Health Treatment of Depression Collaborative Research Program. J Consult Clin Psychol 1996;64:532–9

53 Demyttenaere K, Donneau A-F, Albert A et al. What is important in being cured from: Does discordance between physicians and patients matter? (2). J Affect Disord 2015;174:372–7

54 Sørensen A, Gøtzsche PC. Antidepressant drugs are a type of maladaptive emotion regulation. Zur Veröffentlichung eingereicht

55 Spielmans GI, Berman MI, Usitalo AN. Psychotherapy versus second-generation antidepressants in the treatment of depression: a meta-analysis. J Nerv Ment Dis 2011;199:142–9

56 Cuijpers P, Hollon SD, van Straten A et al. Does cognitive behaviour therapy have an enduring effect that is superior to keeping patients on continuation pharmacotherapy? A meta-analysis. BMJ Open 2013;26;3(4)

57 Breggin PR. Intoxication anosognosia: the spellbinding effect of psychiatric drugs. Ethical Hum Psychol Psychiatry 2006;8:201–15

58 Hawton K, Witt KG, Taylor Salisbury TL, et al. Psychosocial interventions for self-harm in adults. Cochrane Database Syst Rev 2016;5:CD012189

59 Morrison AP, Turkington D, Pyle M et al. Cognitive therapy for people with schizophrenia spectrum disorders not taking antipsychotic drugs: a single-blind randomised controlled trial. Lancet 2014;383:1395-403

60 Seikkula J, AaltonenJ, Alakare B et al. Five-year experience of first-episode nonaffective psychosis in open-dialogue approach: Treatment principles, follow-up outcomes, and two case studies. Psychotherapy Research 2006;16:214-28

61 Svedberg B, Mesterton A, Cullberg J. First-episode non-affective psychosis in a total urban population: a 5-year follow-up. Soc Psychiatry Psychiatr Epidemiol 2001;36:332-7

62 Harnisch H, Montgomery E. »What kept me going«: A qualitative study of avoidant responses to war-related adversity and perpetration of violence by former forcibly recruited children and youth in the Acholi region of northern Uganda. Soc Sci Med 2017;188:100-8

63 Nilsonne Å. Processen: möten, mediciner, beslut. Stockholm: Natur & Kultur, 2017

64 Gøtzsche PC. Psychiatry ignores an elephant in the room. Mad in America, 21. September 2017. https://www.madinamerica.com/2017/09/psychiatry-ignores-elephant-room/

65   Gøtzsche PC. Editorial misconduct: Finnish Medical Journal rejects paper on suicide risk. Mad in America, 22. Februar 2017. https://www.madinamerica.com/2017/02/editorial-misconduct-finnish-medical-journal-rejects-paper-suicide-risk/

66   Whitaker R. Thou shall not criticize our drugs. Mad in America, 22. September 2017. https://www.madinamerica.com/2017/09/thou-shall-not-criticize-our-drugs/.

67   Gøtzsche PC. Antidepressiva skader mere end de gavner. Dagens Medicin, 15. März 2017

68   Gøtzsche PC. The meeting was sponsored by merchants of death. Mad in America, 7. Juli 2014. http://www.madinamerica.com/2014/07/meeting-sponsored-merchants-death/

69   Pedersen AT. Debat: Vi har ret til at undre os. Journalisten, 8. Mai 2017

70   Gøtzsche PC. Deadly medicines and organised crime: How big pharma has corrupted health care. London: Radcliffe Publishing, 2013

71   Symposium »Wetenschap en Economie«. Geneesmiddelenbulletin 2016;50:99-110.

9. Körperliche Schmerzen

1   Gøtzsche PC. Deadly medicines and organised crime: How big pharma has corrupted health care. London: Radcliffe Publishing, 2013

2   Hench PS, Kendall EC, Slocumb CH et al. The effect of a hormone of the adrenal cortex (17-hydroxy-11-dehydrocorticosterone; compound E) and of pituitary adrenocorticotropic hormone on rheumatoid arthritis. Proc Staff Meet Mayo Clin 1949;24:181-97

3   Moore RA, Straube S, Wiffen PJ et al. Pregabalin for acute and chronic pain in adults. Cochrane Database Syst Rev 2009;3:CD007076

4   LYRICA U.S. Physician Prescribing Information. http://labeling.pfizer.com/ShowLabeling.aspx?id=561

5   Wise J. Gabapentinoids should not be used for chronic low back pain, meta-analysis concludes. BMJ 2017;358:j3870

6   Porter J, Jick H. Addiction rare in patients treated with narcotics. N Engl J Med 1980;302:123

7   McCook A. NEJM issues unusual warning for readers about 1980 letter on opioid addiction. Retraction Watch, 2. Juni 2017. http://retractionwatch.com/2017/06/02/nejm-issues-unusual-warning-readers-1980-letter-opioid-addiction/

8   Leung PTM, Macdonald EM, Stanbrook MB et al. A 1980 letter on the risk of opioid addiction. N Engl J Med 2017;376:2194-5

9   Schmidt AL, Rasmussen LI. Overlæge: Vi vil gerne tro på den magiske medicin. Politiken, 15. Juni 2017

10   Christiansen MØ, Nansen L, Fischer A et al. Læger advarer mod populær smertepille: Du kan blive afhængig. DR Nyheder, 11. Juni 2017. http://www.dr.dk/nyheder/indland/laeger-advarer-mod-populaer-smertepille-du-kan-blive-afhaengig

11   Towheed T, Maxwell L, Anastassiades TP et al. Glucosamine therapy for treating osteoarthritis. Cochrane Database Syst Rev 2005;2:CD002946

12 Wandel S, Jüni P, Tendal B et al. Effects of glucosamine, chondroitin, or placebo in patients with osteoarthritis of hip or knee: network meta-analysis. BMJ 2010;341:c4675

13 Reichenbach S, Sterchi R, Scherer M et al. Meta-analysis: chondroitin for osteoarthritis of the knee or hip. Ann Intern Med 2007;146:580-90

14 Die Verbraucherzentrale hat alles Wissenswerte rund um Glucosamin auf Ihrer Webseite zusammengefasst: https://www.verbraucherzentrale.de/wissen/lebensmittel/nahrungsergaenzungsmittel/glucosamin-und-chondroitin-hilfe-bei-gelenkbeschwerden-13573

10. Krebstherapie

1 Gøtzsche PC. Mammography screening: truth, lies and controversy. London: Radcliffe Publishing, 2012

2 Rostgaard K, Vaeth M, Rootzén H et al. Why did the breast cancer lymph node status distribution improve in Denmark in the premammography screening period of 1978–1994? Acta Oncol 2010;49:313-21

3 Tougaard H. Flere kvinder overlever brystkræft. Jyllands-Posten, 22. Mai 2008

4 Larsen K. Kræft – er koden knækket? Ugeskr Læger 2016;178:1566-9

5 Jørgensen KJ, Zahl P-H, Gøtzsche PC. Overdiagnosis in organised mammography screening in Denmark: a comparative study. BMC Women's Health 2009;9:36

6 Welch HG, Schwartz L, Woloshin S. Overdiagnosed: making people sick in the pursuit of health. Boston: Beacon Press, 2011

7 Jørgensen KJ, Brodersen J, Gøtzsche PC. Screening for modermærkekræft: amerikanske tilstande? Ugeskr Læger 2014;176:1250-1

8 Wise PH. Cancer drugs, survival, and ethics. BMJ 2016;355:i5792

9 Gøtzsche PC. Deadly medicines and organised crime: How big pharma has corrupted health care. London: Radcliffe Publishing, 2013

10 Gøtzsche PC. Deadly psychiatry and organised denial. Kopenhagen: People's Press, 2015

11 Sturgeon B. Breast cancer detection: trick or treatment? Senior News, 7. Okt 1999;18:7

12 Butters DJ, Ghersi D, Wilcken N et al. Addition of drug/s to a chemotherapy regimen for metastatic breast cancer. Cochrane Database Syst Rev 2010;11:CD003368

13 Early Breast Cancer Trialists' Collaborative Group (EBCTCG). Effects of chemotherapy and hormonal therapy for early breast cancer on recurrence and 15-year survival: an overview of the randomised trials. Lancet 2005;365:1687-717

14 Ferguson T, Wilcken N, Vagg R et al. Taxanes for adjuvant treatment of early breast cancer. Cochrane Database Syst Rev 2007;4:CD004421

15 Prigerson HG, Bao Y, Shah MA et al. Chemotherapy use, performance status, and quality of life at the end of life. JAMA Oncol 2015;1:778-84

16 Gøtzsche PC. Hun fik den sidste kemo på vej til kapellet. Politiken, 2. Juli 2017

17 Slevin ML, Stubbs L, Plant HJ et al. Attitudes to chemotherapy: comparing views of patients with cancer with those of doctors, nurses, and general public. BMJ 1990;300:1458-60

18 Prasad V. Do cancer drugs improve survival or quality of life? BMJ 2017;359:j4528

11. Der Verdauungstrakt

1. Brøgger S. Patienten, der fik nok: Hospital får hård kritik. TV2 Lorry, 26. November 2015
2. Andersen KV. Hvidovre Hospital til TV 2-journalist: Undskyld. TV2 Nyheder, 25. September 2015
3. Højsgaard L. Dokumentarist med 40 i feber. Journalisten, 25. Sept 2015
4. Andersen KV, Jensen M. Læge klager over egen behandling på sygehus: Frygtede jeg skulle dø. TV2 Nyhederne Online, 26. September 2015
5. Gøtzsche PC. Din overvægt er en selvskabt plage - derfor skal du selv betale. Berlingske, 12. August 2017
6. Domonoske C. 50 Years ago, sugar industry quietly paid scientists to point blame at fat. NPR, 13. September 2016
7. Hozer M. Sugar Coated. Dokumentarfilm 2015
8. Raben A, Vasilaras TH, Møller AC et al. Sucrose compared with artificial sweeteners: different effects on ad libitum food intake and body weight after 10 wk of supplementation in overweight subjects. Am J Clin Nutr 2002;76:721-9
9. Winther J. Sukkervenlig ekspert. Jyllands-Posten, 26. Januar 2003
10. Findalen J, Cuculiza M. Fik millioner af Coca-Cola: Forskere frikender sukker og fastfood. MetroXpress, 19. August 2015
11. Dinu M, Abbate R, Gensini GF et al. Vegetarian, vegan diets and multiple health outcomes: a systematic review with meta-analysis of observational studies. Crit Rev Food Sci Nutr 2017;57:3640-9
12. Abramson J. Overdo$ed America. New York: HarperCollins, 2004
13. Gøtzsche PC. Deadly medicines and organised crime: How big pharma has corrupted health care. London: Radcliffe Publishing, 2013
14. Hagman M, Helge EW, Hornstrup T et al. Bone mineral density in lifelong trained male football players compared with young and elderly untrained men. J Sports Health Sci 2017 (im Druck)
15. Bjelakovic G, Nikolova D, Gluud LL et al. Antioxidant supplements for prevention of mortality in healthy participants and patients with various diseases. Cochrane Database Syst Rev 2012;3:CD007176
16. Taubes G. Epidemiology faces its limits. Science 1995;269:164–9
17. Palatini P, Fania C, Mos L et al. Alcohol intake more than doubles the risk of early cardiovascular events in young hypertensive smokers. Am J Med 2017;130:967-74
18. Smarius LJ, Strieder TG, Loomans EM et al. Excessive infant crying doubles the risk of mood and behavioral problems at age 5: evidence for mediation by maternal characteristics. Eur Child Adolesc Psychiatry 2017;26:293-302
19. Aune D, Giovannucci E, Boffetta P et al. Fruit and vegetable intake and the risk of cardiovascular disease, total cancer and all-cause mortality—a systematic review and dose-response meta-analysis of prospective studies. Int J Epidemiol 2017;46:1029-56
20. Freedman ND, Park Y, Abnet CC. Association of coffee drinking with total and cause-specific mortality. N Engl J Med 2012;366:1891-904
21. Drayer L. Is coffee healthy? CNN, 29. September 2017

22 Park SY, Freedman ND, Haiman CA et al. Association of coffee consumption with total and cause-specific mortality among nonwhite populations. Ann Intern Med 2017;167:228-35

23 Schroll JB, Penninga EI, Gøtzsche PC. Assessment of adverse events in protocols, clinical study reports, and published papers of trials of orlistat: a document analysis. PLoS Med 2016;13:e1002101

24 Manson JE, Faich GA. Pharmacotherapy for obesity – do the benefits outweigh the risks? N Engl J Med 1996;335:659-60

25 Jørgensen AW, Lundstrøm LH, Wetterslev J et al. Comparison of results from different imputation techniques for missing data from an anti-obesity drug trial. PLoS One 2014;9:e111964

12. Andere Beschwerden

1 Gøtzsche PC, Berg S. Sleep apnoea: from person to patient, and back again. BMJ 2010;340:c360

2 Sundaram S, Lim J, Lasserson TJ. Surgery for obstructive sleep apnoea in adults. Cochrane Database Syst Rev 2005;4:CD001004

3 Elshaug AG, Moss JR, Hiller JE et al. Upper airway surgery should not be first line treatment for obstructive sleep apnoea in adults. BMJ 2008;336:44-5

4 Kribbs NB, Pack AI, Kline LR et al. Objective measurement of patterns of nasal CPAP use by patients with obstructive sleep apnoea. Am Rev Respir Dis 1993;147:887-95

5 Young T, Palta M, Dempsey J et al. The occurrence of sleep disordered breathing among middle-aged adults. N Engl J Med 1993;328:1230-5

6 Gøtzsche PC. Deadly psychiatry and organised denial. Kopenhagen: People's Press, 2015

7 Gøtzsche PC. Deadly medicines and organised crime: How big pharma has corrupted health care. London: Radcliffe Publishing, 2013

8 Petersen M. Our daily meds. New York: Sarah Crichton Books, 2008

9 Larson JC, Ensrud KE, Reed SD et al. Efficacy of escitalopram for hot flashes in healthy menopausal women: a randomized controlled trial. JAMA 2011;305:267–74

10 Montori VM, Isley WL, Guyatt GH. Waking up from the DREAM of preventing diabetes with drugs. BMJ 2007;334:882–4

11 Lee HS, Chun KH, Moon D et al. Trends in receiving chemotherapy for advanced cancer patients at the end of life. BMC Palliat Care 2015;14:4

12 Syncope with cholinesterase inhibitors. Rev Prescrire 2011;31:434

13 Gøtzsche PC. Måske kan du blive medicinfri. Jyllands-Posten, 13. Mai 2017

13. Die Alternativmedizin ist nicht die Lösung

1 Gøtzsche PC. Alternativ behandling. I: Ove B, de Muckadell S, Haunsø S, Vilstrup H, Hrsg., Medicinsk Kompendium, 18. Auflage. Kopenhagen: Nyt Nordisk Forlag Arnold Busck 2013;2789-98

2   Vist GE, Bryant D, Somerville L et al. Outcomes of patients who participate in randomized controlled trials compared to similar patients receiving similar interventions who do not participate. Cochrane Database Syst Rev 2008;3:MR000009

3   Hróbjartsson A, Gøtzsche PC. Placebo interventions for all clinical conditions. Cochrane Database Syst Rev 2010;1:CD003974

4   Ramsay HM, Goddard W, Gill S et al. Herbal creams used for atopic eczema in Birmingham, UK illegally contain potent corticosteroids. Arch Dis Child 2003;88:1056-7

5   Mostefa-Kara N, Pauwels A, Pines E et al. Fatal hepatitis after herbal tea. Lancet 1992;340:674

6   Bjelakovic G, Nikolova D, Gluud LL et al. Antioxidant supplements for prevention of mortality in healthy participants and patients with various diseases. Cochrane Database Syst Rev 2012;3:CD007176

7   Schmidt K, Ernst E. Survey shows that some homoeopaths and chiropractors advise against MMR. BMJ 2002;325:597

8   O'Connor A. Alternative medicine: What's in those supplements? New York Times, 3. Februar 2015

9   Rubinstein SM, Terwee CB, Assendelft WJJ et al. Spinal manipulative therapy for acute low-back pain. Cochrane Database Syst Rev 2012;9:CD008880

10 Rubinstein SM, van Middelkoop M, Assendelft WJJ et al. Spinal manipulative therapy for chronic low-back pain. Cochrane Database Syst Rev 2011;2:CD008112

11 Gross A, Langevin P, Burnie SJ et al. Manipulation and mobilisation for neck pain contrasted against an inactive control or another active treatment. Cochrane Database Syst Rev 2015;9:CD004249

12 Bertino RE, Talkad AV, DeSanto JR et al. Chiropractic manipulation of the neck and cervical artery dissection. Ann Intern Med 2012;157:150-2

13 Sing S. Beware the spinal trap, 29. Juli 2009. http://resources.bmj.com/bmj/about-bmj/about-bmj/web-extras/Singh_chiropractic_2-D0B0BB.DOC.pdf

14 Hondras MA, Linde K, Jones AP. Manual therapy for asthma. Cochrane Database Syst Rev 2005;2:CD001002

15 Beckmann MM, Stock OM. Antenatal perineal massage for reducing perineal trauma. Cochrane Database Syst Rev 2013;4:CD005123

16 Bennett C, Underdown A, Barlow J. Massage for promoting mental and physical health in typically developing infants under the age of six months. Cochrane Database Syst Rev 2013;4:CD005038

17 Patel KC, Gross A, Graham N et al. Massage for mechanical neck disorders. Cochrane Database Syst Rev 2012;9:CD004871

18 Furlan AD, Giraldo M, Baskwill A et al. Massage for low-back pain. Cochrane Database Syst Rev 2015;9:CD001929

19 Loew LM, Brosseau L, Tugwell P et al. Deep transverse friction massage for treating lateral elbow or lateral knee tendinitis. Cochrane Database Syst Rev 2014;11:CD003528

20 Tang JL, Zhan SY, Ernst E. Review of randomised controlled trials of traditional Chinese medicine. BMJ 1999;319:160-1

21 Wang Y, Wang L, Chai Q et al. Positive results in randomized controlled trials on acupuncture published in Chinese journals: a systematic literature review. Journal of Alternative and Complementary Medicine 2014;20:A129

22 Ernst E. And this is why we might as well forget about Chinese acupuncture trials. 21. Mai 2014. http://edzardernst.com/2014/05/and-this-is-why-we-might-as-well-forget-about-chinese-acupuncture-trials/

23 Madsen MV, Gøtzsche PC, Hróbjartsson A. Acupuncture treatment for pain: systematic review of randomised clinical trials with acupuncture, placebo acupuncture, and no acupuncture groups. BMJ 2008;338:330-3

24 Professor Richard Dawkins interviews professor Michael Baum for Channel 4's program series »Enemies of reason«, 2007

25 Sørensen TK, Pihl M. »Vi må advare om de risici, der er, for at en nål punkterer en eller begge lunger«. Jyllands-Posten, 30. September 2017

26 O'Mathúna DP. Therapeutic touch for healing acute wounds. Cochrane Database Syst Rev 2016;9:CD002766. ZURÜCKGEZOGEN

27 So PS, Jiang Y, Qin Y. Touch therapies for pain relief in adults. Cochrane Database Syst Rev 2008;4:CD006535. ZURÜCKGEZOGEN

28 Robinson J, Biley FC, Dolk H. Therapeutic touch for anxiety disorders. Cochrane Database Syst Rev 2007;3:CD006240

29 Joyce J, Herbison GP. Reiki for depression and anxiety. Cochrane Database Syst Rev 2015;4:CD006833

30 Roberts L, Ahmed I, Hall S. Intercessory prayer for the alleviation of ill health. Cochrane Database Syst Rev 2007;24(1):CD000368

31 Jørgensen KJ, Hróbjartsson A, Gøtzsche PC. Divine intervention? A Cochrane review on intercessory prayer gone beyond science and reason. J Negat Results Biomed 2009;8:7

32 Leibovici L. Author's reply to Effects of remote, retroactive intercessory prayer on outcomes in patients with bloodstream infection: randomised controlled trial. BMJ 2002;324:1037

33 Olshansky B, Dossey L. Retroactive prayer: a preposterous hypothesis? BMJ 2003;327:1465-8

34 Bishop JP, Stenger VJ. Retroactive prayer: lots of history, not much mystery, and no science. BMJ 2004;329:1444-6

35 Erratum to Does prayer influence the success of in vitro fertilization-embryo transfer? Report of a masked, randomized trial. J Reprod Med 2004;9:100A. Lobo, RA [entfernt]

36 Flamm B. The Columbia University ›miracle‹ study: flawed and fraud. Skeptical Inquirer 2004;28(5): http://www.csicop.org/si/2004-09/miracle-study.html

37 James Randi Educational Foundation: The Columbia University scandal. 2004 http://www.randi.org/jr/121704no.html#2

38 Flamm BL. Prayer and the success of IVF. J Reprod Med 2005;50:71

39 Cha KY. Clarification: influence of prayer on IVF-ET. J Reprod Med 2004;49:944-5

40 Bronson P. A prayer before dying. Wired 2002;10. http://www.wired.com/wired/archive/10.12/prayer_pr.html

41 Liddle SD, Pennick V. Interventions for preventing and treating low-back and pelvic pain during pregnancy. Cochrane Database Syst Rev 2015;9:CD001139

42 Gøtzsche PC. Rational diagnosis and treatment. Evidence-based clinical decision-making, 4. Auflage. Chichester: Wiley, 2007

43 Coulter HL. Homoeopathy. In: Salmon JW, Hrsg. Alternative Medicines. London: Tavistock, 1985

44 Homeopathic dilutions. https://en.wikipedia.org/wiki/Homeopathic_dilutions

45 Linde K, Clausius N, Ramirez G et al. Are the clinical effects of homeopathy placebo effects? A meta-analysis of placebo-controlled trials. Lancet 1997;350:834–43

46 Sterne JA, Egger M, Smith GD. Systematic reviews in health care: Investigating and dealing with publication and other biases in meta-analysis. BMJ 2001;323:101-5

47 Martin D. EU votes to spend £1.8 million on homeopathy for farm animals. Daily Mail, 30. August 2011

48 Lethal advice from homeopaths about malaria prevention. 13. Juli 2006. http://www.dcscience.net/2006/07/13/malaria_prevention/

49 House of Commons, Science and Technology Committee. Evidence check 2: homeopathy. Fourth report of session 2009-10

50 Kaplan S. Hundreds of babies harmed by homeopathic remedies, families say. Scientific American, 21. Februar 2017. https://www.scientificamerican.com/article/hundreds-of-babies-harmed-by-homeopathic-remedies-families-say/

51 Maressa JE. Syv-årig drengs død udløser debat om naturmedicin i Italien. Jyllands-Posten, 4. Juni 2017

52 Lønroth HL, Ekholm O. Alternativ behandling i Danmark – brug, brugere og årsager til brug. Ugeskr Læger 2006;168:682-6

53 Ullman D. Homeopathic medicine: Europe's #1 Alternative for Doctors. 17. November 2011. http://www.huffingtonpost.com/dana-ullman/homeopathic-medicine-euro_b_402490.html.

14. Patienten, nicht Patente: Ein neues Paradigma für die Arzneimittelentwicklung

1 Gøtzsche PC. Patients not patents: drug research and development as a public enterprise. Eur J Clin Invest 2018;e12875

2 New drugs and indications in 2014. Prescrire International 2015;24:107-10

3 Archibald K, Coleman R, Foster C. Open letter to UK Prime Minister David Cameron and Health Secretary Andrew Lansley on safety of medicines. Lancet 2011;377:1915

4 Gøtzsche PC. Deadly medicines and organised crime: How big pharma has corrupted health care. London: Radcliffe Publishing, 2013

5 Gøtzsche PC. Deadly psychiatry and organised denial. Kopenhagen: People's Press, 2015

6 Baker D. Rigged: How globalization and the rules of the modern economy were structured to make the rich richer. Washington: Center for Economic and Policy Research, 2016

7   Light DW, Lexchin J. Foreign free riders and the high price of US medicines. BMJ 2005;331:958-60
8   Mintzberg H. Patent nonsense: evidence tells of an industry out of social control. CMAJ 2006;175:374
9   Stevens AJ, Jensen JJ, Wyller K et al. The role of public-sector research in the discovery of drugs and vaccines. N Engl J Med 2011;364:535-41
10 Goozner M. The $800 Million Pill: the truth behind the cost of new drugs. Berkeley: University of California Press, 2005
11 Light DW, Lexchin JR. Pharmaceutical research and development: what do we get for all that money? BMJ 2012;345:e4348
12 Relman AS, Angell M. America's other drug problem: how the drug industry distorts medicine and politics. The New Republic, 16. Dezember 2002, 16:27–41
13 Maxmen A. Busting the billion-dollar myth: how to slash the cost of drug development. Nature 2016;536:388-90
14 Lexchin J. Drug approval times and user fees: an international perspective in a changing world. Pharmaceutical Medicine 2007;22:1-11
15 Garattini S. The European Medicines Agency is still too close to industry: Two decades after its inception, the agency still fails to put patients' interests first. BMJ 2016;353:i2412
16 Frank C, Himmelstein DU, Woolhandler S et al. Era of faster FDA drug approval has also seen increased black-box warnings and market withdrawals. Health Aff (Millwood) 2014;33:1453-9
17 Lexchin J. Post-market safety warnings for drugs approved in Canada under the Notice of Compliance with conditions policy. Br J Clin Pharmacol 2015;79:847-59
18 Garattini S, Bertele V. Efficacy, safety, and cost of new anticancer drugs. BMJ 2002;325:269–71
19 Apolone G, Joppi R, Bertele V et al. Ten years of marketing approvals of anticancer drugs in Europe: regulatory policy and guidance documents need to find a balance between different pressures. Br J Cancer 2005;93:504–9
20 Wise PH. Cancer drugs, survival, and ethics. BMJ 2016;355:i5792
21 Fojo T, Mailankody S, Lo A. Unintended consequences of expensive cancer therapeutics—the pursuit of marginal indications and a me-too mentality that stifles innovation and creativity: the John Conley Lecture. JAMA Otolaryngol Head Neck Surg 2014;140:1225-36
22 Davis C, Lexchin J, Jefferson T et al. »Adaptive pathways« to drug authorisation: adapting to industry? BMJ 2016;354:i4437
23 Arie S, Mahony C. Should patient groups be more transparent about their funding? BMJ 2014;349:g5892
24 Batt S, Fugh-Berman A. EpiPen furor: patient groups take money, stay mum. Hastings Center, 29. August 2016. http://www.thehastingscenter.org/epipen-furor-patient-groups-take-money-stay-mum/
25 Light DW, Maturo, AF. Good pharma: the public-health model of the Mario Negri Institute. Basingstoke: Palgrave Macmillan, 2015
26 Garattini S, Bertele V. How can we regulate medicines better? BMJ 2007;335:803–5

27 Liberati A, Traversa G, Moja LP et al. Feasibility and challenges of independent research on drugs: the Italian Medicines Agency (AIFA) experience. Eur J Clin Invest 2010;40:69-86

28 Bloemen S, Hammerstein D. Time for the EU to lead on innovation. Health Action International Europe and Trans Atlantic Consumer Dialogue. April 2012

29 Mosconi P, Colombo C, Villani W et al. 2011. PartecipaSalute: A research project and a training program tailored on consumers and patients. In Healthcare Systems Ergonomics and Patient Safety. Albolino et al. (Hrsg.). London: Taylor & Francis Group

30 Levinson W, Kalleward M, Bhatia RS et al. ›Choosing Wisely‹: a growing international campaign. BMJ Quality & Safety 2015;24:167-174

31 Cleemput I, Devriese S, Christiaens W et al. Multi-criteria decision analysis for the appraisal of medical needs: a pilot study. Health Services Research (HSR) Brussels: Belgian Health Care Knowledge Centre (KCE). 2016. KCE Reports 272. D/2016/10.273/68

32 Banzi R, Gerardi C, Bertele V et al. Approvals of drugs with uncertain benefit-risk profiles in Europe. Eur J Intern Med 2015;26:572-84

33 Gøtzsche PC, Liberati A, Luca P et al. Beware of surrogate outcome measures. Int J Technol Ass Health Care 1996;12:238-46

34 Svensson S, Menkes D, Lexchin J. Surrogate outcomes in clinical trials: a cautionary tale. JAMA Intern Med 2013;173:611-12

35 Kim C, Prasad V. Cancer drugs approved on the basis of a surrogate end point and subsequent overall survival: an analysis of 5 years of US Food and Drug Administration approvals. JAMA Intern Med 2015;175:1992-4

36 Gøtzsche PC. Lessons from and cautions about noninferiority and equivalence randomized trials. JAMA 2006;295:1172-4

37 Le Henanff A, Giraudeau B, Baron G et al. Quality of reporting of noninferiority and equivalence randomized trials. JAMA 2006;295:1147-51

38 Piaggio G, Elbourne DR, Altman DG et al. Reporting of noninferiority and equivalence randomized trials: an extension of the CONSORT statement. JAMA 2006;295:1152-60

39 Gøtzsche PC. Blinding during data analysis and writing of manuscripts. Controlled Clin Trials. 1996;17:285-90

40 Bassand J-P, Martin J, Rydén L et al. The need for resources for clinical research: The European Society of Cardiology calls for European, international collaboration. Lancet, 2002;360:1866-9

41 The pharmaceutical industry in figures. EFPIA (European Federation of Pharmaceutical Industries and Associations), 2014. http://www.efpia.eu/uploads/Figures_2014_Final.pdf

42 Mazzucato M. The entrepreneurial state: debunking public vs. private sector myths. Anthem, 2013

43 Vandenbroeck P, Raeymakers P, Wickert R et al. Future scenarios about drug development and drug pricing. Brüssel: Belgian Health Care Knowledge Centre, Diemen: Zorginstituut Nederland. 2016. D/2016/10.273/58

44 Vandenbroeck P, Raeymakers P, Wickert R et al. Future Scenarios about Drug Development and Drug Pricing. Research (HSR) Brüssel: Belgian Health Care Knowledge Centre (KCE). 2016. KCE Reports 271. D/2016/10.273/59

45 Antman EM, Lau J, Kupelnick B et al. A comparison of results of meta-analyses of randomized control trials and recommendations of clinical experts: treatments for myocardial infarction. JAMA 1992;268:240–8

46 Peto R, Collins R, Gray R. Large-scale randomized evidence: large, simple trials and overviews of trials. In: Warren KS, Mosteller F (Hrsg.). Doing more good than harm: the evaluation of health care interventions. Ann New York Acad Sci 1993;703:314-40

47 Gøtzsche PC, Jørgensen AW. Opening up data at the European Medicines Agency. BMJ 2011;342:d2686

48 Gøtzsche PC. »Human guinea pig« asks for animal studies. BMJ 2014;349:g6714

15. Schwangerschaft und Entbindung

1 Chalmers I, Enkin M, Keirse MJNC (Hrsg.). Effective care in pregnancy and childbirth. Oxford University Press, 1989

2 Enkin M, Keirse MJNC, Renfrew M, Neilson J (Hrsg.). A guide to effective care in pregnancy and childbirth, 2. Auflage. Oxford: Oxford University Press, 1995

3 Gøtzsche PC. Deadly medicines and organised crime: How big pharma has corrupted health care. London: Radcliffe Publishing, 2013

4 Annual report and review 2015. Nordic Cochrane Centre. http://nordic.cochrane.org/annual-reports

5 Gøtzsche PC. What is it like being on the Governing Board? 27. September 2017. http://community.cochrane.org/news/what-it-being-governing-board

6 Mandela N. Long walk to freedom. Boston: Little, Brown & Co, 1994

16. Nachwort

1 Gøtzsche PC. Gjorde Gestapo gavn? I: Aggebo A (Hrsg.). Danske lægememoirer. Kopenhagen: Nyt Nordisk Forlag, 1946

Register

A

Aaby, Peter 103
Abkopplung 305
Abramson, John 147 ff.
Acetaminophen 30 f., 211
ADHS 63, 195 f., 263, 272, 284
Ärzte ohne Grenzen 128
Aftonbladet 201
Agency for Healthcare Research and Quality (USA) 26
AIDS 68, 78, 275
Akathisie 191, 207
Akupunktur 275, 283 ff.
Alkohol 77, 188, 199, 244, 252 f.
Alpha-1-Antitrypsin 33
Alter 15, 35, 40, 87, 112, 120, 135, 157 f., 162, 164, 191, 194, 235, 246, 253, 261, 264 f.
alternative Medizin 271–278
Amalgam 276
Amaurosis fugax 155
American Journal of Psychiatry 202
Amerikanische Akademie für Allergie, Asthma und Immunologie 38
Amerikanische Akademie für die Erforschung von Lebererkrankungen 50
Amerikanische Diabetesgesellschaft 250
Amerikanische Krebsgesellschaft 52, 157, 164, 224 f.
Amerikanische psychiatrische Gesellschaft 189
Angina pectoris 83, 155
Antiepileptika 196 f., 213 f.
Antidepressiva 16, 28, 182, 184, 187 f., 191 203
Antipsychotika 52, 182
Antipyretika 130
Aricept 267
Aspirin 88, 90 ff., 131 f., 151 f.
Asthma UK 40
AstraZeneca 57, 203, 224
Astrup, Arne 247
Aura 274

B

Baadsgaard, Mathias 135
Benzodiazepine 27, 192, 207 f.
Beobachtungsstudien 43, 45, 47, 123, 246, 249, 252, 255, 261
Bettruhe 71
Blixen, Karen 320
Bluthochdruck 12, 71, 79, 84, 146, 150, 155, 170, 242 f., 253, 301
Boehringer Ingelheim 151
Boel, Thomas 233 ff.
Breggin, Peter 179 f.
Brinth, Louise 109, 119
Brun, Nikolai 203 f.
Brustkrebs 12, 15, 44 f., 68, 161–169, 222–228
Brustschmerzen 82 ff., 87, 93 f., 96, 152, 321
Budesonid 55

C

Canadian Task Force on Preventive Health Care 162
Cancer Research UK 165
CDC 46, 49, 107, 123 f.
Centers for Disease Control (USA) 46, 48
Chalmers, Iain Chemotherapie 315
Charles, Prinz 296
China, Betrug 47, 185, 284
Chinin 293 f.
Chiropraktiker 25, 27, 275, 277–281
Chlorpromazin 186
Cholesterin 15 f., 20, 79, 145–150, 153, 170, 175, 242, 250, 269, 301
chronisch obstruktive Lungenerkrankung 54 f., 58
Clopidogrel 152
Coca Cola 247 ff.
Cochrane Collaboration 53, 66 ff., 209, 292, 315–318
Cochrane Library 24, 37, 47, 59, 61, 66–69, 72, 87, 90, 92, 111, 120, 196, 249, 293
Cochrane-Review 27, 31, 33, 35 ff., 39 f., 40, 47 f., 50, 53, 55, 58 f., 66–69, 72, 84, 87, 90, 97 f., 110 f., 120 ff., 124 ff., 128 f., 146 ff., 152 f., 163, 165, 167, 170 ff., 174 f.,

Register

177, 184, 196, 218, 225, 227, 249, 276 f.,
279, 281–284, 286 f., 289 – 292, 315, 317
Collins, Rory 148

D

Dabigatran 151
Dänische Brustkrebsgruppe
dänische Gesundheitsbehörde 33, 108, 110, 112, 176, 252, 312 f.
Dänische Krebsgesellschaft 33, 222
Dänische Psychiatrische Gesellschaft 33
Dagens Nyheter 201
Danisco Sugar 247
Darapladib 213 f.
Darmverschluss 231–241
Demenz 176, 266 f., 284
Depression 42, 49, 61, 176 f., 182 f., 186–191, 194 ff., 198–208, 213, 263, 274, 284, 286, 306
Diabetes 52, 84, 91, 97, 146, 148, 153, 172–175, 192, 219, 242 f., 248 ff., 264, 301, 306
Diabetes and Kidney Care des NHS 174
Diabetes UK 173
Diäten 244
Diagnosing Psychiatry (Dokumentarfilm) 34, 204
Dickdarmkrebs 176
Dickersin, Kay 215
Donepezil 267
Drugs for Neglected Diseases Initiative 301

E

Elektroschocks 9, 197 f.
Eli Lilly 61, 189, 224, 250
EMA (Europäische Arzneimittelagentur) 109–116, 123, 256, 301 f., 310 f.
Entbindung 176, 282, 315 f.
Entzugssymptome 179, 189 f., 194, 206 ff., 248, 268
Ergänzungsmittel 128, 218, 244, 251, 274–278
Erhaltungsstudien 186
Erkältung 61, 68 f., 124–130
Ernährung 45, 102, 242–254, 269, 301
Ernährungsumstellung 243, 246, 252
Europäische Akademie für Allergie und klinische Immunologie 38
Europäische Arzneimittelagentur (EMA) 109, 152, 224, 301

europäischer Ombudsman 311
Europäischer Rat 305
Europäische Union 296
evidenzbasierte Medizin 55 f., 96, 107, 154

F

Fallkontrollstudie 44 f.
FDA (Food and Drug Administration) 62, 106 f., 123, 126, 130, 187, 191, 197, 247
Fettleibigkeit 180, 192, 242, 250
Fibromyalgie 213 f.
fiebersenkende Medikamente 130–133
Fiebertabletten 129–133
Finnish Medical Journal 202
Fluticason 54, 57
Fluoxetin 61 f., 189, 190, 263
Food and Drug Administration (FDA) 61, 106
Frances, Allen 210
Fürbittgebet 287–292, 295

G

Gabapentin 197
Gamma-Globulin 107
Ganzheitlich 274
Gebärmutterhalskrebs 108, 113 f., 117, 119, 176, 224, 265, 316
Gebet 287–292, 295
Genentech 46, 124, 224
Germanwings-Pilot 177
Geschwür 51, 215
Gesundheitschecks 33, 86, 97, 158, 169, 170–176, 264
Gesundheitsdienst, britischer 122, 161, 296 f.
Ghostwriter 51, 215
Gilead 124
GlaxoSmithKline 54, 56, 117, 123, 250, 312
Global Energy Balance Network 247
Glucosamin 218 f.
Google 24 f., 31, 49 f., 55, 58, 61, 64 f., 69, 72, 78, 84, 91 f., 111, 131, 145, 177
GRADE-System 41, 73, 166
grippeähnliche Krankheiten 120–124
Grippeimpfung 120
Großbritannien 32, 36, 77, 121, 139, 160, 163, 165, 172, 297
Grünenthal 217 f.

H

Haaranalyse 274
Hahnemann, Samuel 293 f.
Harvard 246 f.
Hausstaubmilben 36–40
Hearing Voices Network 34
Heilman, James 66
Heilung 95, 193, 198, 212, 225, 244, 286 ff., 289, 290
Hepatitis C 46–50, 71, 107, 110
Herlev (Klinik) 136, 233
Herzanfälle 71, 90, 93, 141, 212, 248, 309, 312
Herzinfarkt 11, 16, 90 f., 146, 172, 175, 194
Hillerød (Klinik) 231 ff., 237, 239, 241
Hitzewallungen 263, 284
Homocystein 155
Homöopathie 272, 274 f., 277, 287, 293–297
HPV-Impfstoffe 102, 108–117
Hustenmittel 129–133
Hvidovre (Klinik) 236
Hygiene 95, 99 f., 236

I

Ibuprofen 16, 211
Impfstoffe 101–117, 120
Infektionen 99–143
Intention-to-treat-Analyse 42
Internationales Institut für das Absetzen von Psychopharmaka 181
International Society of Drug Bulletins 54
Inzidenz 105, 116, 223, 249, 264, 282
Irisdiagnose 274

J

Japanische Enzephalitis 105–108
Jefferson, Tom 122 ff.
Jenner, Edward 102 f.
Jørgensen, Henrik Stik 239 f.
Jones, Paul 36
Journal of Medical Screening 53, 164

K

Kaffee 255 f.
Kalter Entzug 185, 269
Kaiserschnitt 316
Keuchhusten 104, 108
Kitaseuche 99
klinische Leitlinien 21, 32 ff., 46, 265
Kohortenstudie 43 ff., 249

Komplementärmedizin 272
Konfidenzintervall 37, 39, 43, 47, 56, 147, 170, 225, 252 f., 255, 289
Kopenhagener Dokumentarfilm-Festival 202
Kopenhagener Konsenskonferenz 171
Koronarangiografie 83
Koretz, Ronald 49 f.
Kräuterarzneien 273
Kräutercremes 277
krankhafte Kauflust 263
Kraniosakraltherapie 293
Krebs 11 ff., 15, 19, 26, 33, 35 f., 44 f., 48, 52, 67 ff., 79 f., 97, 108, 112 ff., 126 ff., 146, 148 f., 157 – 170, 176, 191, 204, 219, 221 – 230, 233, 235, 246 f., 249, 265, 272, 299, 301 f., 312 f.
Krumholz, Harlan 93
Kunstfehler 208

L

Lamotrigin 197
Lappland 199 f.
Lebensqualität 13, 58, 147, 195, 242, 245 f., 251, 279
Leberbiopsie 77 f.
Light of Life Foundation 159
Lithium 193
Lomborg, BjørN 171
Loonen, Anton J. M. 206, 210
Lundbeck 203, 263
Lyrica 197, 214

M

madinamerica.com 202
Magier 274
Malaria 48, 75, 82, 139–143, 272 f., 293, 296 f.
Mammografie 33, 44, 157 ff., 160–167, 169, 174, 225
Manie 181, 191, 196 f.
Manipulation der Wirbelsäule 278–282
Mario-Negri-Institut 302
Masern 101, 103, 108, 277, 297
Massage 27, 29, 275, 281 ff.
Mayo-Klinik 40, 126
McDougall, John 242 f.
medication spellbinding 199
Melanom 223
Meningitis 75, 108, 133–139
Meningokokken-Sepsis 133–139

Register

Metaanalyse 148 f., 165, 185, 187, 193, 198, 203, 213, 223, 225, 227, 254, 289, 292, 295, 309, 315
Methylphenidat 195
Mord 62, 177, 205–210, 212
Mumps 101, 104, 108, 277, 284, 297
Muskelrelaxanzien 27, 31

N

Nahrungsergänzungen 128, 278
Narkolepsie 120
Nationale Allianz für psychisch Kranke 177
National Institutes of Health (USA) 37, 83, 186
Nelson, Harold 130
Neuroleptika 52, 185–188, 192 f., 300, 202 ff., 306
Neurontin 214
New England Journal of Medicine 54–59, 215 f., 246 f., 256
NICE-Guidelines 83, 148, 174 ff.
Nicht-Krankheiten 263 f.
Nordic Cochrane Centre 32, 66, 70, 180, 204
Normbereich 81 f., 155
NSAID 16, 27, 30 f., 211–213, 299

O

Offene Dialog, der 200
Olanzapin 202 f.
Opiate 21, 30, 130, 183, 213, 215–218
Orlistat 256
Oseltamivir 122
Osteoarthritis 218, 279
Osteoporose 251, 279
OxyContin 216

P

Paclitaxel 272
Palmer, Daniel 278
Panik 191, 200
Paracetamol 30 f., 123, 132, 211 f.
Paroxetin 189 f., 205–210
Patente 299–313
Patientenorganisationen 39, 53, 157, 176, 217, 310
Patientensicherheit, Amt für 136, 236, 239, 241
Pauling, Linus 125.128
Pedersen, Anahi Testa 204

Per-Protocol-Analyse 42
Phenylketonurie 176
PICO-Modell 62 f.
Pocken 102 f., 107
Popper, Pamela 243
Pradaxa 151 f.
Prädiabetes 264
prämenstruelle dysphorische Störung 62, 263
Pregabalin 197, 213 f.
Preventive Services Task Force (USA) 21, 49, 176
Prognose 25 f., 54, 67. 77, 295
Prostatakrebs 35 f., 127, 158
Prostata-Vorsorgeuntersuchung 35 f.
PSA-Test 35
Psychiatrie 12, 33 f., 75, 81, 175, 179, 181, 183 f., 192 f., 196, 200 f., 203 f., 209 f., 213, 263, 317
psychiatrische Diagnose 81, 201
Psychotherapie 30, 142, 180, 192, 197–201, 263, 271, 274, 276, 301
Public Health England 172 f., 175 f.
Publikationsbias 43, 279, 292
PubMed 13, 28 f., 52 f., 56, 59, 61, 68 ff., 72, 84, 86 f., 91 f., 115, 137, 226, 252 f., 261
PubMed Commons 52 f., 59

R

Radiological Society of North America 164
Randi, James 274
randomisierte Studie 18, 28, 39 – 45, 47, 56, 81, 93, 112, 120, 125, 128, 143, 148, 154, 160, 163, 168, 173, 185 f., 200, 219, 223, 228, 230, 243, 252, 260, 276 f., 279, 282 f., 287 ff., 295 f., 301, 308 ff., 315
Rath, Matthias 127 f.
Raucherlungen 54 ff.
redaktionelles Fehlverhalten 202, 216 f.
Referenzintervall 81
Reflexzonen 276, 283 ff.
Retraction Watch 216
Revadol 218
Review-Artikel in erzählendem Stil 39, 131
Revue Prescrire 54
Roche 46, 122 ff.
Rotavirus 104
Rückenschmerzen 24–32, 211, 281, 285

S

Salmeterol 54–58
Sanofi-Aventis 106, 118, 159
seelische Schmerzen 14, 179–210
Schell, Donald 190
Schilddrüsenkrebs 159 f.
Schizophrenie 52, 185 ff., 192, 202, 205, 263, 284, 291
Schlafapnoe 259–262
Schlaganfall 172, 280, 283 f.
Schlankheitspillen 243, 256 f., 310
Schmerzkliniken 30
Schmerzmittel 26, 28, 212 f., 217
Schwangerschaft 44, 71, 290, 293, 315–318
Screening 33, 44 f., 47–50, 53, 68, 98, 157–177, 222 f.
Screening auf Depression 49, 176 f.
Screening auf Hepatitis C 48 f.
Sodbrennen 80, 237, 241
Sofosbuvir 47 f., 50
Spitz, Mark 23
Sport 15, 82 f., 88, 100, 109, 150 f., 159, 212, 244 f., 250 f.
Statine 93, 145–150
Steroid-Inhalatoren 54–59
Stewart, Rod 159 f.
Stimmungsstabilisatoren 197
Streptokinase 309
Subluxationen 25, 274, 278, 281
Surrogatmarker 48
Svenska Dabladet 201
systematischer Review 27, 38, 47, 67, 71 f., 84

T

Tamiflu 122 f.
Testosteron 263
Tetanus 103 f., 108
Thalidomid 217
Therapeutic Touch 286
Thermometer 95 f.
Timimi, Sami 63
Tolbutamid 21
Tollwut 108
TORCH-Studie 56, 59
Tramadol 217 f.
transitorische ischämische Attacke 150–156
TRIPS 304

Trump, Donald 49, 273
Tuberkulose 68, 103, 127, 297

U

Überdiagnose 12, 35, 158, 161, 163–166, 176
übermäßiges Essen 241–249
Universität Groningen 209
Urinteststreifen 97 f.
USA 16, 21, 26, 32, 40, 50, 57, 61, 66, 70, 76 f., 83, 93, 96, 101, 120 f., 130, 158 f., 162, 175 f., 186, 210, 216, 218, 243, 249, 263, 271, 290, 297, 313

V

Verband der dänischen pharmazeutischen Industrie 171
Verblindung 42, 85, 129, 187, 265, 276, 286, 295, 307
Versluis, Aurélie 205–210
Verzerrung (Bias) 41, 45, 48, 122, 125 f., 129, 148, 186 ff., 199, 213, 215, 222, 252, 255, 266, 279, 283 f., 287, 293
Vinberg, Maj 203 ff.
Vitamin C 69, 124–129

W

Wahrscheinlichkeitsverhältnis 81, 85 f.
Wakefield, Andrew 101
Warfarin 151
WebMD 165
Weltgesundheitsorganisation siehe WHO
Whitaker, Robert 180, 202
WHO 32, 49, 98, 103 ff., 107, 110, 112, 115 f., 123, 139, 161, 166, 176 f., 305
Wikipedia 24–27, 30, 61, 65 ff., 218
Wirth, Daniel 286, 290
Woods, Kent 115

Z

Zanamivir 123
Zensur 52, 174, 201–205
Zentrum für Arzneimittelüberwachung der WHO in Uppsala 110
Zucker 97, 246–249
Zuteilung, geheime 288
Zusammenfassungen für Konsumenten 68
Zusammenfassungen für Patienten 68
Zyprexa 202